医学检验与临床

从报告到诊疗

王　敏
杨佳锦
主　编

Bridging Laboratory Medicine and Clinic

Case-Based Diagnostic Translation

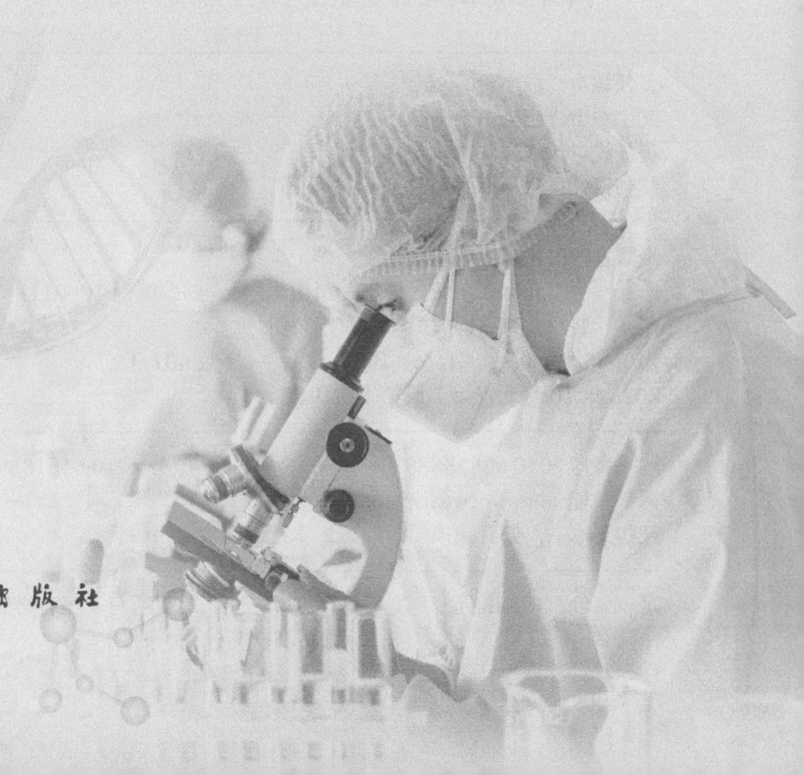

化学工业出版社
·北京·

内容简介

本书由中南大学湘雅二医院检验科领衔主编，立足于检验与临床的紧密结合，采用“以案例为导向”的编写模式，介绍了《探秘血小板减少之谜：血栓性血小板减少性紫癜的惊险“破案”之旅》等50个专题，每个专题从【问题导航】【案例背景】【案例分析】【知识拓展】【后续追踪】【要点总结】展开介绍。另有【巩固训练】的线上资源。真实临床场景还原，阶梯式思维训练，旨在帮助读者培养科学的检验数据解读思维，提升临床医师、临床检验师的临床决策能力。

本书适合医学检验科人员和临床医师阅读参考。

图书在版编目（CIP）数据

医学检验与临床 ： 从报告到诊疗 / 王敏，杨佳锦主编. -- 北京 ： 化学工业出版社，2025. 8. -- ISBN 978-7-122-49003-2

Ⅰ. R446.1

中国国家版本馆CIP数据核字第2025SE8640号

责任编辑：戴小玲
文字编辑：赵阿丽　师明远
责任校对：刘曦阳
装帧设计：张　辉

出版发行：化学工业出版社
（北京市东城区青年湖南街13号　邮政编码100011）
印　　装：北京盛通数码印刷有限公司
710mm×1000mm　1/16　印张15½　字数401千字
2025年10月北京第1版第1次印刷

购书咨询：010-64518888　　售后服务：010-64518899
网　　址：http://www.cip.com.cn
凡购买本书，如有缺损质量问题，本社销售中心负责调换。

定　　价：128.00元　

本书编委会

编　委（以姓氏笔画为序）

王　敏　中南大学湘雅二医院

王静泓　中南大学湘雅二医院

朱晓琳　中南大学湘雅二医院

向立化　湘雅常德医院

李　影　中南大学湘雅二医院

李子阳　中南大学湘雅二医院

李艳红　湘潭市中心医院

杨佳锦　中南大学湘雅二医院

唐成东　湖南医药学院第一附属医院

唐浩能　中南大学湘雅二医院

黄华兰　中南大学湘雅二医院

编写人员名单

主　　编　王　敏　杨佳锦

副 主 编　唐浩能　李子阳　朱晓琳　黄华兰　李　影　王静泓

编　　者（以姓氏笔画为序）

于　沫　中南大学湘雅二医院

王　敏　中南大学湘雅二医院

王冰琦　中南大学湘雅二医院

王泽友　中南大学湘雅二医院

王静泓　中南大学湘雅二医院

文令军　中南大学湘雅二医院

尹宁静　湖南医药学院第一附属医院

龙琪琛　中南大学湘雅二医院

吕　星　中南大学湘雅二医院

朱晓琳　中南大学湘雅二医院

任亚萍　中南大学湘雅二医院

向立化　湘雅常德医院

刘　彬　永州市中心医院

刘　彪　湖南省儿童医院

刘珍妮　中南大学湘雅二医院

杨一芬　中南大学湘雅二医院

杨佳锦　中南大学湘雅二医院

杨雅琴　张家界市人民医院

李　惠　郴州市第一人民医院

李　影　中南大学湘雅二医院

李子阳　中南大学湘雅二医院

李先平　中南大学湘雅二医院
李华林　郴州市第二人民医院
李艳红　湘潭市中心医院
肖凯特　湘潭市中心医院
吴文静　中南大学湘雅二医院
张文娟　中南大学湘雅二医院
张飞媛　常德市第一人民医院
陈　祥　株洲市中心医院
陈芷阳　中南大学湘雅二医院
陈靓茹　湘潭市中心医院
周前选　长沙市中心医院
郝　柳　中南大学湘雅二医院
胡荷花　常德市汉寿县人民医院
段　朋　湖南省康复医院
倪艺芸　永州市中心医院
徐　宇　浏阳市金阳医院
高　艳　常德市第一人民医院
唐成东　湖南医药学院第一附属医院
唐浩能　中南大学湘雅二医院
黄华兰　中南大学湘雅二医院
谌　擎　郴州市第一人民医院
彭黎明　湖南医药学院第一附属医院
蒋　艺　长沙市中心医院
蒋传好　中南大学湘雅二医院
曾国强　湘潭市中心医院
曾蒙颖　常德市第一人民医院
谢南姣　益阳市中心医院
谭　丽　中南大学湘雅二医院
黎　赛　湖南省儿童医院
戴一叶　邵阳学院附属第一医院

主　审　胡　敏　杨一芬

序言

医学检验是现代医学诊疗体系中不可或缺的重要组成部分，它通过科学、精准的检测手段为临床诊断、治疗和预后评估提供客观依据。随着医学技术的飞速发展，检验医学已经从传统的辅助角色逐渐转变为临床决策的关键支持者。检验结果的准确性、及时性以及临床解读的合理性，直接影响着患者的诊疗效果和医疗质量。

每一种检验方法和操作程序都有其对应的优势和局限，以本书中的抗酸染色为例，其阳性结果并非一定指向活动性肺结核，还有可能为麻风分枝杆菌或非结核分枝杆菌所致。因此，本书以真实临床案例引入各种检验方法，详细介绍其特殊用途以及内在问题，并力求解答临床上与实验室中常见的几类问题：①一种检测方法或操作流程在不同情况下的诊断性如何？②当几种检测手段都可提供类似信息时，哪种为首选检查项目？③该检测方法在何种条件下可能出现错误？通过解答上述问题，进一步强调某种特定检测方法的内在问题与局限性，并清晰地描述其原理、临床背景以及技术细节，从而使读者理解该项检验方法所能提供的真实信息。

《医学检验与临床：从报告到诊疗》一书旨在搭建检验医学与临床医学之间的桥梁，帮助临床医师、检验人员以及医学生更好地理解检验项目的选择、结果的解读及其在疾病诊疗中的应用。本书不仅涵盖了常见检验项目的临床意义，还结合典型病例分析，探讨如何将检验结果和数据转化为有效的诊疗策略，从而提升医疗实践的科学性和精准性。此外，本书还收录了一些不常见甚至罕见的病例，以期为解决某些临床难题提供帮助。

本书的编写凝聚了多位临床与检验医学领域专家的智慧和经验，力求内容翔实、实用性强。希望本书能为广大医学工作者提供有价值的参考，促进检验与临床的深度融合，最终造福患者。

中南大学湘雅二医院检验医学科主任
湖南省临床分子诊断中心主任
湖南省医学会检验专业委员会主任委员

2025年5月

前言

在现代医学实践中，医学检验是疾病诊断、治疗监测和预后评估的重要基石。检验数据的准确解读与合理应用，直接影响临床决策的质量和患者的诊疗效果。然而，面对纷繁复杂的检验报告，如何快速提取关键信息，结合患者病情进行综合分析，并制订个体化的诊疗方案，是临床医生和检验人员共同面临的挑战。

《医学检验与临床：从报告到诊疗》一书立足于检验与临床的紧密结合，采用“以案例为导向”的编写模式，旨在帮助读者培养科学的检验数据解读思维，提升临床决策能力。本书的每一案例均按照以下结构展开。

【问题导航】提出核心问题，引导读者思考检验与临床的关联。

【案例背景】提供患者的基本信息、主诉及初步检查结果，模拟真实临床场景。

【案例分析】结合检验数据，逐步解析可能的诊断方向及鉴别诊断思路，同时揭示一种特定检查项目的特点和局限性。

【知识拓展】深入讲解相关检验项目的临床意义、检测原理及影响因素。

【后续追踪】展示患者的诊疗过程及检验数据的动态变化，验证诊断与治疗策略的有效性。

【要点总结】归纳案例的核心知识点，强化关键概念和临床思维。

另外还附有【巩固训练】的线上资源。根据案例关键知识点设置题目，部分选项具有迷惑性，做到精准学习。

通过这种结构化、递进式的案例学习，读者不仅能掌握常见检验项目的临床应用，还能培养从检验报告到诊疗决策的逻辑推理能力。本书适用于临床医师、检验医师及医学相关专业学生，既可作为日常工作的参考手册，也可作为案例教学的辅助资料。

医学知识日新月异，书中内容虽经反复推敲，但仍可能存在不足之处，恳请广大同行和读者不吝指正，以便在再版时进一步完善。愿本书能成为您在临床实践中的得力助手，助力检验与临床深度融合，最终造福患者。

刘凤

2025 年 5 月

目录

专题一

探秘血小板减少之谜：血栓性血小板减少性紫癜的惊险“破案”之旅

【问题导航】

1. 红细胞碎片与裂片红细胞的区别在哪里？

2. 血栓性微血管病（thrombotic microangiopathy，TMA）的基本筛查流程是怎样的？

3. 血栓性血小板减少性紫癜（thrombotic thrombocytopenic purpura，TTP）的临床特点有哪些？如何诊断？

【案例背景】

高某某，女，59岁。主诉：全身散在瘀点、瘀斑10余天。

现病史：患者10余天前无明显诱因出现乏力，伴全身散在瘀点、瘀斑，无牙龈出血、鼻衄、黑便及肉眼血尿。就诊于当地卫生院，查血常规示血小板计数显著降低（具体数值不详）。为求进一步明确病因及治疗，遂来我院内科急诊就诊。

我院急诊血常规检测结果（图1.1）显示患者血红蛋白中度减少，有核红细胞比例显著增加，提示可能存在增生性贫血。白细胞增高，伴幼稚粒细胞轻度增高，提示核左移。血小板显著减少，直方图表现出明显的翘尾现象，提示血小板计数可能受到干扰。

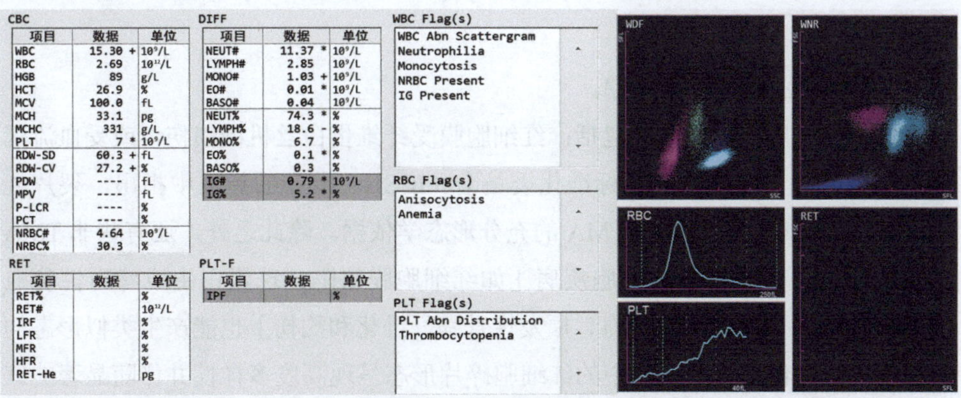

图1.1 患者血常规仪器界面原始结果

随后进行了血涂片复检，如图 1.2 所示。

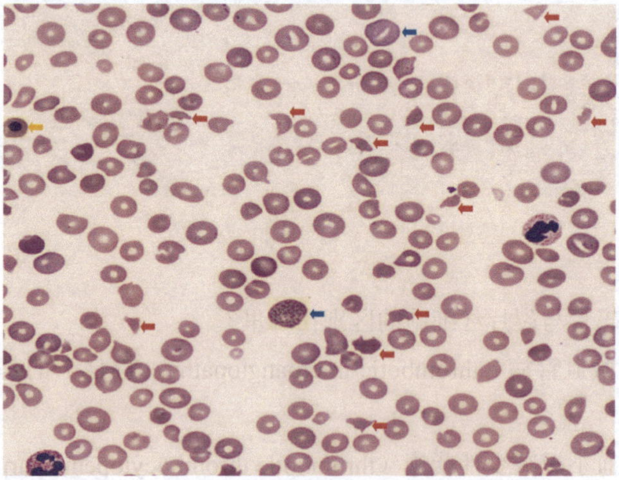

图 1.2　患者外周血涂片镜下图像（瑞氏染色 ×1000）

【案例分析】

血涂片中血小板未见聚集，但血小板数量显著减少。同时可发现红细胞碎片（红色箭头）增多，其比例预估＞3%，易见有核红细胞（黄色箭头）及嗜多色性红细胞（蓝色箭头）。正常情况下，嗜多色性红细胞是网织红细胞经瑞氏染色后的表现形态，因此加做了网织红细胞计数。检测结果显示网织红细胞比例高达18%，提示可能存在溶血性贫血；此外，生化结果显示 LDH 1722.2U/L↑、TBIL 63.6μmol/L↑、IBIL 51.4μmol/L↑，符合体内溶血的表现。需要特别指出的是，“红细胞碎片”是一个较为笼统的称谓，其中对血栓性微血管病具有重要诊断价值的特定形态红细胞称为“裂片红细胞”。

【知识拓展一】

TMA 的临床分类见图 1.3。

裂片红细胞的形成机制包括：红细胞膜受纤维蛋白丝机械损伤，或受血流涡流剪切力破坏。国际血液学标准化委员会（ICSH）发布的指南中指出，裂片红细胞数量＞1% 是诊断成人 TMA 的充分形态学依据。除此之外，还有些非 TMA 相关的遗传性或获得性红细胞疾病［如红细胞膜缺陷、珠蛋白生成障碍性贫血（地中海贫血）、巨幼细胞贫血、原发性骨髓纤维化和灼伤］也能产生类似形态的红细胞碎片，但是这些疾病中的红细胞碎片形态呈现高度多样性并伴随显著的红细胞大小不均和形态异常。为了更好地指导对裂片红细胞的识别，ICSH 专门对

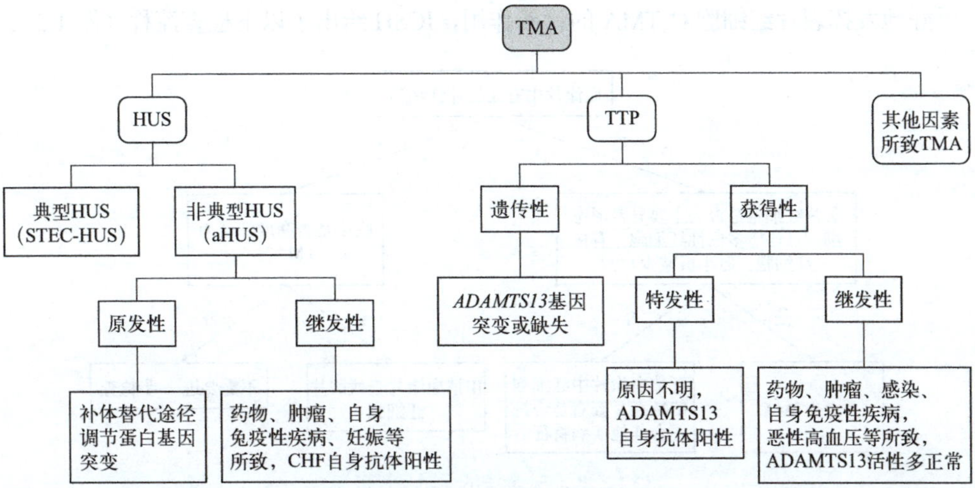

图 1.3　TMA 的临床分类

HUS，溶血性尿毒症综合征；TTP，血栓性血小板减少性紫癜；CHF，补体 H 因子；
ADAMTS13，血管性血友病因子裂解蛋白酶

其形态特点提出了相应的标准，以规范裂片红细胞的辨识与定量。

典型的裂片红细胞体积常较完整的红细胞小，可以有尖角和边缘一侧呈笔直切缘的红细胞碎片、小新月形、盔形、有角红细胞［图 1.4（a）和（b）所示］，常常缺乏中央苍白区，可有不规则的三角形和尖锐突起；此外，还有一类体积较小、深染的红细胞［图 1.4（c）所示］，类似于球形红细胞，但只有与上述红细胞同时出现时才计数为裂片红细胞。

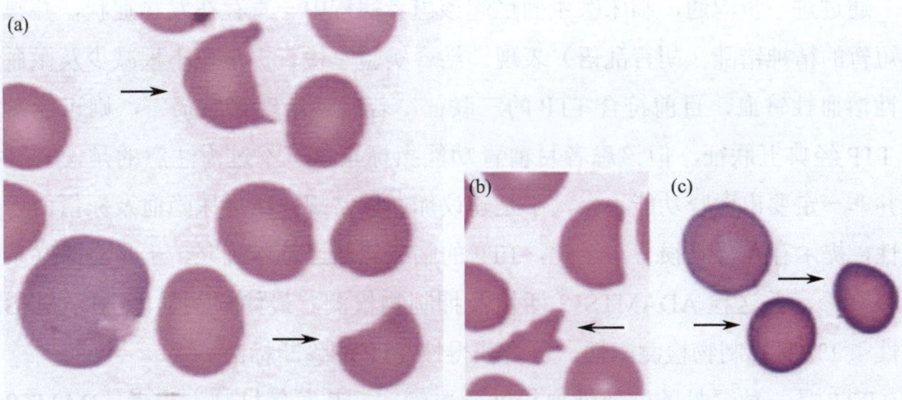

图 1.4　基于 ICSH 指南的裂片红细胞形态示意

（引自：Zini G, d'Onofrio G,Briggs C, et al. ICSH recommendations for identification, diagnostic value, and quantitation of schistocytes[J]. Int J Lab Hematol, 2012, 34(2):107-116.）

除形态学识别标准外，强调裂片红细胞出现需要与特定的实验室检查相结合后综合分析，例如血清乳酸脱氢酶、胆红素、结合珠蛋白和网织红细胞计数。为了

更好地发挥裂片红细胞对 TMA 的诊断作用，ICSH 给出了以下检查流程（图 1.5）。

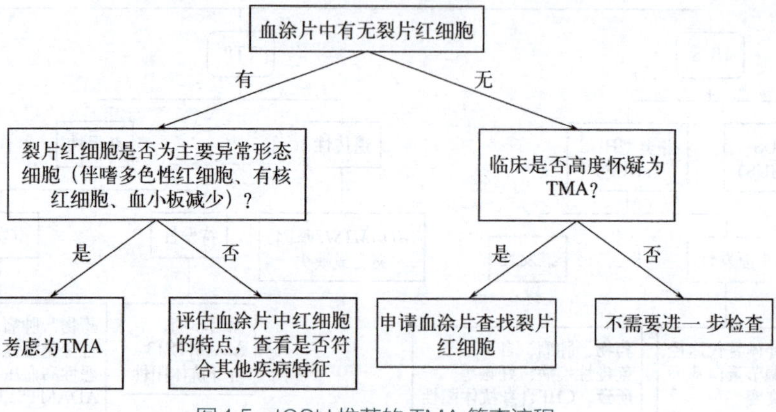

图 1.5　ICSH 推荐的 TMA 筛查流程

根据以上流程，结合患者血涂片所见，应考虑患者存在 TMA。

【后续追踪】

通过临床沟通，了解到患者 10 余天前无明显诱因出现乏力，伴全身可见多处散在瘀点、瘀斑，临床上目前主要考虑为 Evans 综合征。在了解到临床医生尚未考虑 TMA 后，笔者特别向临床医生强调了外周血涂片中发现裂片红细胞增多这一重要线索，建议立即完善相关检查以排查 TMA 相关疾病，包括血栓性血小板减少性紫癜（thrombotic thrombocytopenic purpura，TTP）或溶血性尿毒症综合征。

通过进一步沟通，临床医生回忆起该患者病程中一直存在发热症状，并曾出现短暂的精神错乱（胡言乱语）表现。结合实验室检查提示血小板减少及微血管病性溶血性贫血，目前符合 TTP 的三联征。若后续出现肾脏损害，则可能发展为 TTP 经典五联征，但该患者目前肾功能指标正常。不过需注意的是，肾脏损害并非一定要出现肾功能不全，于是建议加做尿常规。结果尿隐血及尿蛋白均为阳性，提示存在肾脏损害。至此，TTP 的临床诊断已基本确立，于是立即联系血液科会诊，并送检 ADAMTS13 活性及抑制物检测。最终检测显示 ADAMTS13 活性＜ 1% 且抑制物检测阳性，符合获得性 TTP 的诊断标准。

TTP 是一种罕见的弥散性血栓性微血管病，其发病机制为患者 ADAMTS13 活性缺乏或下降，使超大分子的血管性血友病因子不能正常被降解，从而促进血小板黏附和聚集，在微血管内形成广泛的血小板血栓，引起出血和受累组织器官损伤或功能障碍。临床上以典型的三联征多见，即微血管病性溶血性贫血、血小板减少、神经精神症状；若同时伴有发热和肾脏损害，则为经典的“五联征”。

治疗过程中禁忌输注血小板，因为会加重血栓形成，而应以血浆置换为主。血小板计数连续 2 天恢复正常后，可逐渐延长血浆置换间隔直至停止。连续血浆置换 5 次仍未取得临床反应（包括血小板计数未恢复、微血管病性溶血持续存在、ADAMTS13 活性仍严重缺乏或终末器官缺血 / 功能障碍未缓解等）的患者不建议过早停止血浆置换，除继续相关治疗外还应积极寻找诱因。

【知识拓展二】

TTP 的诊断不具有特异性，临床主要以特征性的“五联征”表现作为诊断依据。其中抗人球蛋白试验阴性的微血管病性溶血性贫血和血小板减少是诊断 TTP 的基本条件。ADAMTS13 活性及抑制物测定有助于鉴别诊断，其活性＜ 10% 具有诊断价值。对疑似 TTP 患者，暂无法获得 ADAMTS13 活性测定结果的，可根据 PLASMIC 评分进行发病危险度评估以决定是否启动血浆置换。

【要点总结】

1. 微血管病性溶血性贫血的基本特征包括：非免疫性血管内溶血，急骤起病，HGB 下降，血清 LDH 及 IBIL 升高，血涂片中裂片红细胞增多。

2. 在红细胞碎片中，只有裂片红细胞才对 TMA 的诊断有价值。除形态学识别标准外，裂片红细胞的出现还需要结合特定的实验室检查进行综合分析。

3. TTP 的诊断不具有特异性，临床主要以特征性的五联征表现作为诊断依据。ADAMTS13 活性及抑制物测定有助于 TTP 的鉴别诊断，其活性＜ 10% 具有诊断价值。

【参考文献】

[1] Zini G, d’Onofrio G, Briggs C,et al. ICSH recommendations for identification, diagnostic value, and quantitation of schistocytes[J]. Int J Lab Hematol, 2012, 34(2): 107-116.

[2] 戴艳玲，代思源，李晓照，等 . 血栓性微血管病临床诊疗进展 [J]. 中华医学杂志，2018，98（48）：3987-3990.

[3] 中华医学会血液学分会血栓与止血学组 . 血栓性血小板减少性紫癜诊断与治疗中国指南（2022 年版）[J]. 中华血液学杂志，2022，43（1）：7-12.

作者：杨佳锦　　审校：王敏

专题二

血常规“泄密”：隐藏其后的肺炎支原体感染与继发性血栓性微血管病

【问题导航】

1. 如何分析和处理血常规中的冷凝集现象？

2. 急性肾损伤的分析诊断思路如何？

3. 抗中性粒细胞胞质抗体相关肾炎（anti-neutrophil cytoplasmic antibody-associated glomerulonephritis，AAGN）有哪些临床特点？如何诊断？

【案例背景】

马某某，女，72 岁。主诉：双下肢水肿伴乏力 2 个月余。

现病史：患者 2 个月余前在新型冠状病毒感染后出现双下肢水肿，晨轻暮重，伴乏力、咳嗽咳痰，痰量中等，以白色黏痰为主，无胸闷、气促，无关节肿痛及脱发等其他不适。于外院 A 就诊时，肾功能及尿沉渣均未见异常，肺部 CT 提示间质性肺炎，考虑患者为新型冠状病毒感染后状态，予抗感染、止咳化痰、泼尼松片（剂量不详）加中药调节免疫后出院。患者出院后咳嗽咳痰好转，但水肿、乏力逐渐加重，伴食欲缺乏、恶心、呕吐，呕吐为胃内容物，无呕血、黑便等，遂于 2023 年 3 月 3 日至外院 B 就诊，血生化检查示“TP 51.7g/L↓、ALB 20.6g/L↓、Crea 97μmol/L、Urea 12.09mmol/L↑”，尿沉渣检查可见红、白细胞及管型数增加，尿蛋白定性为（++）。患者为求进一步诊治，遂于 2023 年 3 月 8 日来本院门诊，完善相关检查示“血免疫固定电泳：IgG λ 型 M 蛋白弱阳性；尿免疫固定电泳：IgG λ 型 M 蛋白可疑阳性”，遂以“尿蛋白原因待查：多发性骨髓瘤？”收入住院。自起病以来，患者精神较差，睡眠尚可，食纳差，大便正常，小便较前稍减少。

体格检查：体温 36.4℃，脉搏 93 次 / 分，呼吸 20 次 / 分，血压 154/98mmHg。神志清楚，双眼睑无水肿，双肺听诊呼吸音清晰，双下肺可闻及少量细湿啰音，无胸膜摩擦音，双下肢中度水肿。

辅助检查：

外院肺部 CT 提示：①双肺多发感染性病变。②右肺上叶尖段、右肺上叶前段、右肺上叶后段及右肺下叶外基底段均为纯磨玻璃结节，LU-RADS3 类。③双侧胸腔可见少量积液。

实验室检查：

肝功能：TP 47.9g/L↓、ALB 19.1g/L↓，余正常。肾功能：Urea 41.67mmol/L↑、Crea 306.5μmol/L↑、UA 495.9μmol/L↑、CysC 3.24mg/L↑、EGFR 12.81mL/（min·1.73m^2）↓。电解质：CO_2CP 18.0mmol/L↓、总 Ca 1.89mmol/L↓。心肌标志物：LDH 258.9U/L↑、Mb 213.0μg/L↑、hs-cTnT 26.10pg/mL↑。NT-proBNP 2791.0pg/mL↑。

尿蛋白水平定量：白蛋白 260.71mg/L↑、白蛋白 / 肌酐比值 515.69mg/g↑。

患者血常规结果见表 2.1。

表 2.1　患者入院后血常规检查主要项目结果

项目名称	3 月 16 日	3 月 12 日	3 月 9 日	参考区间
WBC/（$\times10^9$/L）	15.93↑	13.95↑	13.33↑	3.50～9.50
HGB/（g/L）	71↓	75↓	75↓	115～150
RBC/（$\times10^{12}$/L）	2.04↓	2.26↓	2.67↓	3.80～5.10
PLT/（$\times10^9$/L）	90↓	159	138	125～350
NEUT/%	80.1↑	83.5↑	85.7↑	40.0～75.0
LYMPH/%	15.4	15.3	10.6	20.0～50.0
HCT/%	19.2↓	21.1↓	23.7↓	35.0～45.0
MCV/fL	94.1	93.4	88.8	82.0～100.0
MCH/pg	34.8↑	33.2	28.1	27.0～34.0
MCHC/（g/L）	370↑	355↑	316	316～354

3 月 16 日血常规红细胞和血小板直方图见图 2.1。

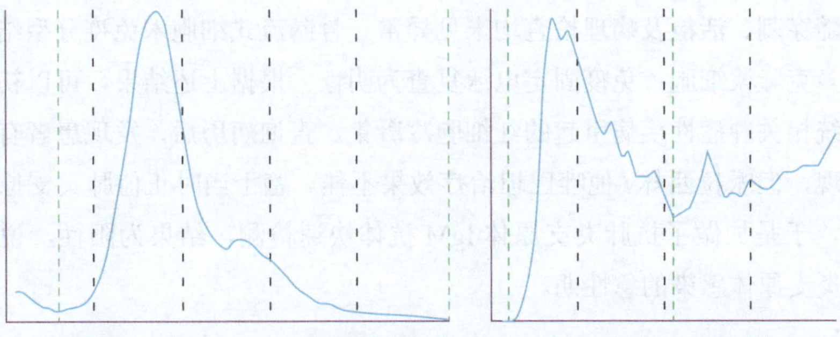

图 2.1　患者 3 月 16 日血常规红细胞（左）及血小板（右）直方图

3 月 16 日外周血涂片的镜下表现见图 2.2。

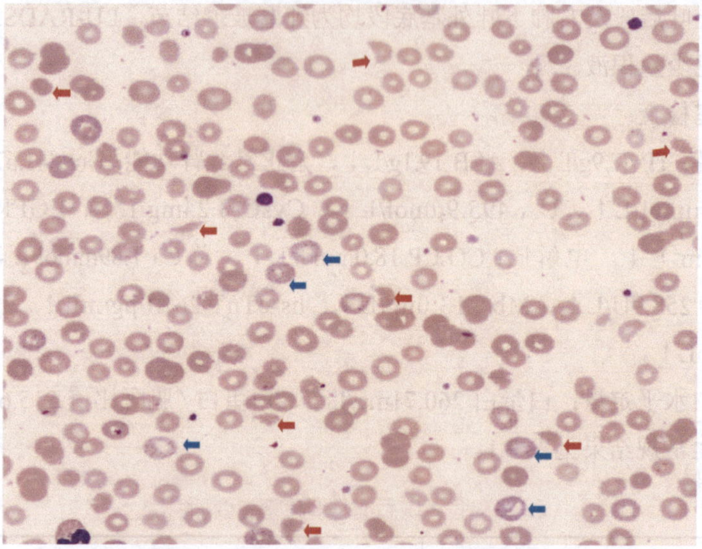

图 2.2　患者 3 月 16 日外周血涂片检查（瑞氏染色 ×1000）

【案例分析】

患者入院后 MCHC 呈进行性升高，需考虑检测误差、红细胞冷凝集或脂血等情况。由于红细胞直方图显示主峰右侧出现异常大红细胞峰，因此首先考虑红细胞冷凝集。温浴后结果得以纠正，证实存在红细胞冷凝集现象。

红细胞冷凝集现象一般源于体内冷凝集素过高而导致红细胞在体外、低温条件下发生自凝，常见原因包括：支原体感染、自身免疫性溶血性贫血（尤其是冷凝集素病）、淋巴瘤、传染性单核细胞增多症、骨髓瘤等。其中儿童以支原体感染最为常见，成人发生红细胞冷凝集多见于自身免疫性溶血性贫血，以及淋巴瘤等淋巴系统肿瘤性疾病。

该患者入院时，被疑诊为“多发性骨髓瘤”，因此完善了血液病相关检查。其中骨髓穿刺、活检及病理检查均未见异常。骨髓流式细胞术免疫分型结果提示为正常多克隆浆细胞；免疫固定电泳复查为阴性。根据上述结果，可以初步排除淋巴系统相关肿瘤性疾病引起的红细胞冷凝集。查询病历后，发现患者有肺部感染的表现，但哌拉西林 / 他唑巴坦治疗效果不佳。鉴于当时正值肺炎支原体感染流行期，于是加做了抗肺炎支原体 IgM 抗体快速检测，结果为阳性，说明患者处于肺炎支原体感染的急性期。

【知识拓展一】

在临床工作中，对于 MCHC 复检条件的理解不能局限于国际血常规复检规则第 41 条中。虽然复检规则把“MCHC ≥参考范围上限 20g/L”作为触发条件，但不是只有在 MCHC 超过 370 或 380g/L 才去进行处理。因为无论 MCV 还是 MCHC，对某一个体来说都是相对比较稳定的参数，它们在一周内不应变化超过 5%，否则就应该分析原因。如果能充分认识到这一点，在 3 月 12 日其实就能够发现冷凝集了，可以更早地帮助临床诊断支原体肺炎。

由于血小板直方图出现翘尾以及仪器报警提示了“血小板聚集”，于是进行了涂片复检。虽然未见血小板聚集，但发现了近 4% 的裂片红细胞（见图 2.2 中红色箭头所指），伴嗜多色性红细胞增多（见图 2.2 中蓝色箭头所指）。

裂片红细胞增多往往预示着血栓性微血管病（TMA）的发生，其比例在成人中大于 1% 时即可作为形态学上的危急值，需要马上与临床医生进行沟通。本例患者血涂片中红细胞形态基本正常，其中散在典型的盔形红细胞，可以基本确认它们是来自机械性破坏，属于真正的裂片红细胞。同时加做了网织红细胞计数，结果为 12.3%↑，提示体内溶血。结合患者住院期间血红蛋白量及血小板计数呈进行性下降的情况，TMA 的可能性大。

【后续追踪】

将上述信息反馈给临床医生后，马上予以阿奇霉素 500mg qd 口服抗肺炎支原体感染，然后针对可疑的 TMA，完善了相关鉴别诊断检查，其中蔗糖溶血试验、直接抗人球蛋白试验均为阴性；血清结合珠蛋白 0.36g/L↓；凝血功能：APTT 24.5s↓、Fg 4.4g/L↑、D-D 9.91μg/mL FEU❶↑。

由于患者 3 月 3 日外院就诊时肾功能尚正常，但在一周内就显著升高，且尿量较前减少，提示急性肾损伤。同时患者无神经精神症状，直接抗人球蛋白试验阴性，纤维蛋白原不低，因此需要重点关注有无溶血尿毒症综合征的可能。然而患者入院时血小板计数正常，且无腹泻症状，这都与典型的溶血尿毒症综合征不相符，所以需排查其他方面的疾病。根据急性肾损伤的诊断思路（图 2.3），需要完善相关自身抗体的检查。尤其对于中老年人群无明显诱因发生的急性肾功能减退，需考虑抗中性粒细胞胞质抗体相关肾炎（anti-neutrophil cytoplasmic antibody-associated glomerulonephritis，AAGN）的可能。

进一步完善相关检查：C3 0.63g/L↓、C4 0.05g/L↓；ANA 阳性（1∶80，高尔基体型）；抗 ENA 抗体谱：抗 Sm 抗体及抗 SSA 抗体阳性，余正常；血管炎六项：p-ANCA 阳性（++++）、抗 MPO 抗体（化学发光法）10585.40 CU；免疫球蛋白及

---

❶ FEU 为纤维蛋白原当量单位，1FEU ≈ 1.75D- 二聚体单位。

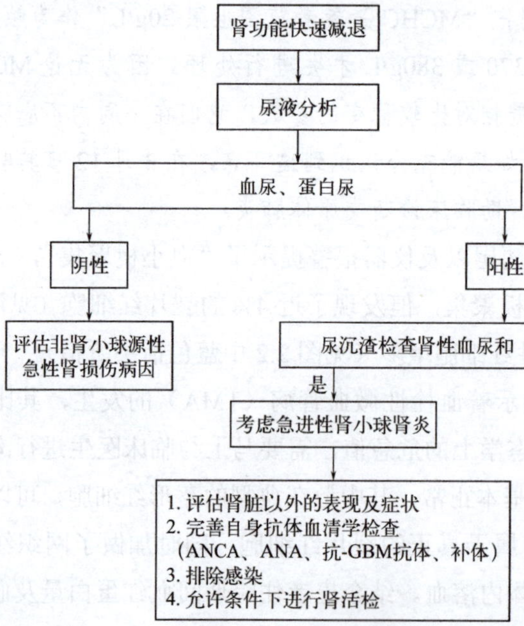

图 2.3　急性肾损伤的分析诊断思路

ASO 试验正常。由于 p-ANCA 结果为强阳性，结合患者临床表现可诊断为 AAGN。

ANCA 相关血管炎（ANCA-associated vasculitis，AAV）是由 ANCA 介导的以小血管壁炎症和纤维素样坏死为特征的一类系统性疾病，临床类型包括显微镜下多血管炎、肉芽肿性多血管炎和嗜酸性肉芽肿性多血管炎等。AAV 可见于各年龄组，50 ～ 60 岁为高发年龄段。AAV 可导致多个器官组织损伤及功能障碍，最常累及肾脏和肺。导致肾脏损害时，即为 AAGN；而累及肺部时，可表现为间质性病变。

AAGN 可以仅有肾脏损伤而无肾外脏器受累，也称为局限于肾脏的血管炎。临床表现以大量血尿伴肾功能急进性减退为特征，肾脏病理以肾小球节段袢坏死伴新月体形成、无或仅有少量免疫复合物沉积（即寡免疫节段坏死性新月体肾炎）为特征。少数患者可表现为尿检异常或慢性肾脏病。如果治疗不及时或缺乏有效治疗，可快速进展至终末期肾病。

鉴于患者 AAGN 诊断明确，临床上考虑住院期间发生的 TMA 为该病的继发性表现。最终，患者经免疫抑制治疗（糖皮质激素、利妥昔单抗联合蛋白 A 免疫吸附）及血液透析等支持治疗后，症状好转。出院时患者 Crea 稳定在 223.6μmol/L（脱离透析），每日小便量为 1500mL；复查 p-ANCA（+++），抗 MPO 抗体降至 721.9 CU。

【知识拓展二】

有调查发现 AAGN 患者并发 TMA 并非罕见，发生率约为 13.6%，虽然具体发生机制还不清楚，但有以下几种可能的解释：

第一，内皮损伤被认为是 TMA 的重要发病机制，而 ANCA 介导的中性粒细胞的活动可导致内皮损伤，两者共同的靶细胞就是内皮细胞。

第二，活动性 AAV 患者及某些 TMA 都存在补体的异常活化。

第三，中性粒细胞胞外捕网可能与 AAV 患者出现 TMA 有关。

【要点总结】

1. 发现红细胞冷凝集时，除了纠正结果还应分析背后的原因，常见原因包括：肺炎支原体感染、自身免疫性溶血性贫血（尤其是冷凝集素病）、淋巴瘤等。

2. 对于 MCHC 复检条件的理解需要灵活掌握。除 MCHC ≥参考范围上限 20g/L 的情况以外，若其在一周内变化超过 5% 时，也应分析具体原因。

3. 裂片红细胞增多是诊断 TMA 的关键线索，检验人员要掌握其识别要点。但 TMA 并不是一种单一的疾病，其发生机制复杂多样，需要综合分析和诊断。

4. 对于中老年人，无明显诱因发生急性肾功能减退时，需想到 AAGN 的可能。AAGN 也可继发 TMA，此时需注意与溶血尿毒症综合征相鉴别。

【参考文献】

[1] 续薇，郝晓柯，崔巍，等 . 血液分析自动审核规则建立与验证的多中心研究 [J]. 中华检验医学杂志，2018，41（8）：601-607.

[2] 中华医学会肾脏病学分会专家组 . 抗中性粒细胞胞质抗体相关肾炎诊断和治疗中国指南 [J]. 中华肾脏病杂志，2021，37（7）：603-620.

[3] Chen S F, Wang H, Huang Y M, et al. Clinicopathologic characteristics and outcomes of renal thrombotic microangiopathy in anti-neutrophil cytoplasmic autoantibody-associated glomerulonephritis[J]. Clin J Am Soc Nephrol, 2015, 10(5): 750-758.

作者：杨佳锦　　审校：王敏

专题三

血液病暗藏危机：浆质体是干扰血小板计数的“陷阱”

【问题导航】

1. 哪些原因可导致电阻抗法检测血小板的结果出现假性升高？

2. 什么是浆质体？有何临床意义？

3. 浆质体对血小板各类计数方法有何不同影响？

【案例背景】

张某，男，59岁。主诉：消瘦2个月，气促、心悸2周。

现病史：患者2个月前无明显诱因出现体重减轻，体重下降了5kg左右，未予重视。2周前无明显诱因出现咽痛，未予特殊处理，后出现活动后气促、心悸，并逐渐加重。12天前出现胸闷、眩晕、四肢乏力等症状，遂于外院就诊，完善血常规提示：WBC 201.45×10^9/L，HGB 72.00g/L，PLT 30.00×10^9/L，考虑为血液系统恶性肿瘤。患者无发热，偶有干咳，无胸痛、腹痛、腹泻等症状。现为求进一步明确诊断及治疗，遂于2021年6月6日前往我院就诊，并以“血液系统恶性肿瘤”收入血液内科。

既往史：有高血压病史30余年，口服苯磺酸氨氯地平片降血压，自诉血压控制尚可；糖尿病病史2年余，未予规范治疗。否认乙肝、结核等传染病病史。

专科检查：贫血貌，躯干及四肢皮肤散在瘀点、瘀斑，双侧颌下及左侧耳前可触及肿大淋巴结，较大者位于右侧颌下，约4.5cm×3cm，质韧，边界尚清，无压痛，表面皮肤无破溃、窦道等。胸骨有压痛，肝脾肋下未触及。

入院后完善相关检查：血常规显示WBC 181.99×10^9/L↑，HGB 72g/L↓，PLT 23×10^9/L↓。感染指标：ESR 81mm/h↑，PCT 2.650ng/mL↑，IL-646.20pg/mL↑，CRP 38.68mg/L↑。凝血功能：PT 17.5s↑，APTT 54.4s↑，TT 22.4s↑，FDP 6.41μg/mL↑，D-D 2.53μg/mLFEU↑，AT-Ⅲ 57.00%↓。肝功能：ALT 96.3U/L↑，AST 104.4U/L↑，TP 62.9g/L↓，ALB 28.6g/L↓，TBIL 29.9μmo1/L↑，DBIL 21.3μmo1/L↑。肾功能：Urea 20.00mmo1/L↑，Crea 165.0μmo1/L↑，UA 919.0μmo1/L↑。心肌标志物：CK

1185.0U/L↑，CK-MB 28.7U/L↑，LDH 980.0U/L↑，hs-cTnT 14.20pg/mL↑。电解质：Na 133.7mmol/L↓，总 Ca 1.90mmo1/L↓。尿常规：隐血（+++）；骨髓穿刺细胞学检查提示单核细胞占 88%，其中原幼单核细胞占 64.5%，考虑 AML-M5 可能性大。

6 月 10 日审核血常规报告时，注意到患者血小板的电阻抗法（PLT-I）计数结果在近两天内逐步升高（表 3.1），而该患者目前正处于化疗期间，这与化疗期间血小板通常呈下降趋势不符。查阅患者病历资料，并没有发现输血小板和服用相关药物的记录。不过患者病情在 6 月 9 日发生恶化，出现了多器官功能障碍和凝血功能紊乱，并伴有消化道及皮肤出血表现，提示弥散性血管内凝血（DIC）。结合临床资料分析，患者血小板计数的进行性升高与病情实际严重程度明显不符。

表 3.1　患者血细胞计数结果

项目名称	6 月 8 日	6 月 9 日（第 1 次）	6 月 9 日（第 2 次）	6 月 10 日
WBC/（$\times 10^9$/L）	183.96↑	151.18↑	256.11↑	219.45↑
HGB/（g/L）	58↓	55↓	46↓	52↓
PLT-I/（$\times 10^9$/L）	39↓	42↓	160	221

但是血小板直方图（图 3.1）没有提示图形异常，仅提示血小板聚集。若确为血小板聚集所致，理论上应表现为血小板计数降低，而非血小板升高。

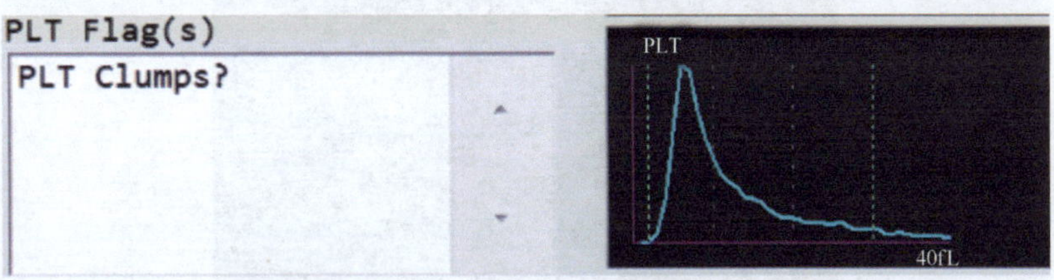

图 3.1　血小板直方图及报警信息

用日常工作中特异性最强的荧光法（PLT-F）复查血小板计数，结果 PLT-F 只有 128×10⁹/L，较 PLT-I 数值少了近一半。这说明 PLT-I 结果很可能出现了假性升高，常见原因包括红细胞碎片、小红细胞和冷球蛋白等。为验证血小板计数的真实水平，于是进行了血涂片镜检（图 3.2）。

【案例分析】

在患者的外周血涂片中确实可以看到大量散在分布的“血小板”，但并没有红细胞碎片、小红细胞及冷球蛋白样沉淀。通过仔细观察发现其中大部分“血小板”着色浅、颗粒缺失明显，甚至出现无颗粒（即乏颗粒血小板）。

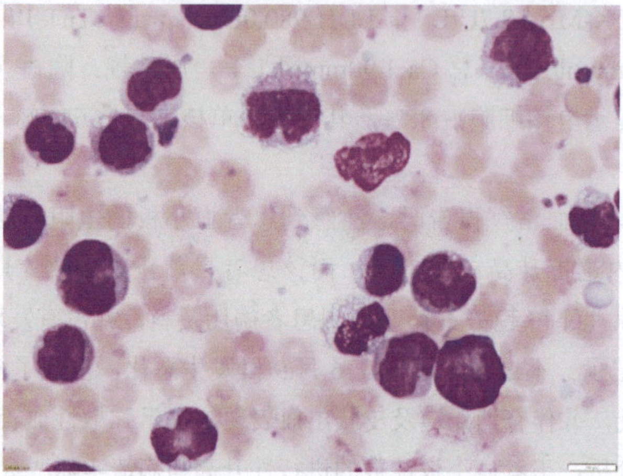

图 3.2　患者 6 月 10 日外周血涂片镜检结果（瑞氏染色 ×1000）

乏颗粒血小板大量增多可见于先天性疾病（如灰色血小板综合征），或一些其他的血液系统疾病。但是缺乏颗粒血小板，并不会导致 PLT-F 结果显著低于 PLT-I。而且需要注意的是，此时 PLT-F 结果较以往的血小板计数水平仍明显升高，这与患者病情的发展不符。查看 PLT-F 散点图（图 3.3），发现其存在异常。在代表正常血小板（红色箭头所指）和红细胞（黄色箭头所指）的散点之间出现了一些异常的蓝色散点（白圈范围内）。

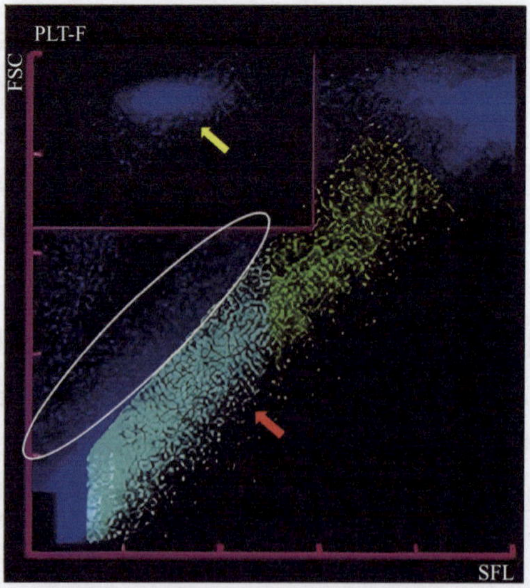

图 3.3　患者 6 月 10 日 PLT-F 通道散点图

观察血涂片的其他视野（图 3.4），可以发现除了较多这样的血小板样大小颗粒外，还有一些体积比较大的类似成分。尤其是这些成分，跟附近白细胞的胞质很相似（如红圈所示）。这些表现提示这些大的碎块可能来源于白细胞的胞质，即浆质体。

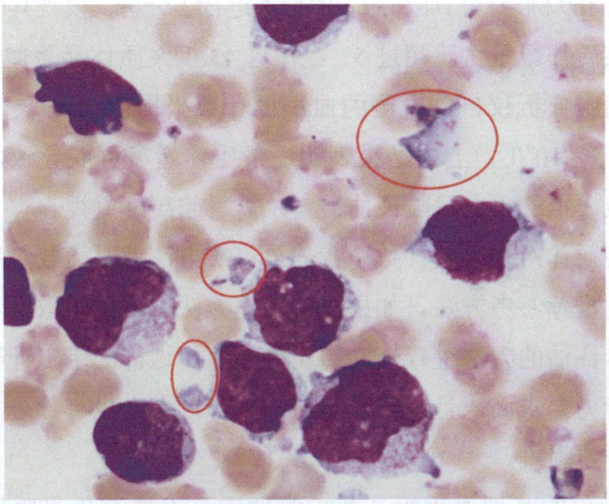

图 3.4　患者 6 月 10 日外周血涂片镜检结果（瑞氏染色 ×1000）

浆质体（胞质碎片）通常是血液病中原始 / 幼稚细胞因自身脆性导致胞浆逸出的产物，与推片外力无关，其数量与涂抹细胞数量亦无明确关联。也正因其与原始 / 幼稚细胞的相关性，所以在外周血涂片中发现浆质体的话，应警惕血液系统疾病的可能。据此推测，这些“血小板”样大小的物质可能也是一些小的浆质体。

【知识拓展一】

浆质体的胞体多为圆形，边缘相对平滑、规整，大小与成熟红细胞接近，8 ～ 10μm 左右。部分浆质体形态与成熟白细胞大小类似，胞浆呈淡蓝色或蓝色，无细胞核，有类似早幼粒细胞的紫红色颗粒，在阅片机自动分类中通常会被分类到“沉渣”中。

部分浆质体在形态上与大血小板类似，尤其是与乏颗粒的大血小板的形态更加接近。相较于浆质体，大血小板颗粒一般向中心收缩，颗粒较细小，有时聚集成大颗粒，胞质呈淡蓝色。乏颗粒血小板胞质呈现淡蓝偏透明的状态，颗粒更加细小。血小板胞体边缘一般有很多的伪足，胞体不规整。

【后续追踪】

通过检索文献，发现浆质体影响血小板计数的情况往往被忽视，在各类血液病当中均可能遇到，以急性髓系白血病多见。Victor Bobée 等给出了同一视野当中浆质体与血小板的比较，其中大部分“血小板样”颗粒通过细胞化学染色、免疫流式检测或电子显微镜检查等手段，被证实源于白血病细胞，只有少数颗粒为真血小板。

一项研究对169例急性白血病患者的标本进行了分析，发现其中43例（25.4%）患者的标本中浆质体数量占比超过5%。在这43例浆质体显著增多的患者中，有7例患者的血细胞分析仪自动检测的血小板计数平均值为39×10^9/L，但实际血小板计数低于15×10^9/L。上述结果表明，浆质体增多可能导致血小板计数假性增高，从而造成严重的出血风险评估误差，需引起高度重视。

目前解决浆质体对血小板计数干扰的最可靠方法就是流式细胞仪法，该方法为血小板计数的推荐参考方法。如果没有上述方法，可以采取血小板手工计数或油镜下进行间接评估的方法进行辅助纠正。然而，这样的手工计数方法对操作者的形态学识别能力要求高，且浆质体与血小板在形态上也有部分相似性，因此在实际操作上有一定困难。

血细胞分析仪的其他血小板计数检测通道是否能避免浆质体的干扰？根据Frotscher等的研究结果，基于激光散射原理的检测方法无法鉴别浆质体与血小板，提示两者具有相似的散射光特性。Victor Bobée报道的案例中，仪器的PLT-I和PLT-F图形变化与本例相似，尤其是在PLT-F散点图中同样位置可观察到类似的异常散点。进一步分析显示，该报道中PLT-I和PLT-F结果分别为238×10^9/L、131×10^9/L，均明显高于流式细胞仪的检测结果（46×10^9/L），这表明PLT-F可能也无法完全避免浆质体的干扰。Kornelia Hummel的研究中发现PLT-F结果与参考方法最接近，虽然偏高，但在部分情况下已经可以帮助临床识别出血风险，提示PLT-F仍具有一定的临床价值。因此在外周血涂片中发现浆质体且血小板计数与原始报告不符时，可加做PLT-F。如果PLT-F低于20×10^9/L，可以直接修改原始结果，但应同时进行备注并与临床沟通，告知临床实际血小板数可能更低。如果PLT-F ≥ 20×10^9/L，则结合人工方法进行评估，重点关注血小板结果是否低于20×10^9/L，最后也应同时进行备注并与临床沟通。

【知识拓展二】

PLT-F采用了流式检测的原理，使用特殊的荧光染料特异性地与血小板中线粒体的DNA（MtDNA）及小胞体的RNA（核糖体RNA）进行结合，染色后形成不同的前向散射光和侧向荧光强度，通过检测散射光和荧光强度，从而能准确测定出血小板数值。相较于PLT-O，PLT-F的特异性更高，且在低值血小板计数的精密度和准确性方面表现更好。但是浆质体本身来源于白细胞的胞浆，可能含有线粒体，因此也会干扰 PLT-F 的检测。而流式细胞仪法使用血小板特异的荧光抗体（如 FITC 标记的抗 CD41 和 CD61 抗体）对血小板进行染色；由于 CD41 和 CD61 是血小板和巨核细胞的特异性表面标志物，因此不受其他物质的干扰。

患者之所以会突然出现大量的浆质体，推测可能有以下两点原因：

第一，患者外周血原始细胞为原始 / 幼稚单核细胞，此类白血病细胞易产生浆质体，加上其在外周血中数量较多，从而为浆质体的大量出现提供了条件。

第二，该患者化疗效果差，白细胞不降反升，且病情进展迅速。回顾患者 6 月 9 日第一次血常规检查时的血涂片，其中只见到少量的浆质体。之后随着病情进展，浆质体数量也明显增加，提示浆质体大量产生与疾病发展和不良预后有关。

【要点总结】

1. 当血小板计数出现异常变化时，应结合临床资料及镜检结果进行综合分析。

2. 浆质体通常是血液病中原始 / 幼稚细胞因自身脆性导致胞浆逸出的产物，与推片外力无关，其数量与涂抹细胞数量亦无明确关联。如果在外周血涂片中发现浆质体，应警惕血液系统疾病的可能。

3. 浆质体是导致血小板假性升高的一种相对少见原因，但可导致血液病患者的出血风险评估错误，应引起重视。

4. 目前，解决浆质体干扰的最佳方法是使用流式细胞仪。实验室常用的光学法尚不能有效避免浆质体的干扰，部分情况下仍然可以参考 PLT-F 结果。

5. 当血液病患者出现大量浆质体时，应考虑病情是否出现进展，例如发生肿瘤溶解综合征或 DIC 等。

【参考文献】

[1] Frotscher B, Salignac S, Muller M, et al. Interference of blast cell fragments with automatedplatelet counting[J]. Int J Lab Hematol, 2015, 37: 613-619.

[2] Bobée V, Boutet C, Daliphard S. Acute hyperleukocytic leukemia with numerous blast fragments can mask thrombocytopenia[J]. Transfusion, 2018, 58: 1833.

[3] Hummel K, van Dun L P J M, Sachse M, et al. Leukocyte fragments may interfere in the fluorescent platelet count of Sysmex XN hematology analyzers[J]. Int J Lab Hematol, 2020, 42(4): e167-e169.

作者：杨佳锦　　审校：王敏

专题四

MCV、MCHC 异常：高渗性高血糖状态的“警示灯”

【问题导航】

1. 红细胞平均指数的临床应用有哪些？

2. 短期内出现 MCV 升高、MCHC 下降需要考虑哪些因素？

3. 高渗性高血糖综合征（hyperosmolar hyperglycemic state，HHS）有何临床特征？如何诊断？

【案例背景】

谭某某，女，59 岁。主诉：上腹痛半年，加重 1 个月余。

现病史：患者在 2019 年 1 月无明显诱因出现上腹间断性疼痛，饥饿时疼痛加重，无放射性，无恶心、呕吐，有嗳气，偶有反酸，在当地县人民医院就诊，口服阿莫西林、奥美拉唑、硫糖铝口服液等，症状出现反复。2019 年 6 月 21 日入住当地县人民医院，行胃镜及组织活检，结果提示胃癌。为进一步治疗，遂以“胃癌”收入本院普外科。患者起病以来无发热、畏寒，无腹胀，解黑色稀大便 2 ～ 3 次 / 天，小便正常，食欲正常，精神尚可，体重无明显变化。

既往史：3 年前因胆囊结石行腹腔镜胆囊切除术；有慢性乙型病毒性肝炎。否认高血压、糖尿病、冠心病等病史。否认吸烟饮酒史。否认家族遗传性病史。

入院后完善相关检查：血常规、凝血功能、肝肾功能及电解质均正常。乙肝三对提示“HBsAg、抗 -HBe 以及抗 -HBc 阳性，其余阴性”；丙肝阴性。腹部 CT：①胃小弯侧胃壁增厚，符合胃癌；②右肾盂内见小结石，左肾囊样病变。胃镜可见胃窦小弯延至胃角处可见一巨大溃疡，底部及边缘不规则，胃窦变形。

入院诊断：①胃恶性肿瘤；②慢性乙型病毒性肝炎。

诊疗经过：

7 月 11 日在全麻下行胃癌根治术。手术过程顺利，术后予以抗感染、护胃、禁食及经空肠营养管行肠内营养等支持治疗。患者伤口恢复良好，一般情况尚可。

8 月 8 日检查示血常规正常；Na 158.8mmol/L ↑，Cl115.7 mmol/L ↑；肝肾功能无明显异常。

8月10日，患者突然出现意识水平下降，表现为反应迟钝、答非所问，无胸闷、气促等伴随症状。临床医生首先考虑急性脑血管事件，遂立即完善头部CT和下肢血管B超，以及血气分析、凝血功能及电解质等相关检查。检查结果回报：动脉血 pH 7.242↓；Na 168.8mmol/L↑、Cl 124.5 mmol/L↑；ALB 24.8g/L↓、Urea 22.02 mmol/L↑、Crea 正常。脑CT未见脑血管意外征象；下肢血管B超提示右侧胫后静脉和左侧小腿肌间静脉内血栓形成。

8月10日至11日的血常规结果（表4.1）显示血红蛋白呈进行性下降，需排查患者术后是否存在活动性出血；此外，患者血常规中还存在一处隐匿性异常，即MCV升高但MCHC下降。

表4.1 患者血常规结果

项目名称	8月11日第二次	8月11日第一次	8月10日	参考区间
WBC/（$\times10^9$/L）	6.68	8.15	9.69	3.50～9.50
HGB/（g/L）	95↓	107↓	121	115～150
RBC/（$\times10^{12}$/L）	3.16↓	3.57↓	4.07	3.80～5.10
PLT/（$\times10^9$/L）	51↓	64↓	65↓	125～350
NEUT/%	85.50↑	84.70↑	86.70↑	40～75
LYMPH/%	10.01↓	10.90↓	8.80↓	20～50
HCT/%	36.00	36.00	45.00	35.00～45.00
MCV/fL	113.9↑	116.5↑	110.6↑	82.0～100.0
MCH/pg	30.1	30.0	29.9	27.0～34.0
MCHC/（g/L）	264↓	257↓	269↓	316～354
RDW-CV/%	17.60↑	17.30↑	16.80↑	12.00～14.20

【案例分析】

国际血常规复检规则第41条中提到：当MCHC＜300g/L，同时MCV正常或增高，应考虑静脉输液污染或其他标本原因。输液污染是一种偶然误差，但与历史结果的对照表明，前几次报告中都有这种表现。这种一致的变化难以用输液污染来解释，因此临床更倾向于将其判断为患者体内红细胞的真实表现。

【知识拓展一】

红细胞平均指数在检验工作中的应用主要包括以下几个方面：

1. 贫血分类与鉴别诊断 通过MCV、MCH和MCHC值的不同组合，可以辅助诊断不同类型的贫血。

2. 监控红系测定参数　在乳糜血、冷凝集现象及输液污染等情况发生时，MCV 和（或）MCHC 值可能会超出正常范围，这可以作为监控这些特殊情况的指标之一。

3. 仪器和操作问题的指示　异常升高可能指示仪器或操作过程中的问题，如小气泡进入、分血阀分配错误等。

4. 特殊病例的发现　在特殊情况下，如球形红细胞增多症，MCHC 值会明显升高，这有助于发现这类特殊的病例。

5. 室内质控　作为质控参数利用浮动均值法（X-B 法）进行室内质控。

由于 MCV 和 MCHC 都是平均指数，所以经典的贫血形态学分类只适用于单一红细胞形态异常的贫血判断。如果同时存在两种不同形态的红细胞群，就有可能出现上述大细胞低色素性贫血的异常表现。

为验证患者红细胞的真实情况，进行了血涂片检查。自动阅片机的红细胞扫描结果提示患者红细胞的大小以及色素分布都属正常（图 4.1），并不是大细胞低色素的改变。该情况说明血常规检测受到了干扰，那么究竟是什么原因导致的呢？

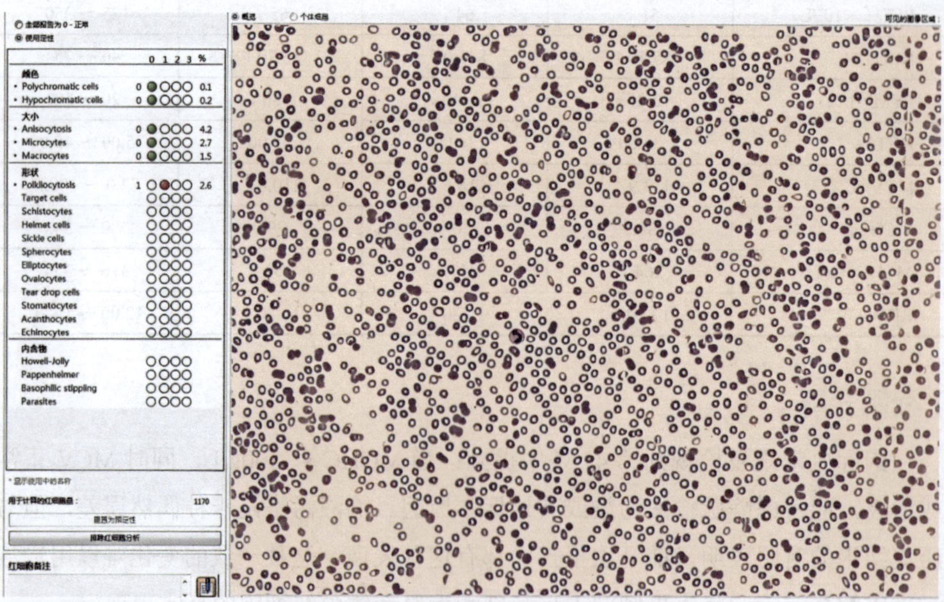

图 4.1　患者外周血涂片的扫描结果

需要强调的是，复检规则中所述的输液污染特指葡萄糖或高浓度氯化钠等高渗溶液（而非生理盐水）混入血常规标本。以葡萄糖溶液为例，当标本被污染后，葡萄糖分子顺浓度梯度进入红细胞，导致细胞内渗透压升高；在仪器检测时，由于稀释液为等渗状态（针对正常红细胞设计），水分会向高渗的红细胞内流动，引发红细胞肿胀（MCV 假性增高）和胞内血红蛋白稀释（MCHC 假性降低）。查询生化结果，患者前一天的血糖竟然高达 82.36mmol/L，经内分泌科会诊后诊断为高渗性高血糖状态（hyperosmolar hyperglycemic state，HHS）。

HHS 是糖尿病的严重急性并发症之一，临床以严重高血糖、血浆渗透压显著升高、失水和意识障碍，而无明显酮症酸中毒为特征。HHS 多见于 2 型糖尿病老年患者，但约 2/3 的患者发病前无糖尿病病史或仅轻度高血糖。

HHS 起病隐匿，一般从开始发病到出现意识障碍需 1 ～ 2 周时间，偶尔急性起病。实验室诊断标准包括：①血糖 ≥ 33.3mmol/L；②有效血浆渗透压［2×（Na+K）（mmol/L）+ 血糖（mmol/L）］≥ 320mOsm/L；③血清碳酸氢根 ≥ 15mmol/L 或动脉血 pH ≥ 7.30；④尿糖呈强阳性，而尿酮阴性或弱阳性。由于 HHS 可与乳酸酸中毒和（或）糖尿病酮症酸中毒并存，因此当 HHS 诊断标准中的①③④未达到或不完全符合时，仍不能排除 HHS 的诊断。

【知识拓展二】

糖尿病酮症酸中毒（DKA）和 HHS 的鉴别见表 4.2。

表 4.2　DKA 与 HHS 的鉴别

鉴别要点	DKA	HHS
发病机制	胰岛素严重缺乏，升糖激素升高会导致代谢紊乱，酮体生成过多	胰岛素相对不足，高血糖致渗透性利尿、脱水及渗透压升高
好发人群	多为 1 型糖尿病，2 型糖尿病在诱因下也可发生	多见于老年 2 型糖尿病患者
起病特点	较急，多有糖尿病症状加重	隐匿，最初多尿、多饮，多食不明显
主要症状	多尿、口渴、乏力加重，恶心、呕吐、腹痛，呼吸深快有烂苹果味，可昏迷	严重脱水和神经精神症状，如皮肤干燥、嗜睡、抽搐、昏迷等
血糖	16.7 ～ 33.3mmol/L	＞ 33.3mmol/L
血酮体	显著升高（＞ 5mmol/L）	轻度升高或正常
尿酮体	强阳性	弱阳性或阴性
血浆渗透压	轻度升高或正常（300 ～ 320mOsm/L）	显著升高（＞ 320mOsm/L）
酸碱度	代谢性酸中毒，pH ＜ 7.35	多正常或轻度下降

【后续追踪】

HHS 的诊断并不困难，关键是要提高对本病的警惕和认识。如前所述，HHS 患者绝大多数并不能提供糖尿病或血糖异常的病史，且起病隐匿及进展缓慢，易被临床忽视或误诊为脑血管疾病。当出现典型临床表现时，往往已非常危重，病死率高达 40%，因此需特别强调有效预防、早期诊断和积极治疗。

就本例患者而言，由于缺乏明确的糖代谢异常病史，入院前后均未监测血糖。除血糖外，是否存在其他指标有助于临床早期发现 HHS？通过对该患者病情发展和实验室结果相关性的分析，发现 MCV 和 MCHC 的反向变化关系可能对 HHS 的早期识别有一定的价值。

因此，在触发"MCHC < 300g/L，同时 MCV 正常或增高"的复检规则时，排除输液污染后，应该考虑患者本身是否存在高血糖或其他高渗状态。图 4.2 反映了本例患者从入院到发现 HHS 时的 MCV 和 MCHC 变化关系。

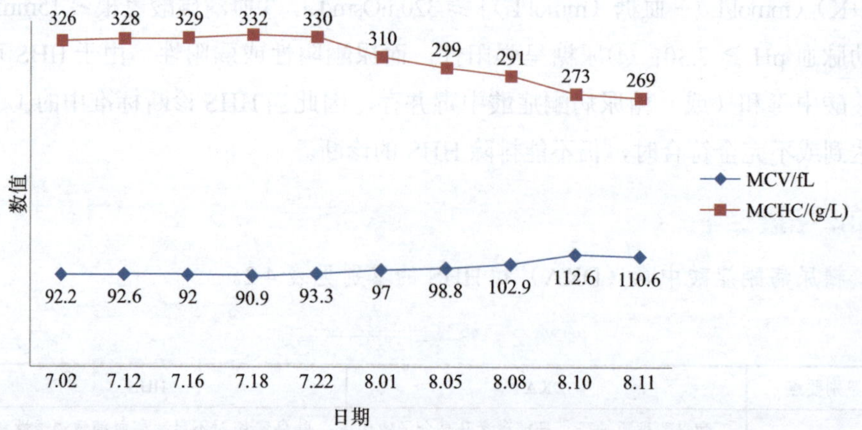

图 4.2　入院以来患者血常规中 MCV 和 MCHC 的结果变化

最新的血液分析自动审核规则中提到，一周内前后两次 MCV 或 MCHC 变化 > 5% 有阳性意义。该图表明患者的 MCV 和 MCHC 在术后至 7 月 22 日这段时间内维持稳定。直到 8 月 5 日，患者的 MCV 和 MCHC 开始出现显著变化，但并未引起检验人员和临床医生的关注。8 月 8 日，MCV 和 MCHC 的反向变化已经非常明显，并且此时的血钠也出现了显著升高，但依然没有得到重视。因临床医生和检验人员未能充分认识到这种变化的原因，从而忽视了其背后可能隐藏的高血糖状态。

【要点总结】

1. 当 MCHC < 300g/L，同时 MCV 正常或增高时，应考虑因静脉输液污染或其他标本原因，尤其是想到高血糖或其他高渗情况。即使未达到以上标准，一周内前后两次 MCV 或 MCHC 变化 > 5% 也有阳性意义，应进行原因分析。

2. 在 MCHC 与 MCV 的数值关系不符合正常逻辑时，可通过血涂片检查明确该异常是否由检测误差导致。

3. HHS 是糖尿病的严重急性并发症之一，临床以严重高血糖、血浆渗透压显著升高、失水和意识障碍，而无明显酮症酸中毒为特征。多见于 2 型糖尿病老年患者，但大约 2/3 的患者于发病前无糖尿病病史或仅有轻度高血糖既往史。

【参考文献】

[1] 续薇，郝晓柯，崔巍，等 . 血液分析自动审核规则建立与验证的多中心研究 [J]. 中华检验医学杂志，2018，41（8）：601-607.

[2] 中华医学会糖尿病学分会 . 中国 2 型糖尿病防治指南（2020 年版）[J]. 中华内分泌代谢杂志，2021，37（4）：311-398.

作者：杨佳锦　　审校：王敏

专题五

贫血诊断陷困境：血检指标迷惑下的自身免疫性溶血性贫血与巨幼红细胞贫血之争

【问题导航】

1. 巨幼细胞贫血（megaloblastic anemia，MA）与自身免疫性溶血性贫血（autoimmune hemolytic anemia，AIHA）在血常规结果上有何异同？

2. 在运用网织红细胞对骨髓增生程度进行判断时，需要注意什么？

3. MA 的治疗过程中，出现 MCV 增大有何意义？

【案例背景】

李某某，男，76 岁。主诉：认知功能障碍伴间断乏力 1 年，加重并伴进行性贫血 2 个月。

现病史：患者 1 年前无明显诱因出现人物辨识不清及认知功能障碍。家属诉其为老年痴呆，未规律诊治。之后开始偶感乏力，不想进食，伴神志不清等症状，于当地治疗后（具体诊治经过不详），乏力和拒食情况好转，神志恢复正常。出院后间断出现乏力（表现为拒绝自行行走，多用轮椅代步）、神志不清、不进食等症状。两个月前于当地医院诊治，诊断考虑"溶血性贫血"，予以甲泼尼龙及环孢素调节免疫，奥氮平对症治疗，患者情况未好转，血红蛋白进行性下降。为求进一步诊治，遂于 2 日前来我院就诊。因外院 ANA 阳性（1∶160，颗粒型），以及 ENA 抗体谱提示 SS-A/Ro 52kD 阳性（+）、SS-A/Ro 60kD 阳性（+）、SS-B/La 阳性（++），门诊以"干燥综合征"收入风湿免疫科。自起病以来精神不佳、食欲差、小便正常、便秘、体重下降（具体千克数不详）。

入院当天晚上血常规结果见表 5.1。

患者血常规结果提示重度大细胞性贫血，血红蛋白水平已达到危急值。有核红细胞数量明显增多，提示有增生性贫血的可能。MCV 轻度升高，这可能由网织红细胞（Ret）增多引起。为了验证猜测，加做了 Ret 计数，结果为 8.1%↑。结合患者的诊断，高度提示自身免疫性溶血性贫血（autoimmune hemolytic anemia，AIHA）。

表 5.1　患者入院时部分血常规参数结果

项目名称	结果	参考区间
WBC/（$\times10^9$/L）	11.93 ↑	3.50 ～ 9.50
HGB/（g/L）	46 ↓	130 ～ 175
RBC/（$\times10^{12}$/L）	1.31 ↓	4.30 ～ 5.80
PLT/（$\times10^9$/L）	207	125 ～ 350
NEUT/%	83.3 ↑	40.0 ～ 75.0
LYMPH/%	8.0 ↓	20.0 ～ 50.0
HCT/%	14.0 ↓	40.0 ～ 50.0
MCV/fL	106.9 ↑	82.0 ～ 100.0
MCH/pg	35.1	27.0 ～ 34.0
MCHC/（g/L）	329	316 ～ 354
NRBC/（$\times10^9$/L）	2.09 ↑	/

由于血常规结果触发了复检规则，于是进行了血涂片复检（图 5.1）。

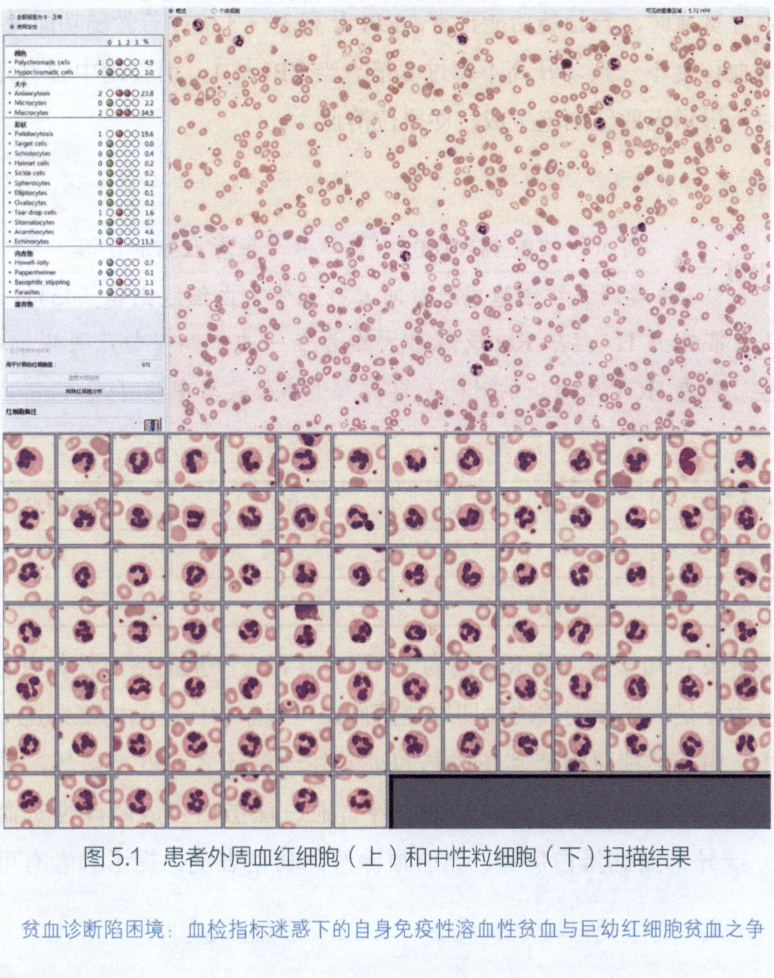

图 5.1　患者外周血红细胞（上）和中性粒细胞（下）扫描结果

【案例分析】

在血涂片复检过程中，发现一些不寻常的地方。首先，AIHA 的外周血中一般都是以球形红细胞增多为主，但该患者血涂片中红细胞形态存在明显的异形性，却几乎不见球形红细胞。其次，患者的中性粒细胞有核分叶过多的现象，提示核右移。这样的表现似乎更符合巨幼细胞贫血（MA），不过 MA 属于非增生性贫血，在诊断时需注意，其 Ret 比例在未经治疗的情况下往往不高。

不过，需要注意的是，在运用 Ret 评估骨髓代偿程度时可能存在一定的局限性。一方面，在严重贫血时，由于大量的正常红细胞丢失，Ret 的比例会出现相对的假性升高；另一方面，正常 Ret 外周血 1 天左右即可转化为成熟红细胞，但在贫血状态下，更加幼稚的 Ret 提前释放入血，导致其在外周血存活时间延长，从而造成 Ret 增多的假象。为了解决严重贫血时 Ret 应用中所遇到的这些问题，需引入网织红细胞生成指数（reticulocyte production index，RPI）进行校正。

溶血性贫血时，若骨髓功能正常，RPI 升高 3 ～ 7 倍；若骨髓功能受损，RPI 上升与贫血程度不一致，升高不超过 2 倍。当 RPI ≤ 1，而骨髓中含有许多有核红细胞时，提示无效红细胞生成，即原位溶血。

【知识拓展一】

$$\text{RPI}=\frac{\text{网织红细胞}\%\times 100}{\text{患者网织红细胞成熟时间}}\times\frac{\text{患者血细胞比容}}{\text{正常人血细胞比容（45\%）}}$$

RPI 正常值为 1，其中 Ret 成熟时间作为唯一的未知参数，可以通过表 5.2 找到最接近患者 HCT 所对应的时间，再代入上述公式当中即可。

表 5.2　HCT 与 Ret 成熟时间之间的关系

HCT	Ret 成熟时间 / 天	HCT	Ret 成熟时间 / 天
45%	1.0	25%	2.0
33%	1.5	15%	2.5

通过计算可知该患者的 RPI 约为 1，鉴于其存在严重的溶血性贫血，说明骨髓增生能力不足，提示无效造血即原位溶血。该现象指在骨髓内红细胞分裂成熟的过程中，由于某种原因使其在成熟和进入外周循环之前就被破坏，常见于骨髓增生异常综合征、MA、铁粒幼细胞性贫血、珠蛋白生成障碍性贫血（地中海贫血）或异常血红蛋白病等。结合血涂片的典型表现，提示患者有可能的确

存在 MA。

为了进一步验证推测，又加做了同型半胱氨酸（HCY）测定。其结果为 26.8μmol/L↑，提示可能存在叶酸或维生素 B_{12} 缺乏。这是因为叶酸和维生素 B_{12} 是 HCY 代谢过程中的重要辅酶，当它们缺乏时就会导致 HCY 分解代谢障碍，引起 HCY 的蓄积和增多。有了上述结果，因此在报告单中建议完善贫血三项及抗人球蛋白试验。结果回报：铁蛋白和维生素 B_{12} 正常，叶酸为 1.30ng/mL↓。血清结合珠蛋白水平低于检测下限，同时直接抗人球蛋白试验及蔗糖溶血试验均为阴性。

【后续追踪】

上述结果证实了患者确实为 MA，但是从病史中可以看出，此前由于贫血，加上黄疸，有核红细胞及 Ret 上升，致使临床判断为溶血性贫血。需特别注意的是，经过激素治疗后，贫血并没有改善。患者既往存在长期拒食的情况，这也是导致其叶酸缺乏的主要原因。因此，在遇到类似溶贫样表现时，需要综合血涂片检查、RPI 结果和抗人球蛋白试验来与原位溶血现象相鉴别。

【知识拓展二】

虽然临床一般依赖于 Coombs 直接试验阳性作为诊断 AIHA 的必备条件，但其实临床上也偶尔会出现 Coombs 阴性的 AIHA 患者。导致此类少见现象的原因包括：自身抗体的特殊性质（如 IgA 型）、抗体结合在红细胞上的数量较少、抗体的抗原表位被掩盖等因素。自身抗体阴性型 AIHA 的诊断通常基于以下标准：

① 临床表现符合溶血性贫血，如乏力、贫血、黄疸等症状。

② 实验室检查显示红细胞破坏指标异常，如网织红细胞百分比升高和（或）血清结合珠蛋白降低。

③ 排除其他原因的溶血性贫血。

④ 免疫抑制治疗有效。

随着患者补充叶酸之后，HCY 恢复正常，但经检查发现他的 MCV 还在不断升高（图 5.2），最高为 132.7fL。若为 MA，理论上用药治疗后 MCV 应该降低；但目前这种看似矛盾的情况，正是治疗有效的反应。因为 MCV 升高是由体积较大的网织红细胞增多引起的，这也可以通过 Ret 的结果得到反映（图 5.2）。此外，还可以观察到患者血红蛋白的水平也在不断升高，且外周血中的中性粒细胞核分叶以 2～3 叶为主（图 5.3），进一步提示治疗有效。

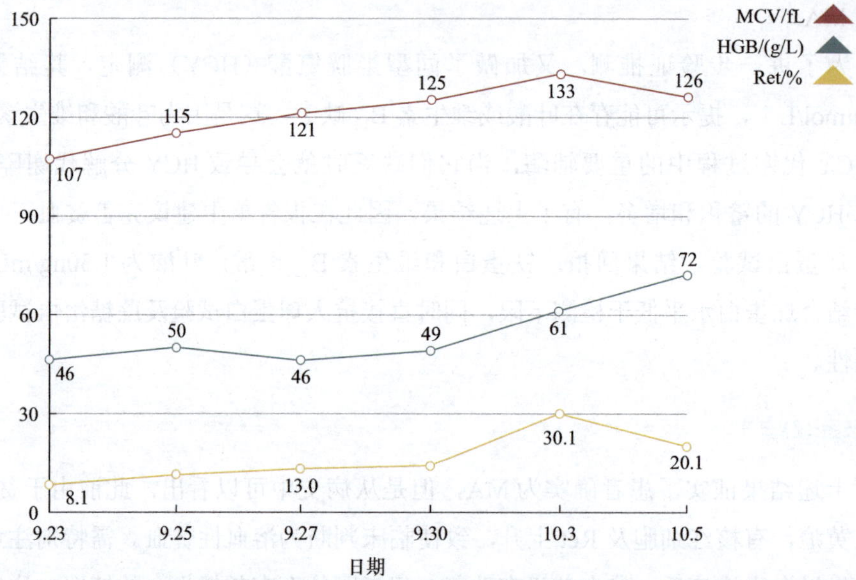

图 5.2　患者 MCV、HGB 及 Ret 在治疗过程中的变化趋势

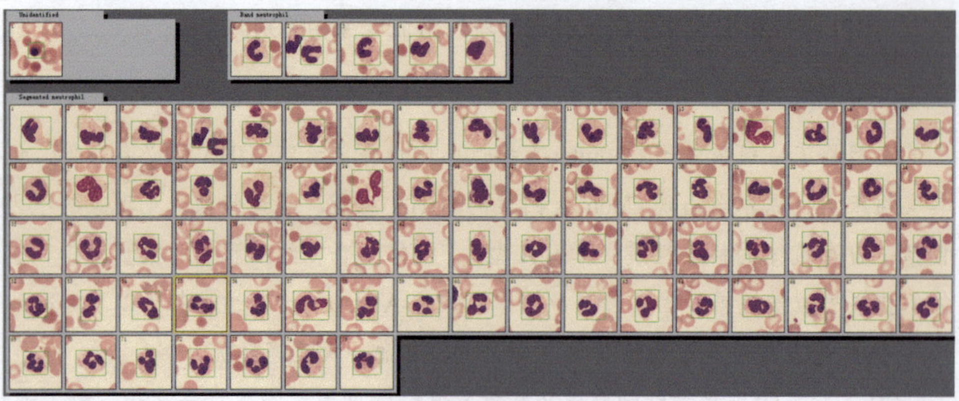

图 5.3　患者治疗后外周血中性粒细胞

【知识拓展三】

Ret 和 HGB 是监测维生素 B_{12} 和叶酸治疗是否有效的实验室指标。治疗开始后，患者 Ret 在 4～6 天可见上升，10 天左右达高峰，骨髓细胞巨幼变也迅速改善，并伴 HGB 的升高。治疗有效的患者应在 1～2 个月内恢复正常。若病情恢复不满意，应注意查找原因并给予纠正，如伴有缺铁，应补充铁剂。

【要点总结】

1. MA 可因“无效造血”导致溶血样的结果变化，需要综合血涂片检查、

RPI 计算、叶酸及维生素 B_{12} 检测和抗人球蛋白试验来与 AIHA 相鉴别。

2. 在严重贫血患者中，Ret 因受血细胞比容影响可能高估骨髓造血活性，此时需计算 RPI 以更准确地评估增生程度。

3. HCY 结果升高可间接反映叶酸和维生素 B_{12} 缺乏。

4. 部分 MA 治疗过程中，可因生成大量的 Ret 而导致 MCV 不断增大，预示治疗有效。

【参考文献】

[1] Heimpel H, Diem H, Nebe T. Die Bestimmung der Retikulozytenzahl: Eine alte Methode gewinnt neue Bedeutung [Counting reticulocytes: newimportance of an oldmethod][J]. Med Klin (Munich), 2010, 105(8): 538-543.

[2] 曹国平，石培民，张云宁，等 . 巨幼细胞性贫血患者临床及实验分析 [J]. 临床血液学杂志，2005（05）: 299-300.

[3] 崔艳丽 . 血清同型半胱氨酸检测对早期巨幼细胞性贫血的诊断价值 [J]. 慢性病学杂志，2021，22（7）: 1038-1043.

作者：杨佳锦　　审校：王敏

专题六

肾性贫血掩盖下的纯红细胞再生障碍

【问题导航】

1. 肾性贫血的发生机制有哪些？有何临床特点？

2. 未成熟网织红细胞比率的临床意义是什么？

3. 纯红细胞再生障碍性贫血（pure red blood cell aplastic anemia，PRCA）有何临床特点？

【案例背景】

周某某，女，53岁。主诉：发现肾功能异常4年，伴乏力、面色苍白2个月。

现病史：患者4年前发现血肌酐升高，诊断为“慢性肾功能不全”，并开始行腹膜透析治疗。近2个月逐渐出现乏力、活动后气促，伴面色苍白，无呕血、黑便，无皮下出血。食欲尚可，睡眠一般，近期体重变化不明显。

既往史：有2型糖尿病及高血压病史。

门诊完善相关检查：血常规结果如图6.1所示，仅提示重度正细胞正色素性贫血，白细胞计数、分类和血小板计数均无异常；生化常规：Urea 26.29mmol/L↑、Crea 545.9μmol/L↑、GLU 6.49mmol/L↑；贫血三项：铁蛋白602.48ng/mL↑，维生素 B_{12} 1233.0pg/mL↑，叶酸＞20ng/mL↑。患者一年前于肾病内科门诊检查示 HGB 86g/L↓、Crea 372.7μmol/L↑。

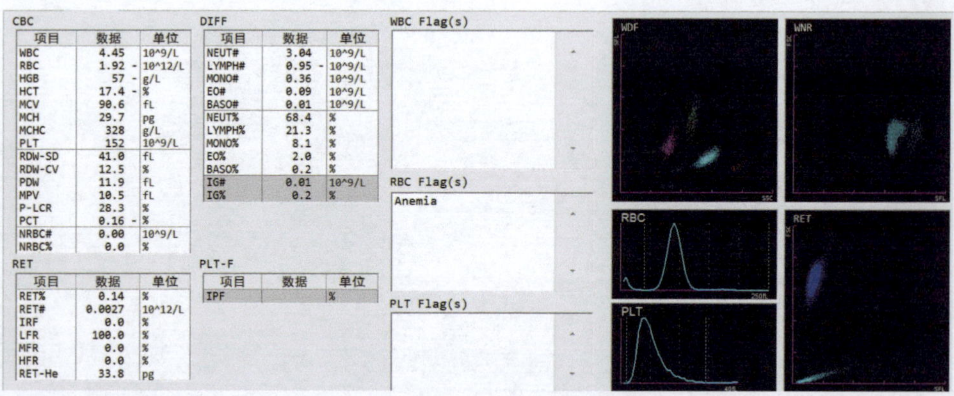

CBC

项目	数据	单位
WBC	4.45	10^9/L
RBC	1.92 -	10^12/L
HGB	57 -	g/L
HCT	17.4 -	%
MCV	90.6	fL
MCH	29.7	pg
MCHC	328	g/L
PLT	152	10^9/L
RDW-SD	41.0	fL
RDW-CV	12.5	%
PDW	11.9	fL
MPV	10.5	fL
P-LCR	28.3	%
PCT	0.16 -	%
NRBC#	0.00	10^9/L
NRBC%	0.0	%

DIFF

项目	数据	单位
NEUT#	3.04	10^9/L
LYMPH#	0.95 -	10^9/L
MONO#	0.36	10^9/L
EO#	0.09	10^9/L
BASO#	0.01	10^9/L
NEUT%	68.4	%
LYMPH%	21.3	%
MONO%	8.1	%
EO%	2.0	%
BASO%	0.2	%
IG#	0.01	10^9/L
IG%	0.2	%

RET

项目	数据	单位
RET%	0.14	%
RET#	0.0027	10^12/L
IRF	0.0	%
LFR	100.0	%
MFR	0.0	%
HFR	0.0	%
RET-He	33.8	pg

PLT-F

项目	数据	单位
IPF		%

图6.1 患者血常规原始结果

【案例分析】

贫血是慢性肾脏病（chronic kidney disease，CKD）患者常见的临床表现，CKD 病程的不同阶段均可以合并不同程度的贫血，其病因主要包括：①合并营养不良性贫血，其中以缺铁性贫血为主；②消化道出血、血液透析失血等引起的出血性贫血；③肾脏对促红细胞生成素（EPO）的合成及分泌减少；④尿毒症毒素引起骨髓环境病变，导致造血障碍；⑤红细胞寿命缩短；⑥合并血液系统肿瘤等。

需要注意的是：① CKD 患者合并贫血的病因不单纯是肾组织病变引起 EPO 的合成及分泌不足，或代谢产物、毒素蓄积引起的“肾性贫血”；在早期 CKD 患者中营养性贫血更为常见；②肾性贫血是指除其他贫血原因外，且血清肌酐 ≥ 176μmol/L 的 CKD 患者合并的贫血，贫血的程度与肾功能损害程度成正相关；③合并肾间质病变的 CKD 患者更易早期出现贫血，且贫血程度较重；④与肾功能损害程度不平行的中重度贫血要积极查找病因，注意是否合并血液系统疾病。

虽然患者本次肾功能检测结果较一年前有明显升高，但难以用单纯的肾性贫血来解释其贫血加重的情况。毕竟贫血三项结果均明显高于正常范围，说明这些原料不能被充分地利用。而且在造血原料不缺的情况下，网织红细胞计数却是降低的，提示可能存在骨髓造血问题，阻碍了红细胞的生成。

【知识拓展一】

经典的贫血形态学分类见表 6.1。

表 6.1 以红细胞平均指数为标准的贫血分类

贫血形态学类型	MCV/fL	MCH/pg	MCHC/（g/L）	常见疾病举例
正常细胞性贫血	80 ～ 100	27 ～ 34	320 ～ 360	急性失血、溶血，造血功能低下，白血病
小细胞低色素性贫血	＜ 80	＜ 26	＜ 320	缺铁性贫血，慢性失血，珠蛋白生成障碍性贫血
单纯小细胞性贫血	＜ 80	＜ 26	320 ～ 360	感染（如慢性炎症）、中毒、尿毒症
大细胞性贫血	＞ 100	＞ 34	320 ～ 360	巨幼细胞贫血

造血功能低下的血液疾病中以再生障碍性贫血（简称再障）为常见，但该病往往伴有血小板和白细胞的减少，这与患者的表现不符。未成熟网织红细胞比率（IRF，高荧光网织红细胞与中荧光网织红细胞之和）为 0，提示骨髓红细胞生成及发育受到严重抑制。此类只有红细胞生成受阻的情况，可见于纯红细胞再生障

碍性贫血（pure red blood cell aplastic anemia，PRCA）。基于此，遂与临床医生联系，建议完善骨髓检查以及细小病毒 B_{19} 的相关检测。

【知识拓展二】

IRF 能够敏感地反映造血功能的早期变化。移植后，当骨髓开始恢复造血时，IRF 会率先升高，早于其他传统指标（如网织红细胞计数、血红蛋白等）。例如，一般在骨髓移植后 10 ～ 14 天左右，IRF 开始上升，提示造血干细胞已开始分化增殖，而此时网织红细胞计数可能还未出现明显变化。对于接受化疗的患者，在结束化疗后的骨髓造血功能逐渐恢复过程中，IRF 的升高也先于网织红细胞计数。

此外，该指标在贫血的诊断和鉴别诊断中具有一定价值。例如，缺铁性贫血患者在补铁治疗后，IRF 会迅速升高。而在再生障碍性贫血患者中，由于骨髓造血干细胞受损，IRF 通常处于较低水平，且即使经过治疗，IRF 的升高也较为缓慢或不明显。

【后续追踪】

临床医生接到反馈后，安排患者转诊至血液内科门诊，并接受了骨髓穿刺检查。骨髓细胞学检查提示“骨髓增生尚活跃，粒系比例高，部分浆内颗粒增粗，分类未见幼红细胞，巨核细胞偏少，血小板小堆及散在分布，纯红细胞再生障碍？”。同时，细小病毒 B_{19} 的 IgM 抗体检测呈阳性，提示急性期感染。

PRCA 是一种骨髓红系造血功能衰竭性疾病，仅红系细胞显著减少或缺乏，而粒系和巨核系细胞基本正常。可分为先天性（diamond-blackfan 贫血）和继发性两类。原发性病因不明，继发性可由胸腺瘤、自身免疫性疾病（如系统性红斑狼疮）、药物（如苯妥英钠等）、病毒感染（如 EB 病毒、细小病毒 B_{19}）等引起，其中以合并胸腺瘤最为常见。

【要点总结】

1. 贫血是 CKD 患者常见症状，病因复杂。当出现与肾功能损害程度不平行的中重度贫血时，要积极查找病因，注意是否合并血液系统疾病。

2. IRF 是新型网织红细胞参数，较传统指标对造血功能早期变化更敏感，在贫血的诊断和鉴别诊断中具有一定价值。

3. 出现不明原因的单纯贫血加重，同时网织红细胞计数降低甚至缺如（＜ 1%）时，应想到 PRCA。此时，建议检查有无胸腺瘤或细小病毒 B_{19} 感染。

【参考文献】

[1] 梁艳丽，王欣，黄爽，等.探讨网织红细胞相关参数在贫血性疾病中的临床意义[J].国际检验医学杂志，2017，38（3）：397-399.

[2] 中国医师协会肾脏内科医师分会肾性贫血指南工作组.中国肾性贫血诊治临床实践指南[J].中华医学杂志，2021，101（20）：1463-1502.

[3] 中华医学会血液学分会红细胞疾病（贫血）学组.获得性纯红细胞再生障碍诊断与治疗中国专家共识（2020年版）[J].中华血液学杂志，2020，41（3）：177-184.

作者：杨佳锦　　审校：王敏

专题七

血涂片里的“线索”：解开噬血细胞性淋巴组织细胞增生症与白细胞异常色素减退综合征之谜

【问题导航】

1. 噬血细胞性淋巴组织细胞增生症（hemophagocytic lymphohistiocytosis，HLH）的病因有哪些？如何诊断？

2. 白细胞胞质内的异常结构有哪些？

3. 白细胞异常色素减退综合征（Chediak-Higashi syndrome）的临床特点有哪些？如何诊断？

【案例背景】

楚某某，女，7 岁。主诉：发热、肝脾大及三系减少原因待查。

现病史：患儿 1 个月前因患传染性单核细胞增多症，伴中度贫血和中性粒细胞减少在我院肝病中心治疗，症状好转后出院。2 天前患儿在外院就诊，诊断为“1. 发热、颈部包块原因待查；2. 三系减少原因待查”。治疗后仍有反复发热、咳嗽，为求进一步诊治遂到本院就诊。

既往史：2016 年因皮肤毛发灰白在本院皮肤科门诊就诊，诊断不详。

本次入院体格检查：体温 39.5℃，脉搏 108 次 / 分，呼吸 31 次 / 分。精神稍差，皮肤毛发灰白，手臂淤青；颈部可扪及数个肿大淋巴结，大小不等，活动可；唇苍白，咽红，充血；双肺听诊呼吸音粗，无啰音；腹稍胀，肝脾肿大。

实验室检查：

血常规：WBC 9.39×10^9/L，RBC 3.06×10^{12}/L↓，HGB 72.00g/L↓，PLT 47.00×10^9/L↓，NEUT 4.9%↓，LYPMH 82.6%↑；炎症指标：CRP 69mg/L↑，PCT 0.3ng/mL↑，铁蛋白 1586.3ng/mL↑；生化指标：ALT 57.0U/L↑，AST 97.5U/L↑，TBA 98.2μmol/L↑，LDH 620U/L↑，CHOL 1.62mmol/L↓，HDL 0.30mmol/L↓，TG 2.00mmol/L↑，LDL 0.95mmol/L↓；凝血功能：D-D 2.90μg/mL FEU↑，PT 15.2s↑，APTT 50.8s↑，Fg 1.33g/L↓；病原体检测：EBV-DNA 9.123×10^2 copies/mL↑，

血培养阴性，抗核抗体阴性，支原体阴性。血涂片检查（图 7.1）示白细胞胞质内可见异常包涵体样结构。

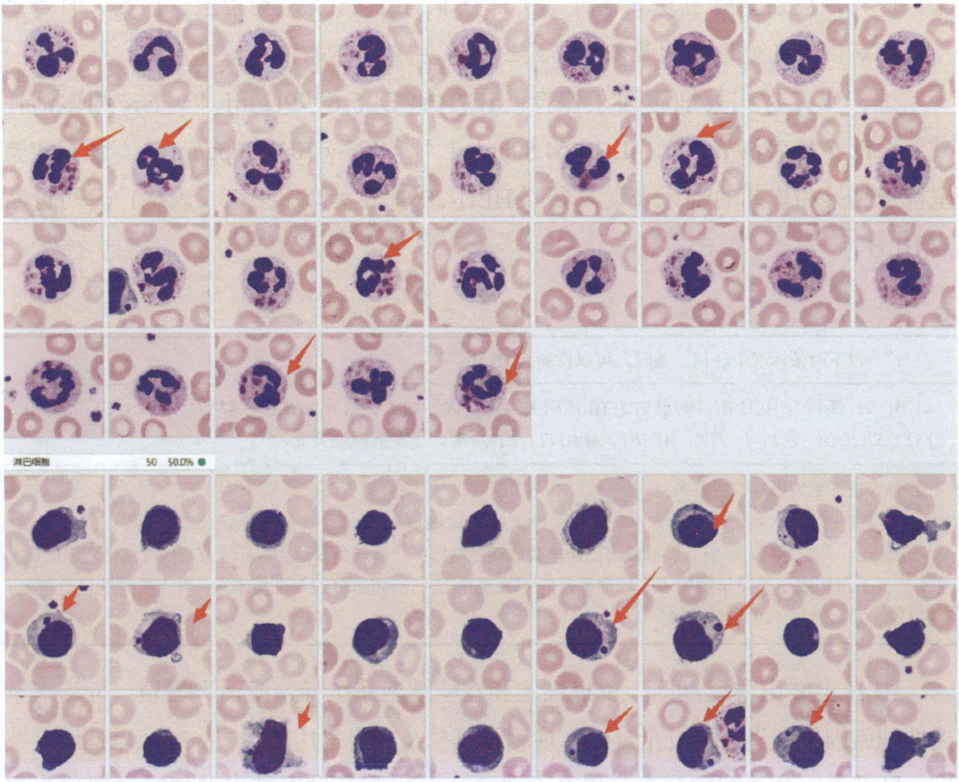

图 7.1　患儿外周血白细胞涂片检查（瑞氏染色 ×1000）

【案例分析】

传染性单核细胞增多症是儿童感染 EBV 后最常见的一种自限性疾病，通常不伴有血细胞减少。但该患儿表现为反复发热，且出现了多系血细胞减少，因此还应与血液系统或风湿免疫性疾病进行鉴别诊断。完善骨髓穿刺检查，发现了噬血现象，提示噬血细胞性淋巴组织细胞增生症（hemophagocytic lymphohistiocytosis，HLH）可能。此外，骨髓涂片检查可见与外周血白细胞形态学特征相似的异常细胞结构。

【知识拓展一】

噬血现象是指巨噬细胞过度激活后出现吞噬形态完整血细胞（包括红细胞、白细胞或血小板）的表现，其中以吞噬成熟红细胞及血小板最为常见。该现象是 HLH 的组织学特征，但敏感性不高。HLH 患者的早期噬血细胞并不常见，与临床表现的严重程度不相平行，仅表现为反应性组织细胞增生，无恶性细胞浸润，晚期噬血现象阳性率高。骨髓内未发现噬血细胞不能排除 HLH，应密切结合临床。此外，应注意噬血现象也可见于部分非 HLH 疾病，如输血、感染、自身免疫性疾病以及其他形式的骨髓损伤或造成血细胞破坏等多种情况中。

进一步完善相关细胞因子检查：sIL2R/sCD25 6999U/mL↑，NK 细胞活性减低，IL-6 46.98pg/mL↑，IL-10 64.59pg/mL↑，IFN-γ 1039.70pg/mL↑。依据实验室检查结果和患儿的临床表现，参照 HLH-2004 方案诊疗指南（表 7.1），可诊断为 HLH。

表 7.1　HLH-2004 中对 HLH 的诊断标准

符合以下两条标准中任何一条时，可以诊断为 HLH：
1. 分子诊断符合 HLH 在目前已知的 HLH 相关致病基因，如 *PRF1*、*UNC13D*、*STX11*、*STXBP2*、*Rab27a*、*LYST*、*SH2D1A*、*BIRC4*、*ITK*、*AP3B1*、*MAGT1*、*CD27* 等，发现病理性突变
2. 符合以下 8 条指标中的 5 条： ① 发热：体温＞38.5℃，持续＞7 天；②脾大；③血细胞减少（累及外周血两系或三系）；④铁蛋白≥500μg/L；⑤在骨髓、脾脏、肝脏或淋巴结里找到噬血细胞；⑥高三酰甘油血症和（或）低纤维蛋白原血症：TG＞3mmol/L 或高于同年龄的 3 个标准差，Fg＜1.5g/L 或低于同年龄的 3 个标准差；⑦ NK 细胞活性降低或缺如；⑧ sCD25（sIL-2R）升高

HLH 主要由淋巴细胞、单核细胞和吞噬细胞系统异常激活、增殖，分泌大量炎性细胞因子，进而引发全身性炎症因子风暴及多器官功能损害。临床以持续性发热、肝脾大、全血细胞减少，以及在骨髓、肝、脾及淋巴结中发现噬血现象为主要特征。根据是否存在明确的基因缺陷，将其分为原发性 HLH 和继发性 HLH。原发性 HLH 患者具有明确的家族遗传或基因缺陷，多于婴幼儿和年幼时发病，被认为是有固定的细胞毒性功能缺陷。继发性 HLH 患者通常无家族遗传性病史或已知的 HLH 相关致病基因突变，而是由感染、恶性肿瘤或风湿免疫性疾病等免疫触发因素过度激活 T 淋巴细胞和巨噬细胞，导致细胞因子风暴，最终诱发 HLH。其中感染性诱因中，以 EBV（25%）、细菌（20%）及巨细胞病毒（7%）感染最为多见；恶性肿瘤诱因中，淋巴瘤占 76%，白血病占 8%；自身免疫性诱因以系统性红斑狼疮（39%）和成人 Still 病（21%）为主，其他包括系统性血管炎和炎症性肠病。

【后续追踪】

患儿 EB 病毒感染合并 HLH 诊断明确，同时在外周血及骨髓涂片中的白细胞都可见到异常包涵体。在白细胞内可能出现的包涵体或异常结构中，以奥氏

（Auer rod）、杜勒小体及中毒颗粒最为常见，此外，还有一些与罕见病有关的异常如白细胞异常色素减退综合征、奥 - 赖畸形（Alder-Reilly anomaly）及梅 - 黑格林异常（May-Hegglin anomaly）等。因该包涵体同时出现于中性粒细胞及淋巴细胞内，故主要考虑白细胞异常色素减退综合征或奥 - 赖畸形。结合患儿皮肤毛发灰白的临床表现及外周血白细胞内特征性包涵体，符合白细胞异常色素减退综合征的形态学改变，高度提示白细胞异常色素减退综合征（CHS）。

【知识拓展二】

奥 - 赖畸形：主要的形态特点是白细胞中（包括嗜中性粒细胞、嗜酸性粒细胞、单核细胞和淋巴细胞）胞浆中含有粗大的染成深蓝色的（嗜天青）颗粒，有的压在核上，易与中毒颗粒混淆。本病为常染色体隐性遗传，是一种黏多糖代谢障碍性疾病。异常颗粒是由于溶酶体缺乏某些水解酶，造成黏多糖和神经鞘磷脂堆集，成为可染色的颗粒。患者常同时伴有脂肪软骨营养不良或 Hurler 综合征。

梅 - 黑格林异常：是一种先天性白细胞异常，呈常染色体显性遗传。其特点是在粒细胞及单核细胞胞浆中，出现蓝色的类似杜勒小体的包涵体。患者常同时伴有巨大血小板、血小板减少以及轻度出血倾向，但绝大部分人不表现任何症状。

白细胞异常色素减退综合征由 Chediak、Higashi 分别于 1952 年和 1954 年发现。该病是一种罕见的常染色体隐性遗传性白细胞功能异常性疾病，由 *LYST* 基因（编码溶酶体转运调节蛋白）突变所致，属于溶酶体贮积症范畴。

白细胞异常色素减退综合征的病理特征是白细胞内可见特征性巨大溶酶体包涵体（直径 2 ～ 5μm），这些包涵体在瑞氏 - 吉姆萨染色下呈现蓝紫色至紫红色，形态呈类圆形或不规则形。该病的临床特征包括：

① 黑色素细胞内异常包涵体导致黑色素分布障碍，临床表现为：特征性毛发色素减退（呈银灰色或金属光泽），皮肤局部色素沉着与减退区交替分布以及进行性视力下降（视网膜色素上皮功能障碍所致）。

② 血小板内致密颗粒减少，导致血小板止血功能障碍，出血风险增高。中性粒细胞趋化 / 吞噬功能受损，NK 细胞功能缺陷，造成患者反复化脓性感染（尤其是皮肤 / 呼吸道）。

③ 神经系统方面可表现为学习障碍、小脑萎缩、帕金森病等。

④ 约 85% 的患者在首诊或病程中出现 HLH 表现，称为加速期。

为了进一步明确诊断，完善基因检测，结果显示患儿 *LYST* 基因存在纯合子突变，而其父母均存在杂合子突变。至此，患儿可明确诊断为 CHS。鉴于其存在遗传缺陷，最后实施了异基因造血干细胞移植进行治疗，最近随访状态良好。

【要点总结】

1. HLH 以持续性发热、肝脾大、全血细胞减少，以及骨髓、肝、脾、淋巴结组织中发现噬血现象为主要特征。

2. 根据是否存在明确的基因缺陷将 HLH 分为原发性和继发性。继发性 HLH 患者通常没有家族遗传性病史或已知的 HLH 相关致病基因突变，而是由感染、恶性肿瘤或风湿免疫性疾病等免疫触发因素引起的。

3. CHS 是一种罕见的常染色体隐性遗传性白细胞功能异常性疾病，由 *LYST* 基因（编码溶酶体转运调节蛋白）突变所致，属于溶酶体贮积症范畴。患者主要表现为中性粒细胞减少、感染、白化病、血小板颗粒缺陷和周围神经病变等，且伴有肝脾、淋巴结肿大。约 85% 患者在首诊或病程中出现 HLH 表现，称为加速期。

4. CHS 患者外周血与骨髓涂片检查可见粒系、单核系或淋系细胞的胞质中出现多个直径为 2 ～ 5μm 的蓝紫色或紫红色包涵体，类似吞噬物，呈类圆形或不规则形小体。

【参考文献】

[1] 中国医师协会血液科医师分会，中华医学会儿科学分会血液学组，噬血细胞综合征中国专家联盟 . 中国噬血细胞综合征诊断与治疗指南（2022 年版）[J]. 中华医学杂志，2022，102（20）：1492-1499.

[2] Kaplan J, De Domenico I,Ward D M. Chediak-Higashi syndrome[J]. Curr Opin Hematol, 2008, 15(1): 22-29.

[3] Lozano M L, Rivera J, Sánchez-Guiu I, et al. Towards the targeted management of Chediak-Higashi syndrome[J]. Orphanet J Rare Dis, 2014, 9: 132.

作者：黎赛　　审校：黄华兰

专题八

罕见的以淋巴细胞增多为表现的未分泌型浆细胞白血病

【问题导航】

1. 异常淋巴细胞和反应性淋巴细胞如何鉴别？

2. 多发性骨髓瘤（multiple myeloma，MM）和浆细胞白血病（plasma cell leukemia，PCL）如何鉴别？

3. 如何诊断浆细胞白血病？

【案例背景】

患者，男，69 岁，主诉：血糖升高 12 年，咳嗽咳痰 1 个月。

现病史：患者于两年前因“发现血糖升高 10 年，右侧腰背部疼痛 3 天”第一次收入本科，诊断为 2 型糖尿病，予以胰岛素泵强化控制血糖，并调整降糖方案，病情好转后出院。出院后患者予以格列齐特片口服控制血糖，自诉血糖控制可。1 个月前患者受凉后开始出现阵发性咳嗽，夜间咳嗽明显，咳出较多黄色黏液痰，无痰中带血，无畏寒、发热，剧烈咳嗽时感气促，活动后感胸闷，无胸痛，在当地医院治疗后（具体用药不详），咳嗽症状有所好转，但患者血糖控制欠佳，自觉视物模糊，无口干、多饮，无四肢麻木，伴轻、中度右侧腰背部胀痛。今患者为调节血糖及筛查糖尿病并发症入院。起病以来，患者一般情况尚可，精神、食欲及睡眠正常。排便习惯改变，大便干结，2 ～ 3 天一次。小便泡沫增多，夜尿 0 ～ 2 次 / 晚，伴尿急症状，无尿频、尿痛；自诉服用中药后尿急症状有所缓解。近期体重保持稳定，无明显变化。

既往史：高血压病史 20 余年，口服降压药，自诉血压控制尚可。

查体：左侧耳前区可触及一枚肿大淋巴结，大小约 2cm×2cm，质韧，活动度可，无触痛；肝脏及脾脏未触及肿大。

入院血常规结果如图 8.1 所示：白细胞计数明显增高，血小板计数稍低；白细胞散点图中淋巴、单核细胞区域呈现灰区，不能分类，仪器报警提示“原始 / 异常淋巴细胞？异型淋巴细胞？”。血涂片复检（图 8.2）可见：淋巴细胞占比明显增高，有一类不典型的淋巴细胞（图 8.3，约占 26%）染色质较疏松，有的可

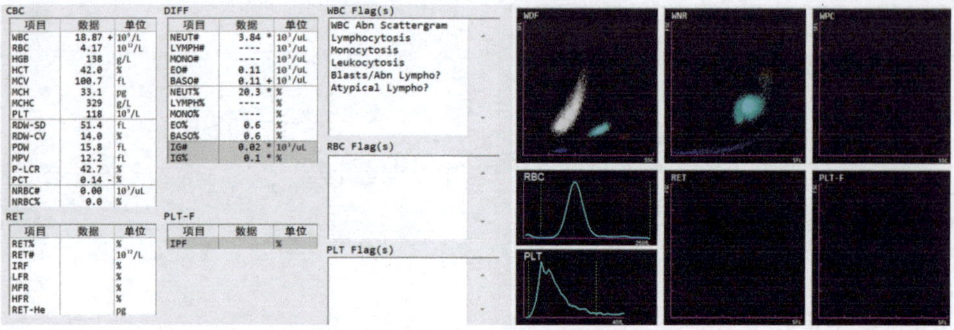

图 8.1　患者入院时血常规原始结果

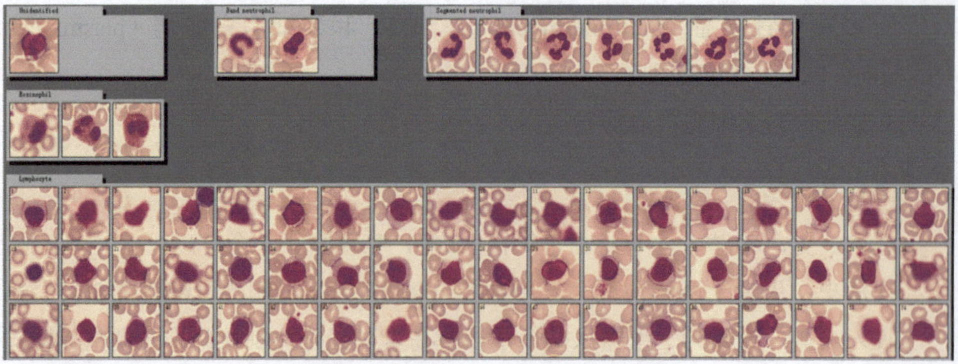

图 8.2　阅片仪中的外周血白细胞分类

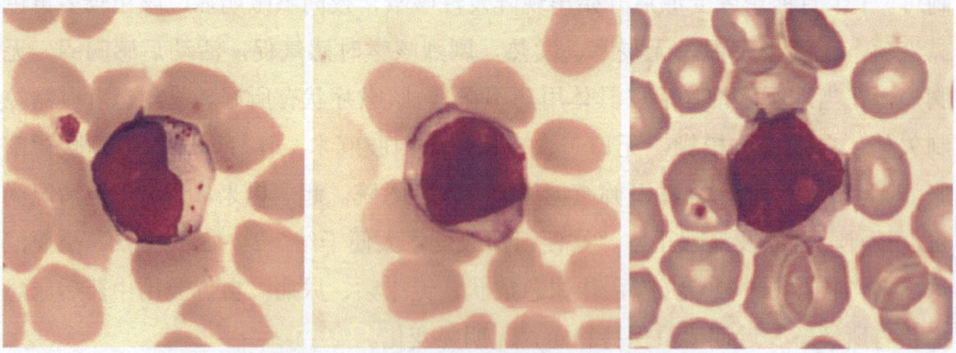

图 8.3　血涂片中的部分不典型淋巴细胞（瑞氏染色 ×1000）

见核仁，胞浆丰富不规则，边缘深染，部分含大颗粒。肝、肾功能无明显异常。

【案例分析】

当外周血出现不典型淋巴细胞时，首先要明确它们是否为反应性增多，这对判断良恶性疾病具有关键意义。国际血液学标准化委员会（ICSH）推荐使用“反应性淋巴细胞”代替过去习惯性使用的“异型淋巴细胞”或“异淋”来描述因良性病因而产生形态学变化的淋巴细胞；对可疑恶性或克隆性病因而产生肿瘤性变化的淋巴细胞，则使用“异常淋巴细胞”并附以相应的形态学特征来描述。

【知识拓展一】

反应性淋巴细胞和异常淋巴细胞的区别见表 8.1。

表 8.1 反应性淋巴细胞和异常淋巴细胞的鉴别

项目	反应性淋巴细胞	异常淋巴细胞
定义	因良性病因而产生形态学变化的淋巴细胞	可疑恶性或克隆性病因而产生肿瘤性变化的淋巴细胞
形态学特点	① 细胞体积增大，胞膜边缘不规则，胞质嗜碱性增强并可见特征性“裙边样”改变；胞浆量更丰富、着色从浅蓝色到深蓝色不等；胞核亦可呈不规则形，染色质松散不够致密。②一般情况下感染所致反应性淋巴细胞增多中，往往可同时见到三种异淋中的两种或三种，并同时伴大淋巴细胞增多	主要包括毛细胞、幼淋巴细胞、脑回状核淋巴细胞、花形核淋巴细胞及骨髓瘤细胞等各种类型淋巴瘤细胞以及白血病性原始淋巴细胞等。异常淋巴细胞的大小、形态基本一致
临床意义	良性病因导致的反应性增生，如感染、药物反应及结缔组织病等	恶性疾病标志，见于白血病、淋巴瘤、骨髓瘤等血液系统肿瘤
其他特征	常伴发热、淋巴结肿大等感染症状。多为一过性出现，随疾病恢复而消失	可伴贫血、血小板减少、骨髓浸润等，持续存在或进行性增多

患者出现感冒症状已持续 1 个月，外周血涂片分类以淋巴细胞为主，大部分淋巴细胞形态异常，表现为：胞体不规则，胞浆边缘深染，似不规则型反应性淋巴细胞（Ⅱ型）。然而，一般情况下感染所致反应性淋巴细胞增多中，往往可同时见到三种（Ⅰ、Ⅱ和Ⅲ型）反应性淋巴细胞中的两种或三种，并同时伴大淋巴细胞增多。但是该患者外周血淋巴细胞大小、形态基本一致，既没有看到多种形态异常淋巴细胞，也没有看到大淋巴细胞，因此反应性淋巴细胞的可能性小。

最终将该部分不典型淋巴细胞报告为“异常淋巴细胞，淋巴瘤可能性大”，并建议进一步完善血液病相关检查以明确诊断。然而，患者无明显不适症状，拒绝进一步检查并办理了出院。

【后续追踪】

4 个月后，患者因“胸痛半个月，发现白细胞升高约 4 个月”再次到本院就诊。血常规结果为：WBC 13.72×10^9/L↑，HGB 91g/L↓和 PLT 59×10^9/L↓，较首次就诊时的 HGB 和 PLT 明显下降，提示疾病有明显进展。外周血涂片镜检（图 8.4）发现大量典型的浆细胞（约 25%）。

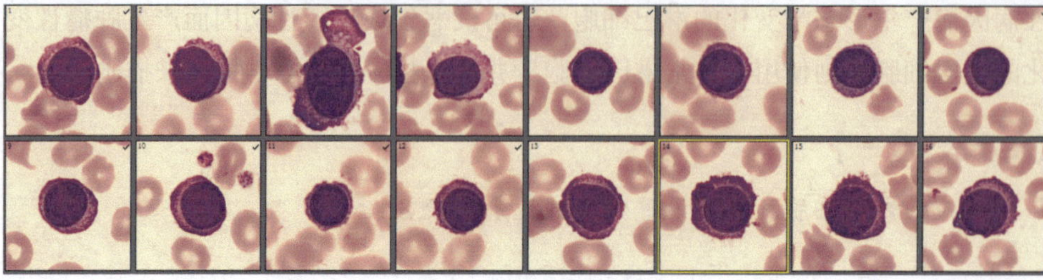

图 8.4　患者再次就诊时血涂片中的浆细胞

患者生化检查：TP 49.5g/L↓，GLO 16.3g/L↓；肾功能正常；β_2-微球蛋白 3.64mg/L↑；LDH 412.5U/L↑。腹部B超：双侧腹股沟区及右侧腋窝淋巴结稍大；脊柱和骨盆X线：T3、T4、L1、L2压缩性骨折，胸椎、腰椎、骨盆骨质疏松。

由于外周血中出现了大量的浆细胞，需要考虑浆细胞恶性增殖性疾病的可能，于是需要进一步完善相关检查。骨髓细胞学：浆细胞占61.5%，其中原幼浆细胞占19%，骨髓象符合浆细胞白血病；外周血和骨髓免疫分型：可见异常细胞群，表达CD38、CD56，考虑浆细胞来源；血、尿本周蛋白阴性，血清及尿液免疫固定电泳均未见异常。2013年国际骨髓瘤工作组将浆细胞白血病（plasma cell leukemia，PCL）定义为外周血浆细胞比例≥20%或绝对值计数≥2×10^9/L，结合其他检查结果，患者被诊断为未分泌型PCL。

【知识拓展二】

多发性骨髓瘤（multiple myeloma，MM）和PCL的区别见表8.2。

表 8.2　MM 和 PCL 的鉴别方法

项目	MM	PCL
定义	恶性浆细胞克隆性增殖，主要局限于骨髓	恶性浆细胞广泛浸润骨髓和外周血，外周血浆细胞显著增多
分型	分为冒烟型、活动型、孤立性浆细胞瘤等	分为原发性（独立发生）和继发性（由MM转化而来）
外周血浆细胞比例	通常＜5%，偶见少量浆细胞	外周血浆细胞≥20%，或绝对计数≥2×10^9/L
骨髓浆细胞比例	≥10%（活动性MM）	浆细胞常弥漫性浸润，比例更高（常＞20%）
临床表现	骨痛（溶骨性病变）、贫血、肾功能不全	肝脾肿大、淋巴结肿大更常见。病情进展快，易出现中枢浸润
预后	中位生存期3～5年	预后极差，病情进展迅速

PCL是一种罕见的、具有高度侵袭性的浆细胞恶性肿瘤，平均每年发病率为0.04例/10万，中位生存期约为1年。PCL分为原发性和继发性两种。原发性浆

细胞白血病（primary plasma cell leukemia，pPCL）通常无 MM 病史，而是直接以白血病形式起病，约占 PCL 的 60%；继发性浆细胞白血病（secondary plasma cell leukemia，sPCL）则是由 1% ～ 4% 的 MM 患者进展而来，通常提示疾病已进入终末期。

患者首次就诊时无任何浆细胞肿瘤的相关症状，一般情况良好，既往无 MM 及其他浆细胞疾病。4 个月后患者因胸痛再次入院，此时外周血发现大量浆细胞，符合 pPCL 的诊断。由于浆细胞肿瘤属于成熟 B 细胞肿瘤，疾病早期的浆细胞在形态学上无法与淋巴瘤鉴别，这就可以解释患者前期外周血异常淋巴细胞增多的表现。另外，该患者的 M 蛋白为未分泌型，在生化结果上缺乏有效提示，这也增加了诊断的复杂性。

【要点总结】

1. 在识别反应性淋巴细胞时，需注意以下几点：①仔细观察是否同时出现多种典型的反应性淋巴细胞形态。②关注其他细胞的形态变化，如粒系是否存在中毒性改变，单核细胞是否呈现活化状态。③留意淋巴细胞变化的连贯性。当满足以上条件时，反应性淋巴细胞的可能性大。

2. PCL 的诊断要求外周血浆细胞比例≥ 20% 或绝对值计数≥ 2×10^9/L。

3. pPCL：无 MM 病史，直接以白血病形式起病，约占 PCL 的 60%；sPCL：由 1% ～ 4% 的 MM 患者进展而来。

【参考文献】

[1] 中华医学会检验医学分会血液学与体液学学组 . 血细胞分析报告规范化指南 [J]. 中华检验医学杂志，2020，4（6）：619-627.

[2] Gowin K, Skerget S, Keats J J, et al. Plasma cellleukemia: A review of the molecularclassification, diagnosis, and evidenced-basedtreatment[J]. Leuk Res, 2021, 111: 106687.

作者：黄华兰、王敏　　审校：杨佳锦

专题九

嗜酸性粒细胞与淋巴细胞异常背后：药物性超敏反应综合征的诊疗之路

【问题导航】

1. 嗜酸性粒细胞与反应性淋巴细胞明显升高可见于哪些情况？

2. 药物性超敏反应综合征（drug-induced hypersensitivity syndrome，DIHS）有何临床特点？如何诊断？

3. 药物性超敏反应综合征的治疗原则是什么？

【案例背景】

谢某，男，54 岁。主诉：突发意识障碍伴休克 1 个月，加重伴发热、下肢无力 1 天。

现病史：患者 7 月 10 日晚上无明显诱因出现恶心、呕吐。次日下午突然出现视物模糊，意识不清，呼之不应，全身大汗，体温不能测出，四肢冰凉，出冷汗，全腹部腹肌紧张。立即送往当地医院救治，以“脓毒性休克”转入 ICU 抢救治疗。予以机械通气、头孢曲松抗感染、镇静、镇痛及升压补液等对症支持治疗后，于 7 月 18 日稳定病情并转入普通病房进行后续治疗。8 月 8 日患者出现发热，体温 38℃，伴流涕，站立发抖，双下肢无力加重。查体问答不配合，高级智能明显减退，言语明显减少，神志淡漠。

为寻求进一步诊治，于 8 月 9 日以“颅内病变查因：进行性多灶性脑白质病？代谢性脑病？中毒性脑病？”收入本院神经内科。

既往史：高血压病史 15 年；痛风 24 年，长期自服秋水仙碱、非布司他片可缓解，未正规治疗。平时经常外购保健类药物治疗痛风，3 月份开始自服双氯芬酸钠缓释胶囊治疗关节痛，持续使用 4 个月。此次发病前一周，有全身皮疹，不红，有瘙痒，予氯雷他定口服后好转。

个人史：有酗酒史及吸烟史 30 年。否认食物、药物过敏史。

体格检查：体温 38.0℃，脉搏 108 次 / 分，呼吸 20 次 / 分，血压 120/85mmHg。双肺听诊呼吸音粗，可闻及湿啰音。心率 108 次 / 分，律齐，各瓣膜听诊区未闻及病理性杂音。腹部柔软，无压痛、反跳痛，腹部无包块。

专科检查：痛苦面容，神志模糊，精神较差，表情淡漠，呼之可睁眼，GCS评分 8 分。四肢皮肤颜色较深。被动卧位，查体不合作，问答基本无法交流。

外院颅脑 CT：双侧大脑白质多发低密度病变，考虑脱髓鞘病变或软化灶。

本院头部 MRI：双侧额叶及双侧枕叶出现异常信号影，病灶内可见低信号出血，考虑出血并水肿。肺部 CT：双肺多发渗出、实变，纵隔内多发增大的淋巴结，考虑感染性病变。双肺散在肺大疱。

完善相关实验室检查，主要结果如下：

生化检查：ALT 76.8U/L↑，AST 56.3U/L↑，TP 50.4g/L↓，ALB 24.8g/L↓，GLO 25.6g/L↓，LDH 491.6U/L↑，GLU 8.10mmol/L，肾功能及电解质基本正常。铜蓝蛋白检测正常。

脑脊液常规无明显异常，脑脊液蛋白 452.24mg/L↑。

炎症指标：CRP 99.4mg/L↑，PCT 0.257ng/mL↑，ESR 73mm/h↑。

血清学检测：血＋脑脊液中枢神经系统脱髓鞘全套（MOG+MBP+AQP4），血＋脑脊液自身免疫性脑炎全套，副瘤综合征检测 11 项，艾滋、梅毒、病毒全套均阴性。

患者从 7 月 28 日至 8 月 10 日的血常规（表 9.1）提示白细胞计数进行性降低，甚至出现粒细胞缺乏，伴淋巴细胞明显增多。血红蛋白有降低趋势，而血小板计数始终正常。8 月 11 日血常规提示嗜酸性粒细胞显著增多，通过血涂片复检可见大量的反应性淋巴细胞（图 9.1）和嗜酸性粒细胞。

表 9.1 患者 7 月 28 日至 8 月 13 日的部分血细胞计数结果

项目名称	7 月 28 日（外院）	8 月 5 日	8 月 10 日（本院）	8 月 11 日	8 月 13 日	参考区间
WBC/（$\times 10^9$/L）	6.51	3.83	1.26↓	1.25↓	1.79↓	3.50 ～ 9.50
HGB/（g/L）	101↓	108↓	113↓	97↓	93↓	115 ～ 150
NEUT/%	71	46.9	7.20↓	2.40↓	4.50↓	40 ～ 75
LYPMH/%	15↓	28.9	76.20↑	56.00↑	57.00↑	20 ～ 50
EO/%	5.4	6.8	7.90	35.20↑	34.60↑	0.40 ～ 8.00
反应性淋巴细胞	/	/	/	25↑	25↑	

【案例分析】

患者在脓毒症休克治疗后的恢复期突然出现意识及认知功能障碍，不排除为脓毒症的并发症。超过一半的脓毒症幸存者存在长期认知功能障碍，可能与脑血管损伤、代谢紊乱和神经炎症等因素有关。需要与自身免疫性脑炎、代谢性脑病

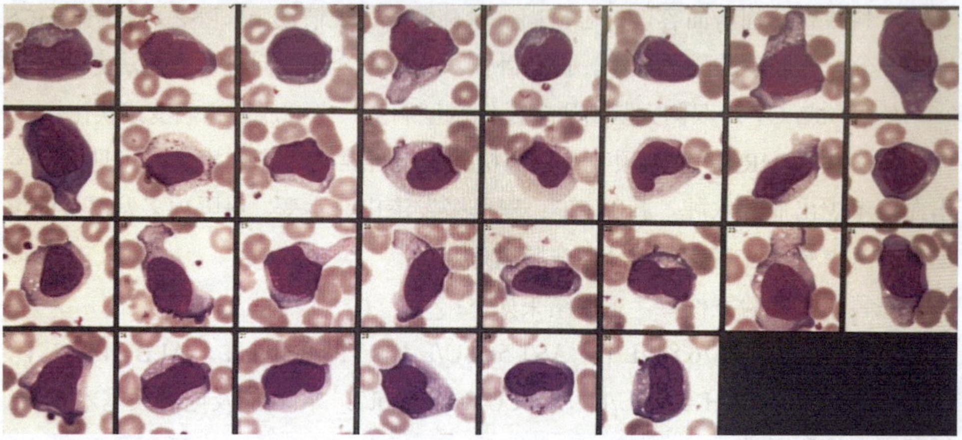

图 9.1　8 月 11 日的自动阅片仪扫描结果

以及中枢神经系统感染等情况进行鉴别。

患者在 7 月 28 日至 8 月 10 日期间，血红蛋白及血小板无明显变化，但白细胞计数呈进行性降低，以中性粒细胞减少为主。在排除血液系统疾病后，需考虑药物不良反应或病毒感染所致。患者 8 月 11 日血常规显示嗜酸性粒细胞和反应性淋巴细胞比例明显升高，其中嗜酸性粒细胞增多通常与过敏反应、寄生虫感染、某些皮肤病、自身免疫性疾病或药物反应有关；反应性淋巴细胞一般在病毒感染时显著升高，但在原虫（如弓形虫）感染、药物反应和结缔组织病中也会有一定程度的升高。尽管嗜酸性粒细胞与反应性淋巴细胞共同升高可见于多种情况，但两者比例同时显著升高仍属罕见。

基于该检测结果，系统回顾患者临床资料。8 月 16 日查询患者的病程记录，了解到其存在持续发热，且背部开始出现红色皮疹，并蔓延至前胸、双下肢、双上肢，呈对称性紫癜，有瘙痒感。经皮肤科会诊后，考虑药物性超敏反应综合征（drug induced hypersensitivity syndrome，DIHS）可能性大，但也不排除药物过敏性皮疹。

DIHS 又称伴嗜酸性粒细胞增多和系统症状的药物反应（drug reaction with eosinophilia and systemic symptoms，DRESS），是一种少见且可危及生命的药物不良反应。其特征是急性广泛的皮损，伴发热、淋巴结肿大、多器官受累、嗜酸性粒细胞增多和反应性淋巴细胞增多。本病可在使用致敏药物后数天至数周发作，病程可延续至停用致敏药物后数周甚至数月。发病机制尚不完全明确，目前认为主要与药物代谢异常、宿主免疫系统反应、疱疹病毒再活化以及遗传因素有关，是由药物或其代谢产物引起，由 T 细胞介导的一种迟发型超敏反应。临床上具有药物过敏和病毒感染的复合特征，呈现多样化表现，易误诊误治。

引起 DIHS 的常见药物包括抗癫痫药物、抗生素（β-内酰胺类、磺胺类、抗结核病药、四环素、米诺环素）、阿巴卡韦、奈韦拉平、解热镇痛药（布洛芬）、别嘌醇和柳氮磺吡啶等。不同药物诱发的 DIHS 在临床特征上有一定区别。

目前国内《药物超敏反应综合征诊治专家共识》（2018）建议，如果患者出现以下临床表现或实验室指标异常，应考虑 DIHS 的可能。①迟发性皮疹：从服药到皮疹出现时间大于 3 周。②淋巴结肿大：≥ 2 个部位的淋巴结肿大。③发热：体温＞ 38℃。④内脏损害：ALT 为正常值 2 倍以上、间质性肾炎、间质性肺炎或心肌炎。⑤血液学异常：白细胞升高或降低，嗜酸性粒细胞≥ 1.5×10^{9} 或不典型淋巴细胞＞ 5%。⑥复发病程：尽管停用诱发药物并给予治疗，疾病仍出现病情复发或加重。符合前 5 条可确诊为 DIHS。

该患者入院后持续发热，最高可达 38.8℃，查体双侧颌下可扪及蚕豆大小淋巴结，肝功能异常，外周血出现嗜酸性粒细胞和反应性淋巴细胞明显增多，不排除 DIHS 的可能。DIHS 的显著临床特征之一是其较长的潜伏期，通常出现在致敏药物使用后的 2 ～ 6 周。该患者在外院接受治疗长达 1 个月，其间曾使用多种药物（以抗生素为主），后续出现全身皮疹表现，这一时间进程符合 DIHS 的典型潜伏期特征。

【知识拓展一】

DIHS 临床上主要需与病毒感染相关疾病（如传染性单核细胞增多症、麻疹、川崎病）、其他类型药疹（剥脱性皮炎、Stevens-Johnson 综合征、中毒性表皮坏死松解症、急性泛发性发疹性脓疱型药疹等）和淋巴瘤相关疾病（如血管免疫母细胞淋巴结病、淋巴瘤性红皮病、药物性假性淋巴瘤）等相鉴别。

① 在出现系统症状前，DIHS 的皮疹通常很难与普通药疹相鉴别，但前者有 4 点可供鉴别：发病较迟；发热；面部和（或）手足部特征性水肿以及多发性淋巴结肿大。

② 红皮病：常可找出红皮病发病原因，皮损组织病理活检有助于提示原发皮肤病。

③ 药物性假性淋巴瘤：起病慢，进展亦慢，皮损常为孤立的结节或斑片。

④ 急性泛发性发疹性脓疱性皮病（AGEP）：DIHS 的脓疱数量少，AGEP 好发于褶皱部位，其脓疱出现早、痊愈快，通常嗜酸性粒细胞计数为 1.5×10^{9}/L。

⑤ Stevens-Johnson 综合征（SJS）：两者的临床与皮损组织病理表现不同，

SJS 大疱在表皮，而 DIHS 大疱是真皮水肿所致，DIHS 无黏膜损害或很轻。

【后续追踪】

鉴于患者在一个月前在外院使用头孢曲松抗感染治疗，故临床对其停用头孢曲松钠和布洛芬，更改为美罗培南抗感染治疗。因尿酸控制良好，故停用非他布司等治疗痛风的药物，并予其糖皮质激素治疗。治疗约 5 天后，该患者体温趋于正常，全身皮疹缓慢恢复，炎症指标有所下降，意识状态逐渐转清，于 9 月 9 日出院。

【知识拓展二】

DIHS 的临床变异较大，治疗应注意个体化原则，治疗方案应根据内脏器官受累的严重程度选择。急性期应避免经验性使用抗生素或非甾体抗炎药，因为在此基础上，药物间交叉反应可能加重临床症状或使其复杂化。首先应停用致敏药物：轻、中症患者可给予外用糖皮质激素、支持治疗和必要的系统治疗，若出现危及生命的并发症（如伴有嗜血细胞综合征、脑炎、重症肝炎、肾脏和呼吸功能衰竭等），可给予糖皮质激素联合静脉注射免疫球蛋白治疗。

【要点总结】

1. 感染、过敏反应以及结缔组织病等因素都能使嗜酸性粒细胞与反应性淋巴细胞同时升高。若两者比例同时显著升高，应结合病史排查 DIHS。

2. DIHS 是一种少见但可危及生命的药物不良反应，其临床特征包括急性广泛性皮损，并常伴有发热、淋巴结肿大、多器官受累、嗜酸性粒细胞增多和反应性淋巴细胞增多等表现。

3. DIHS 是由 T 细胞介导的一种迟发型超敏反应，可在使用致敏药物后数天至数周发作，病程可延续至停用致敏药物后数周甚至数月。

4. DIHS 的临床变异较大，治疗应注意个体化原则，治疗方案应根据内脏器官受累的严重程度选择，包括停用致敏药物，给予糖皮质激素和静脉注射免疫球蛋白。

【参考文献】

[1] 中国医师协会皮肤科医师分会变态反应性疾病专业委员会 . 药物超敏反应综合征诊治专家共识 [J]. 中华皮肤科杂志，2018，51（11）：787-790.

作者：杨一芬、吴文静　　审校：黄华兰

专题十

白细胞数极度降低的急性早幼粒细胞白血病

【问题导航】

1. 如何避免低值白细胞标本复检漏检原始幼稚细胞？

2. 异常早幼粒细胞在形态上有何特点？

3. 急性早幼粒细胞白血病（acute promyelocytic leukemia，APL）有何临床特点？如何诊断？

【案例背景】

黄某某，女，55 岁。主诉：白细胞减少 15 天，牙龈肿胀 3 天。

现病史：2024 年 3 月 29 日于当地医院诊断为“急性阑尾炎”，行阑尾切除手术。当时 WBC 1.42×10^9/L，考虑为阑尾炎引起，术后多次复查白细胞仍低，为求进一步诊治来本院就诊。

既往史：宫颈癌，已手术切除。阑尾切除术。

入院后完善相关检查：

血常规：WBC 0.89×10^9/L↓，RBC 3.16×10^{12}/L↓，HGB 101g/L↓，NEUT 45%↓，LYMPH 46.1%↑，BASO 2.2%↑，PLT 计数正常；血常规原始结果提示白细胞散点图异常；凝血功能：D-D 24.11mg/L FEU↑，FDP 71.10mg/L↑，Fg 4.16 g/L↑，TT 13.2s↓，PT 及 APTT 均正常。

【案例分析】

患者白细胞重度缺乏，中性粒细胞比例不高，与严重细菌感染引起的骨髓抑制表现不符，需要考虑药物性白细胞减少及血液系统疾病（如再障或骨髓异常增生综合征）。根据复检规则进行了推片镜检，但考虑到患者白细胞数目极低，直接涂片难以观察到足够的有核细胞，此时可采用以下方法浓集白细胞。① buffy coat 涂片法：将全血以 1000g 的离心力离心 10min，然后弃去血浆，轻轻吸取白细胞层（buffy coat）涂片，干燥后进行染色镜检。②自然沉降法：混匀标本，静置后让其自然沉降。由于红细胞较白细胞的下沉速度慢，就会在一段特定时间内出现分层。待血浆层出现淡黄-淡红混杂颜色时，吸出上层血浆（尽量不要带出底部红细胞成分），转移至试管中。此部分血浆已经剔除了大部分的红细胞，但白细胞尽量得到保存。之后将这部分血浆离心，再吸取上清液（弃掉），最后保留下层血细胞的混合层，使用加样枪或者小吸滴管进行混匀制片并染色。

通过上述办法获得血涂片后，在观察时也要注意，由于原始幼稚细胞体积一般较大，所以通常多分布于血涂片的尾部或两侧边缘。虽然血涂片中整体白细胞不多，但我们还是在尾部看见了一类异常细胞。该类细胞胞体中等偏大，类圆形；胞浆丰富，易见紫红色颗粒、奥氏小体及内外浆现象；胞核大，类圆形，核染色质较细致，可见折叠、扭曲，核仁隐约可见，符合异常早幼粒细胞的特点。根据患者凝血功能检测结果显示D-二聚体及FDP水平显著升高，提示存在继发性纤溶亢进，结合临床表现，高度怀疑急性早幼粒细胞白血病（acute promyelocytic leukemia，APL）。为此，检验科立即向临床医师发出危急值报告，并建议尽快完善骨髓细胞学检查以明确诊断。

【知识拓展一】

典型的异常早幼粒细胞具有以下四个特点：内外浆、不规则核形（蝶形核、臂样核）、柴捆样奥氏小体及过氧化物酶染色强阳性，具备其中1～2个形态特点就需要考虑异常早幼粒细胞。由于“异常早幼粒细胞”独特的形态学特征，在仪器检测过程中SSC（侧向散射光信号，反映胞内容物复杂性）和SFL（侧向荧光信号，反映染色质内核酸物质含量）会出现不同程度的增加。这就会导致这些细胞在白细胞分类散点图中通常位于“单核细胞群”与“幼稚粒细胞区”之间，不能区分，混合在一起表现为扇形样形态（图10.1）。

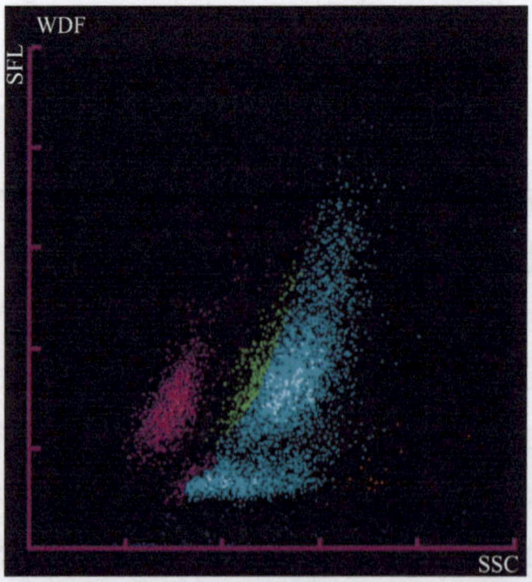

图10.1 APL患者血常规典型散点图示例（注：非本例患者）

【后续追踪】

临床立即完善骨髓穿刺检查，细胞学涂片结果：异常早幼粒细胞（图 10.2）占 90%，柴捆细胞易见，考虑急性早幼粒细胞白血病。按照 APL 诊断路径，进一步完善流式细胞术、融合基因以及分子生物学检查。

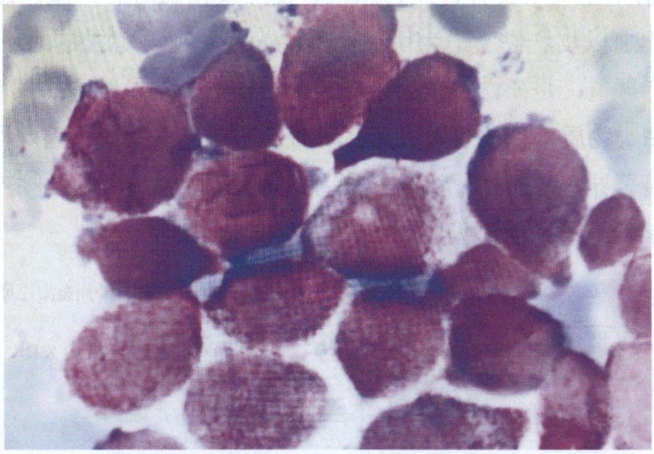

图 10.2 患者骨髓涂片中异常早幼粒细胞（瑞氏染色 ×1000）

【知识拓展二】

根据异常早幼粒细胞形态特点将 M3 分为 M3a（粗颗粒型）、M3b（细颗粒型）及 M3v（微颗粒型 / 变异型）：

M3a：最常见，胞浆布满粗大、深染、密集或融合的深紫红色颗粒，或含较多的奥氏小体，有时呈“柴捆”状。胞核常被颗粒覆盖而模糊不清。

M3b：胞质中紫红色颗粒密集而细小，核扭曲、折叠或分叶。

M3v：颗粒明显少或无颗粒，核型主要为双分叶。

免疫分型：异常细胞占 85.85%，其免疫表型为 $CD117^+/MPO^+/CD13^+/CD33^+/CD123^+/CD9^+/CD64^+/CD34^-/HLA\text{-}DR^-/CD3^-/CD5^-/CD7^-/CD8^-/CD10^-/CD11b^-/CD14^-/CD16^-/CD19^-/CD56^-/CD85J^-$，符合急性髓系白血病表型，APL 可能性大。

融合基因筛查：PML::RARA L 亚型（BCR-1）阳性（+）。

染色体核型分析：46，XX，t(15:17)(q24;q21)。

根据以上结果，患者最终确诊为 APL，临床予以全反式维 A 酸（ATRA）联合化疗。

APL 是一种特殊类型的急性髓系白血病（AML），易见于中青年人，平均发病年龄为 44 岁，APL 占同期 AML 的 10% ～ 15%。绝大多数患者具有特异性染色体易位 t(15:17)(q22;q12)，形成 *PML::RARA* 融合基因，其蛋白产物导致细胞分化阻滞和凋亡不足，这是 APL 发生的主要分子机制。因此，检测 *PML::RARA* 融合基因是诊断 APL 的最特异、最敏感的方法之一，只要检测到该融合基因即可确诊。

APL 的临床症状主要有贫血、感染、发热及出血等。严重广泛的出血是其主要特征，出血以皮肤黏膜最为明显，其次为胃肠道、泌尿道、呼吸道和阴道，颅内出血最为严重，是死亡的原因之一。由于异常早幼粒细胞的颗粒中含有大量促凝活性的酶类物质，释放进入血液后可激活凝血纤溶系统。因此，APL 患者凝血功能往往显著异常，D-二聚体及 FDP 水平显著升高，表现为纤溶亢进型 DIC。

APL 的实验室诊断思路见图 10.3。

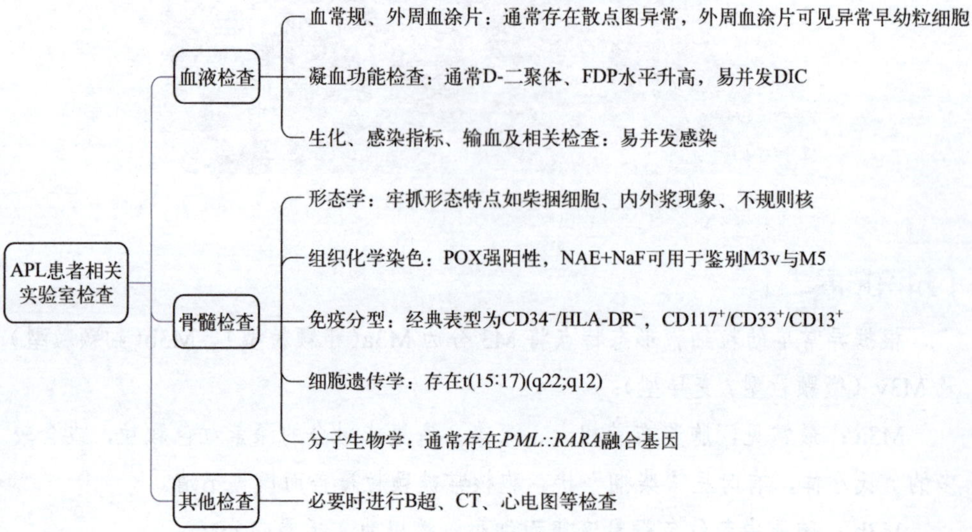

图 10.3　APL 的实验室诊断思路

【要点总结】

1. 对于白细胞计数极低的外周血标本进行显微镜复检时，推荐采用白细胞富集技术，包括 buffy coat 涂片法和自然沉降法，以提高异常细胞的检出率。同时也要注意观察血涂片的尾部和两侧边缘。

2. 异常早幼粒细胞对 APL 的诊断具有重要提示价值，是一种形态学危急值。典型的异常早幼粒细胞具有以下四个特点中的一项或多项：内外浆、不规则核形（蝶形核、臀样核）、柴捆样奥氏小体及过氧化物酶染色强阳性。

3. APL 患者凝血功能显著异常，可表现为纤溶亢进型 DIC，D-二聚体及 FDP 水平显著升高。

4. 绝大多数 APL 患者具有特异性染色体易位 t(15;17)(q22:q12)，形成 *PML::RARA* 融合基因，是诊断 APL 的最特异、最敏感的指标之一。

【参考文献】

[1] 中华医学会血液学分会，中国医师协会血液科医师分会 . 中国急性早幼粒细胞白血病诊疗指南 (2014 年版)[J]. 中华血液学杂志，2014，35（5）：475-477.

作者：谢南姣　　审校：黄华兰

专题十一

发热伴血小板减少病例：从疑似肾综合征出血热到脓毒症休克的诊断辨析

【问题导航】

1. 肾综合征出血热（hemorrhagic fever with renal syndrome，HFRS）有何实验室检查特点？

2. 常见的感染性发热伴血小板减少相关疾病有哪些？如何鉴别？

【案例背景】

蔡某某，男，59 岁。主诉：腹痛伴恶心、腹泻、发热 2 天。

现病史：患者 2 天前饮酒后出现腹痛，为上腹胀痛，持续性，伴有恶心干呕，伴有腹泻 5～6 次，水样大便。发热最高体温 39.0℃，伴有畏寒、寒战等不适，发热后伴有气促。无呕血、便血，无明显咳嗽、咳痰，无尿频、尿急、尿痛等不适，为求诊治曾就诊当地县中医院，完善相关检查，诊断考虑为“感染性休克？”。为求进一步治疗遂来我院，急诊科抢救室以“感染性休克？”收入急诊 ICU。患者自起病以来食欲差，大便呈水样，小便量少。

既往史：高血压病史 10 余年，长期予以苯磺酸左氨氯地平控制血压；有急性胰腺炎病史。否认糖尿病及心脑血管病史。否认病毒性肝炎、结核及伤寒等传染病病史。

查体：体温 37℃，脉搏 154 次 / 分，呼吸 35 次 / 分，血压 126/62 mmHg。神志清楚，精神极差，全身皮肤及巩膜黄染，双肺听诊呼吸音清，未闻及明显干湿啰音，心率 178 次 / 分，心律不齐，腹部平软，剑突下压痛，双下肢无明显水肿。

辅助检查：

血常规：WBC 10.97×10^9/L↑，NEUT 93.0%↑，PLT 68×10^9/L↓。生化检查：TP 49.7g/L↓，ALB 35.6g/L↓，TBA 102.1μmol/L↑，TBIL 145.4μmol/L↑，ALT 98U/L↑，AST 128U/L↑；Urea 12.66mmol/L↑，Crea 209μmol/L↑，UA 579μmol/L↑。K 3.27mmol/L↓，Na 136.70mmol/L↓，总 Ca 1.98mmol/L↓；AMY 215.00U/L↑，炎症指标：CRP 199.79mg/L↑，PCT 131.40μg/L↑，IL-6 > 4000.00pg/mL↑。凝血功能：PT 15.2s↑，其余正常。病毒相关检查：甲乙流、

登革热、呼吸道五联检均阴性。

肝胆脾胰腹腔彩超：肝内脂肪沉积，胆囊偏大，胆囊息肉样病变，胆囊壁增厚，胰腺、胰头及胰体增厚（建议结合其他检查），主胰管内径增宽，肠腔积气。

胸部 CT ：肺部炎症，心脏增大，心包腔内少许积液。

【案例分析】

患者炎症指标显著升高，需考虑严重感染，不排除脓毒症的可能。血细胞分析仪上白细胞相关报警信息提示：“异型淋巴细胞 / 原始细胞？”及“未成熟粒细胞？”。由于触发复检规则，需要推片镜检。血涂片（图 11.1）中可见幼稚粒细胞，中性粒细胞可见空泡变性、中毒颗粒，偶见异型淋巴细胞，血小板分布减少。

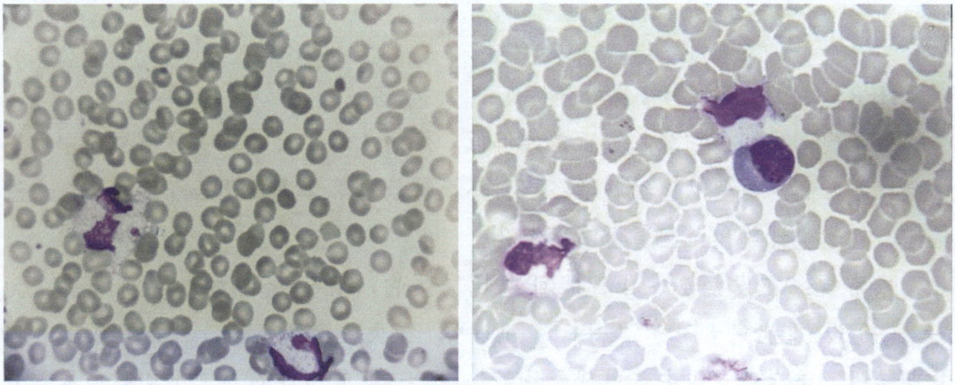

图 11.1　血常规推片结果（瑞氏染色 ×1000）

患者入院 1h 后出现休克，想到患者血常规提示“白细胞增高，可见异型淋巴细胞，并伴有血小板减少”以及肾功能异常，不排除肾综合征出血热（hemorrhagic fever with renal syndrome，HFRS）的可能，但也可能是脓毒症休克。鉴于 HFRS 常累及肾脏，于是电话联系临床医生，建议完善尿常规检查。结果回报：尿蛋白 (+)，尿胆红素（+），尿干化学其他项目均阴性。尿沉渣检查可见一类黄染的细胞和管型（图 11.2），此类细胞体积比白细胞大 2 ～ 4 倍，排列松散。根据尿液形态学检查（肾小管上皮细胞管型）和尿常规结果，结合休克病史，提示肾小管损伤，符合低灌注导致的急性肾损伤。

虽然 HFRS 也会引起血浆渗出导致低灌注性急性肾损伤，但其病原体（汉坦病毒）会损害小血管内皮及肾小球基底膜，因此尿常规中往往都会同时出现红细胞及蛋白；此外，HFRS 患者血常规中的异型淋巴细胞比例较高。由于本例患者

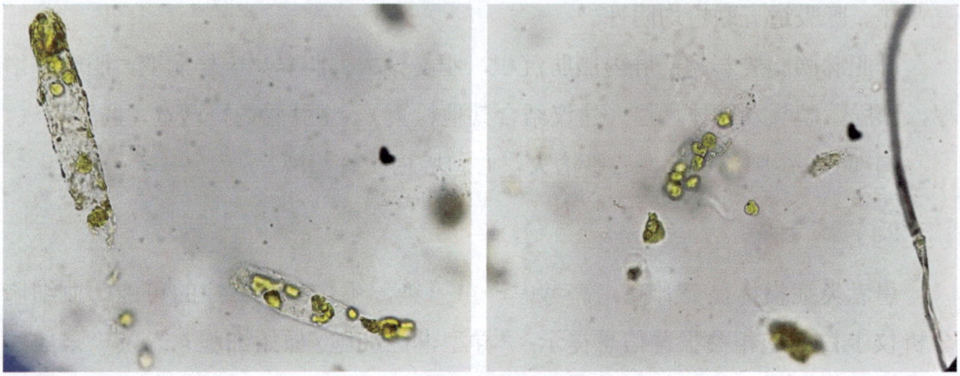

图 11.2　尿有形成分镜检结果（×400）

尿常规未见红细胞，且血常规中的异型淋巴细胞也仅是偶见，因此 HFRS 的可能性大大减小。

【知识拓展一】

HFRS 的血常规及尿常规检查特点：

血常规：早期白细胞总数正常或偏低，发病 3～4 天后多明显增高。中性粒细胞比率升高，异型淋巴细胞增多。血小板计数在第 2 病日开始降低。多有血液浓缩，红细胞计数和血红蛋白明显上升。

尿常规：在发病 2～4 日即可出现尿蛋白，且迅速增加，早期尿蛋白为“+～++”，重症患者可达“+++～++++”，在少尿期达高峰，可在多尿期和恢复期转阴。重症患者尿中可出现大量红细胞、透明管型或颗粒，见肉眼血尿，有时可见膜状物。

正在思索时，突然被镜下的一个细胞吸引住了——在中性粒细胞的胞质内观察到一根细长的紫色棒状物（图 11.3），形态学上疑为杆菌。与临床医生沟通后，

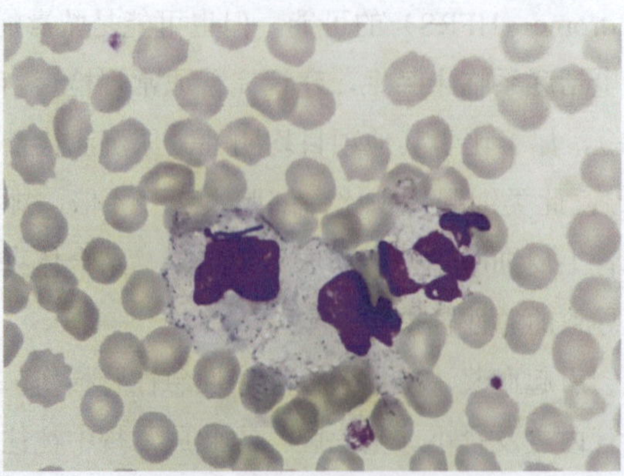

图 11.3　中性粒细胞内吞噬杆状物质（瑞氏染色 ×1000）

其表示患者发热伴腹痛、腹泻，且感染持续加重，不排除病原体入血引发败血症的可能性。

【后续追踪】

次日，患者完善抗汉坦病毒 IgG 和 IgM 抗体检测，均为阴性；血培养报阳性，培养鉴定结果为大肠埃希菌，间接证实了此前看到的中性粒细胞吞噬物就是细菌。患者最终诊断为脓毒症休克（考虑肠道来源可能性大）、多脏器功能衰竭等。经过积极救治，最终康复出院。

【知识拓展二】

部分常见感染性发热伴血小板减少的疾病鉴别见表 11.1。

表 11.1　部分常见感染性发热伴血小板减少的疾病鉴别

疾病	临床鉴别要点	实验室鉴别要点
发热伴血小板减少综合征	春夏季多见，多有被蜱叮咬史	AST、LDH 及 CK 进行性升高
肾综合征出血热	青壮年居多，肾损害明显，特征性“三红”和“三痛”，易发生弥散性血管内凝血	异型淋巴细胞增多，早期血细胞比容增加，肾功能以尿素升高为主，蛋白尿
登革热 / 重症登革热	青壮年居多，夏季蚊虫叮咬传播；其中登革热有“断骨热”伴眼痛和皮疹；登革出血热早期出血严重	异型淋巴细胞增多，早期血细胞比容增加，凝血功能障碍
流行性斑疹伤寒	冬春季多发，发热伴寒战、头痛、肌痛，特征性皮疹，神经系统症状	WBC 多正常或增高，嗜酸性粒细胞减少或消失
黑热病	夏季多见，长期不规则发热，脾大脾亢，脸部色素沉着	全血细胞减少，球蛋白显著增加，白蛋白降低。骨髓穿刺物中检出杜氏利什曼原虫

【要点总结】

1. 发热伴血小板减少需鉴别血栓性血小板减少性紫癜（TTP）、恶性血液系统疾病及感染性疾病，外周血细胞形态检查对诊断具有重要价值。

2. 感染性发热伴血小板减少的常见原因有：细菌引起的败血症、钩端螺旋体感染、立克次体感染、疟疾以及病毒感染（包括登革热、新型布尼亚病毒感染、肾综合征出血热等），上述疾病多呈现为急性感染病程，很少迁延。

3. 部分感染性疾病可在外周血涂片检查中发现相应的病原体，应注意识别，并及时与临床沟通。

【参考文献】

[1] 中华预防医学会感染性疾病防控分会，中华医学会感染病学分会 . 肾综合征出血热防治专家共识 [J]. 中华传染病杂志，2021，39（5）：257-265.

[2] 中华传染病杂志编辑委员会 . 发热待查诊治专家共识（2017 版）[J]. 中华传染病杂志，2017，35(11)：641-655.

[3] 叶翩，杨东亮，童巧霞，等 . 发热伴血小板减少相关疾病的鉴别诊断 [J]. 国际流行病学传染病学杂志，2018，45（1）：42-44.

作者：曾蒙颖　审校：杨佳锦

专题十二

狼疮抗凝物“作祟”：凝血检测异常背后的真相

【问题导航】

1. 狼疮抗凝物（lupus anticoagulant，LA）对凝血相关检测有何影响？

2. 存在狼疮抗凝物干扰的情况下，如何准确鉴别凝血因子的真实活性？

3. 狼疮抗凝物阳性有何临床意义？

【案例背景】

患者，女，35 岁。主诉：发现左颊包块伴疼痛不适 1 个月。

现病史：发现左颊包块伴疼痛不适 1 个月，外院拟行手术切除，凝血功能异常，原因未明，为求进一步诊治，转入本院口腔外科。

既往史：胆管结石 8 年余；2 年前行剖宫产术。

体格检查：口腔黏膜色泽苍白，质地坚韧，可触及纤维条索样改变。左颊后份（对应 38 牙区域）黏膜下可触及一质地韧实的包块，大小约 1.0cm×1.0cm，质硬，边界不清，表面黏膜无破损、糜烂，触痛明显。双侧颌下可触及多个肿大淋巴结。

实验室检查：

血常规：RBC 3.17×10^{12}/L↓，HGB 103g/L↓，PLT 276×10^{9}/L，Ret 4.20%↑。凝血功能：APTT 71.1s↑，Fg 4.34g/L↑，PT 及 TT 均正常。APTT 即刻纠正试验：未纠正。狼疮抗凝物（LA）检测：狼疮抗凝物 DRVVT 标准化比值为 2.23（＜1.2 为阴性；1.2 ～ 1.5 提示弱阳性；1.5 ～ 2.0 提示阳性；＞2.0 提示强阳性）。凝血因子活性检测（一期法）：FⅧ 3.1%↓，FⅨ 0%↓，FⅪ 0.1%↓，FⅫ 0%↓，FⅦ活性正常。

患者内源性凝血因子活性显著降低，但无出血倾向，无皮肤瘀点、瘀斑。临床希望检验科能帮助评估术中出血风险及检测结果的可靠性。

【案例分析】

根据该患者的检查结果，考虑为 LA 导致的 APTT 延长。因为 LA 通过识别磷脂结合凝血酶原，阻断活化的凝血因子Ⅴ与凝血酶原作用，抑制纤维蛋白的形成，在体外干扰依赖磷脂的凝血试验 APTT，致使凝血时间延长并且不被纠正。

患者内源性凝血因子活性显著降低，但 F Ⅶ活性正常，这一表现与狼疮抗凝物（LA）的存在相关。目前凝血因子活性测定主要采用一期法，其检测原理是基于待测标本对乏因子血浆所致凝固时间（PT 或 APTT）延长的纠正能力。将稀释后的待测血浆与乏因子血浆混合后进行 PT 或 APTT 检测，检测结果与待测血浆中的凝血因子活性呈负相关。由于 LA 对 APTT 的显著干扰，内源性相关凝血因子活性的检测出现假性减少。为了解决这种干扰，通常采用稀释的方法。我们对样本分别进行 1：4、1：16、1：64 和 1：128 梯度稀释后复测内源性因子活性，结果基本同前。

虽然通过梯度稀释也无法校正内源性凝血因子活性，但通过查询文献发现血栓弹力图（TEG）可作为一种有效的鉴别手段。TEG 使用全血进行检测，其血小板富含磷脂，可以中和 LA 干扰。若患者内源性凝血因子活性降低系 LA 干扰所致，其 *R* 值（凝血时间）通常可维持在正常范围内。基于此，建议完善 TEG 检测，结果显示各项参数均在正常参考范围内（图 12.1）。

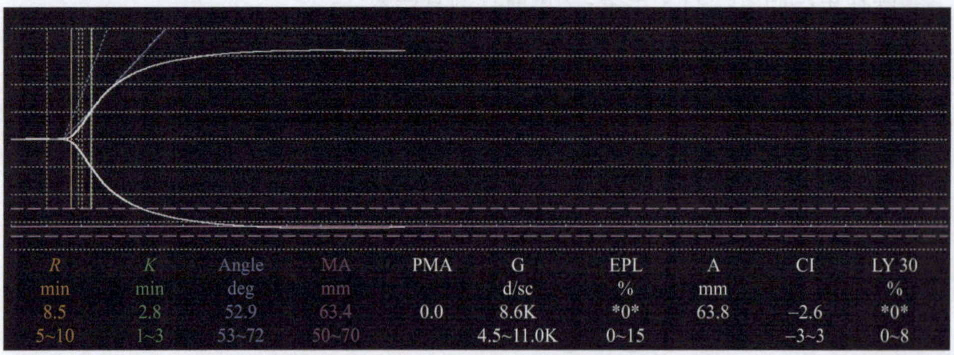

图 12.1 患者 TEG 检测结果

【知识拓展一】

TEG 关键参数的临床意义：

① *R* 值（凝血反应时间）：延长可能提示凝血因子缺乏或活性降低，如血友病、严重肝病等；缩短则可能表明血液处于高凝状态，与血栓形成风险增加有关。

② *K* 值（凝血酶形成后至纤维蛋白凝块形成所需的时间）：延长提示纤维蛋白原功能低下或存在血小板功能异常；缩短则表明纤维蛋白原功能亢进或血小板活性增强。

③ α 角（血凝块形成速率）：也称 Angle 角，α 角越大，纤维蛋白形成速度越快，血液凝固性越高，提示高凝状态。

④ MA 值（最大振幅）：增大提示血小板功能亢进或纤维蛋白原增多，与高凝状态及血栓形成风险增加有关；降低则提示血小板功能低下或纤维蛋白原减少。

⑤ LY 30（30min 纤溶测量值）：LY 30 升高提示纤溶亢进，可能存在出血风险增加。

患者 TEG 显示 R 值正常，说明凝血因子的实际活性并无异常，符合 LA 干扰特征。虽然 LA 使体外检测的凝血时间延长，但其在体内却是一种促凝物质，可以增加血栓风险，故本例患者的出血风险低。

【后续追踪】

口腔科顺利完成手术，术中出血可控，术后病理排除恶性肿瘤。由于高滴度的 LA 主要见于自身免疫性疾病，如系统性红斑狼疮（systemic lupus erythematosus，SLE）或抗磷脂抗体综合征（antiphospholipid syndrome, APS）。因此，我们建议完善免疫学检查，结果回报：直接及间接抗球蛋白试验均呈强阳性。免疫全套：IgG 30.8g/L↑，IgM 3870mg/L↑，C3 554mg/L↓，C4 55.3mg/L↓；抗 β_2 糖蛋白Ⅰ抗体定量 27.1AU/mL↑；ANA 阳性（核颗粒型，1∶1000；胞浆颗粒型，1∶320）。ENA 抗体谱：抗 SSA 抗体及抗 Ro-52 抗体均为强阳性。

后续邀请风湿免疫科会诊，反复询问患者病史，自诉七年前无明显诱因出现面部散在皮疹，伴疼痛，偶有化脓，夏季明显，日晒后明显。综合上述资料，根据 2019 年欧洲抗风湿病联盟 / 美国风湿病学会（EULAR/ACR）制定的系统性红斑狼疮分类标准，诊断为 SLE。

【知识拓展二】

下列情况应可考虑同时送检 LA、IgG/IgM 型抗心磷脂抗体和抗 β_2 糖蛋白Ⅰ等抗磷脂抗体检测：

① 疑诊为 APS 者：＜ 50 岁的缺血性脑卒中、短暂性脑缺血发作或其他部位动脉血栓患者；＜ 50 岁的不明原因静脉血栓栓塞症（VTE）或不常见部位 VTE 患者；不明原因反复发生动、静脉血栓者；微血管栓塞患者；复发性流产、死胎、早产、重度先兆子痫、严重胎盘功能不全等产科并发症者。

② 疑诊为 SLE 者。

③ 需进行 VTE 风险评估的住院患者。

④ 免疫性血小板减少、网状青斑或较年轻（＜50 岁）的瓣膜性心脏病患者，特别是合并其他系统性自身免疫性疾病证据者。

⑤ 不明原因凝血时间（一般是 APTT 单独）延长的患者，特别是 APTT 延长纠正试验不能纠正者。需注意由于不同 APTT 试剂对 LA 敏感度各异，正常结果不能排除 LA。

【要点总结】

1. LA 可对依赖磷脂的体外凝血试验造成显著干扰，并影响以此类试验为基础的凝血因子活性测定。

2. 理论上可通过梯度稀释标本，减少 LA 等干扰物对凝血因子活性检测的干扰，但可因干扰物水平过高而失败。

3. TEG 中 *R* 值可辅助判断凝血因子活性检测在受干扰情况下的真实水平。

4. LA 阳性患者可进一步检查有无相关的自身免疫性疾病，如 APS 和 SLE。

【参考文献】

[1] 中华人民共和国国家卫生健康委员会 . 凝血因子活性测定技术标准：WS/T 220—2021 [S]. 北京：中国标准出版社，2021.

[2] 中国研究型医院学会血栓与止血专业委员会 . 狼疮抗凝物检测与报告规范化共识 [J]. 中华检验医学杂志，2024，47（2）：129-135.

[3] Aringer M, Costenbader K, Daikh D, et al. 2019 European League Against Rheumatism/American College of Rheumatology Classification Criteria for Systemic Lupus Erythematosus. Arthritis Rheumatol, 2019, 71(9): 1400-1412.

作者：向立化、任亚萍　　审校：黄华兰

专题十三

患儿出血谜团：血友病 A 还是血管性血友病？

【问题导航】

1. 可引起 APTT 单独延长的遗传性出血性疾病主要包括哪几种？

2. 血友病 A（hemophilia A，HA）有何临床特点？如何诊断？

3. 血管性血友病（von Willebrand disease, VWD）的临床特点有哪些？如何诊断？

【案例背景】

患儿，男，1 岁 1 月。主诉：发现全身散在青色斑片已半个月余。

现病史：家属代诉患儿于半个月余前被发现全身散在分布青黑色斑片，无疼痛、瘙痒等不适。此后斑片逐渐增多，颜色加深，未予特殊检查及治疗。起病以来，患儿精神、食欲可，无发热，无其他伴随症状。

既往史：平素体健，无特殊疾病史。否认有药物过敏史、外伤史及异常出血史。家族中无遗传性出血性疾病、皮肤色素异常等疾病史。

体格检查：神志清楚，反应可。呼吸平稳。全身见多个青黑色斑片，不高出皮面，压之不褪色。

检查结果提示：

凝血功能：PT、TT 和 Fg 均正常，APTT 54.6s↑且能被正常混合血浆纠正。

凝血因子活性检测：FⅧ活性（FⅧ:C）24%↓，其余未见异常。

血常规结果正常。

结合患儿临床表现及实验室结果，临床初步诊断为轻型血友病 A。建议进一步测定血管性血友病因子抗原（VWF:Ag），遭患儿家属拒绝后予以出院。患儿于 2 周后再次遭受外伤，致前额部大面积血肿形成，伴面部多发瘀斑及双侧结膜下出血，遂再次来我院就诊。

【案例分析】

患儿 APTT 单独延长，结合发病年龄，排除抗凝药物使用或治疗情况，需考虑遗传性出血性疾病。延长的 APTT 可被正常混合血浆纠正，进一步检查发现 FⅧ:C 降低，符合血友病 A（hemophilia A，HA）的表现。

HA 是一种 X 染色体连锁隐性遗传，主要表现为 FⅧ质或量的异常。临床表现以自发性出血或轻微外伤后出血难以停止为特征，常见于关节、肌肉、内脏及深部组织。患者多在儿童期起病，若反复发生关节出血，可导致慢性血友病性关节病，最终进展为关节畸形和活动障碍，甚至致残。HA 的出血程度与 F Ⅷ活性密切相关，根据 FⅧ:C 水平可分为以下三型：轻型（FⅧ:C ＞ 5% ～ 40%）、中型（FⅧ:C1% ～ 5%）、重型（FⅧ:C ＜ 1%）。

虽然该患儿的实验室检查结果符合轻型 HA 的特征性表现，但根据《血友病诊断与治疗中国专家共识（2017 年版）》的诊断要求，需要进行 VWF:Ag 测定来与血管性血友病（von Willebrand disease，VWD）进行鉴别诊断。血管性血友病因子（VWF）在凝血过程中的主要功能是稳定 FⅧ并介导血小板黏附。当 VWF 缺乏时，FⅧ的稳定性降低，导致其活性下降。这种缺陷可同时影响外源性和内源性凝血途径的功能，表现为 APTT 延长。根据国际血栓与止血学会（ISTH）诊断标准，只有在满足以下条件时方可临床诊断为 HA：① FⅧ:C 降低或缺乏；② VWF:Ag 水平正常；③ FⅧ:C/VWF:Ag 比值显著降低。

【知识拓展一】

血友病 A 伴抑制物是血友病 A 患者接受 FⅧ制剂治疗后产生的同种抗体，可完全灭活外源性 FⅧ，多发生于重型患者，轻型和中型患者较少。确诊血友病 A 患者在输注 FⅧ制剂预防治疗时，若出血频率较前增加，或按需治疗时止血效果不佳，应怀疑抑制物的产生。初次拟诊的血友病 A 患者，尤其是轻型和中型患者，在替代治疗前需检测 FⅧ抑制物，以排除获得性血友病 A。

【后续追踪】

在临床强烈建议下，患儿完善了 VWF:Ag 检测，其结果明显降低，仅有 15%（参考区间：50% ～ 160%）。根据《血管性血友病实验诊断中国专家共识》的诊断标准，患儿可诊断为 VWD。但本科目前仅能检测 VWF:Ag，未能进一步完善 VWD 分型检测。明确诊断后，予患儿输血浆治疗，其出血症状得到缓解。

VWD 是最常见的遗传性出血性疾病，在人群中的发病率为 0.1% ～ 1%。该病是由 *VWF* 基因突变引起血浆 VWF 数量减少或质量异常所致的出血性疾病。VWD 患者的出血表现具有显著的个体差异，以皮肤黏膜出血为主要特征，常见表现为皮肤瘀斑、鼻出血、牙龈出血及女性月经过多。与血友病不同，VWD 患者较少出现关节或肌肉自发性出血。值得注意的是，重型 VWD 患者可能出现消化道出血、血尿等内脏出血表现，女性患者还可能发生卵巢囊肿破裂或反复黄体破裂等严重并发症。临床表现的严重程度与 VWF 活性水平密切相关，轻型患者可能仅在创伤后出血明显，而重型患者则可能发生自发性内脏出血。

根据发病机制不同，VWD 可分为 3 种类型：1 型为 VWF 量的减少；2 型为 VWF 质的缺陷；3 型为 VWF 量的显著减少或完全缺失。其中 VWF 清除加快的 1 型为 1C 型；2 型 VWD 又可分为 2A 型、2B 型、2M 型和 2N 型。各 VWD 亚型的特征详见表 13.1。

表 13.1 VWD 各型及亚型表型部分实验室特征

检测指标	1 型	1C 型	2A 型	2B 型	2M 型	2N 型	3 型
VWF:Ag	＜30%	＜30%	N/↓	N/↓	N/↓	N/↓	＜3%
VWF:Act	＜30%	＜30%	＜30%	＜30%	＜30%	N/↓	＜2%
FⅧ:C	N/↓	↓	↓	↓	↓	↓↓	＜10%

注：N 为正常，↓为降低，↓↓为显著降低；VWF:Act 为血管性血友病因子活性。

【知识拓展二】

HA 与 VWD 的区别见表 13.2。

表 13.2 HA 与 VWD 的比较

项目	HA	VWD
病因	凝血因子Ⅷ异常	VWF 异常
血小板计数	正常	正常
出血时间	正常	延长
活性降低的凝血因子	FⅧ	FⅧ
VWF	正常	减少
APTT	延长	延长
PT	正常	正常
遗传方式	X 连锁隐性遗传	常染色体显性遗传
出血特征	反复肌肉和关节内出血	浅表部位出血较常见，比如紫癜和鼻衄

【要点总结】

1. 怀疑 HA 时，应同步完善血管性血友病抗原或活性检测，以避免误诊。FⅧ活性（FⅧ:C）降低或缺乏，VWF:Ag 正常，FⅧ:C/VWF:Ag 比值明显降低，提示 HA。

2. VWD 是最常见的遗传性出血性疾病之一，也是一种容易被忽视的疾病。对于有出血症状或出血评分较高时，不管 APTT 是否延长，均应完善 VWF 的抗原或活性检测，必要时还可进行其他功能实验或基因检测。

【参考文献】

[1] 中华医学会血液学分会血栓与止血学组，中国血友病协作组 . 血友病诊断与治疗中国专家共识（2017 年版）[J]. 中华血液学杂志，2017（5）：364-370.

[2] 中华医学会检验医学分会，国家卫生健康委临床检验中心，中国血友病协作组 . 血管性血友病实验诊断中国专家共识 [J]. 中华检验医学杂志，2022（10）：1034-1038.

作者：刘彪　　审校：黄华兰

专题十四

探秘活化部分凝血活酶时间延长之谜：获得性血友病 A 的诊断之路

【问题导航】

1. 活化部分凝血活酶时间（APTT）单独延长的常见原因有哪些？如何处理？

2. APTT 延长纠正试验的原理是什么？

3. 获得性血友病 A（acquired hemophilia A，AHA）有哪些临床特点？如何诊断？

【案例背景】

患者，男，76 岁。主诉：双下肢血肿半个月，右上肢瘀斑形成 8 天。

现病史：患者半月前无明显诱因开始出现左大腿内侧肿胀，后双侧小腿逐渐出现肿胀，伴有压痛。8 天前右上肢可见瘀斑，于 2023 年 8 月 14 日到外院就诊，凝血功能检查示 APTT 62.7s。左大腿软组织 MRI 示：左大腿软组织肿胀、外侧肌间隙血肿。双侧下肢动静脉彩超：双下肢动脉多发斑块、双下肢深静脉未见明显栓塞、右侧大隐静脉小腿段内径增宽。予以消肿、镇痛、稳定斑块等对症处理。8 月 17 日外院检查示：HGB 76g/L，APTT 93.6s。为求进一步明确诊断及治疗，遂来本院就诊。

既往史：半年前有新型冠状病毒感染史，20 年前行阑尾切除术。否认高血压、糖尿病、冠心病病史。无外伤史，无输血史。否认肝炎、结核等传染病病史。无自幼反复肌肉、关节出血史，无家族出血性疾病史。

体格检查：贫血貌，全身皮肤散在瘀斑，双下肢肿胀伴压痛。

影像学检查：左大腿软组织 MRI 示左大腿软组织肿胀、外侧肌间隙血肿。双下肢血管超声检查显示双下肢动脉粥样硬化伴多发斑块形成，双下肢深静脉未见血栓形成。

实验室检查：

血常规：RBC 2.17×10^{12}/L↓，HGB 72g/L↓，PLT 247×10^{9}/L。凝血功能：APTT 93.6s↑，Fg 4.33g/L↑，FDP 24.76mg/L↑，D-D 7.92mg/L FEU↑，PT 及 TT 正常。

狼疮抗凝物（LA）检测：狼疮抗凝物 SCT 标准化比值为 1.25↑，弱阳性（＜1.2 为阴性）。狼疮抗凝物 DRVVT 标准化比值：0.9（＜1.2 为阴性）。狼疮全套、ANA 谱、血管炎三项、抗心磷脂抗体、抗 β_2-糖蛋白 Ⅰ 抗体及肿瘤标志物均未见异常。

【案例分析】

患者有下肢深部组织出血，结合实验室检查结果，符合凝血功能异常所致的出血表现。其凝血试验异常主要表现为 APTT 单独延长，常见原因包括：①内源性凝血因子缺乏（如 FⅧ、FⅨ、FⅪ、FⅫ）；②凝血因子抑制物（如 FⅧ抑制物）；③抗磷脂抗体（如 LA）。

虽然 LA 可导致 APTT 延长，但其主要临床表现为血栓形成倾向（如动静脉血栓、胎盘梗死及脑卒中等），出血症状相对少见，部分患者可仅表现为实验室检测异常。该例患者有出血的临床表现，因此，即使 LA 检测呈弱阳性，仍需排查其他可能导致 APTT 延长的因素。对于这样的患者，可以通过 APTT 延长混合血浆纠正试验（简称 APTT 纠正试验）来辅助鉴别延长原因。

该试验是将患者血浆（patient plasma，PP）与正常混合血浆（normal pooled plasma，NPP）按照一定比例混合后多次测定 APTT，混合比例通常采用 PP 和 NPP 进行 1∶1 混合，对于低滴度的抑制物可考虑使用 4∶1 混合的 APTT 纠正试验。完整的 APTT 纠正试验包括对混合血浆的即刻测定和孵育后测定两个步骤（图 14.1）。

1. 即刻 APTT 纠正试验：（1）检测 PP 得到 APTT1；（2）检测 NPP 得到 APTT2；（3）将 PP 和 NPP 1:1 混合后即刻检测得出 APTT3。结果判读：采用罗斯纳指数（Rosner index，RI）方法，计算公式为：RI=［（APTT3−APTT2）/APTT1］×100%，通常临界值范围为 10%～15%，RI 低于 10% 提示凝血因子缺乏，高于 15% 提示存在凝血抑制物，以 10%～15% 为临界值（灰区）。

2. 孵育 APTT 纠正试验：（1）将 PP、NPP、PP 和 NPP 1∶1 混合血浆的容器封口，置于 37℃水浴箱中孵育 2h。（2）待准确孵育 2 h 后，分别即刻检测孵育后的 PP、NPP 和 1∶1 混合血浆得到 APTT4、APTT5、APTT6，同时将孵育后的 PP 和 NPP 以 1∶1 混合后即刻检测得到 APTT7。结果判读：“时间依赖差”定义为“Δ=APTT6−APTT7”，通常该差值 Δ＞3s 则提示存在时间和温度依赖性抑制物（如 FⅧ抑制物）。APTT4、APTT5 可作为对照，以便对实验条件进行监控。

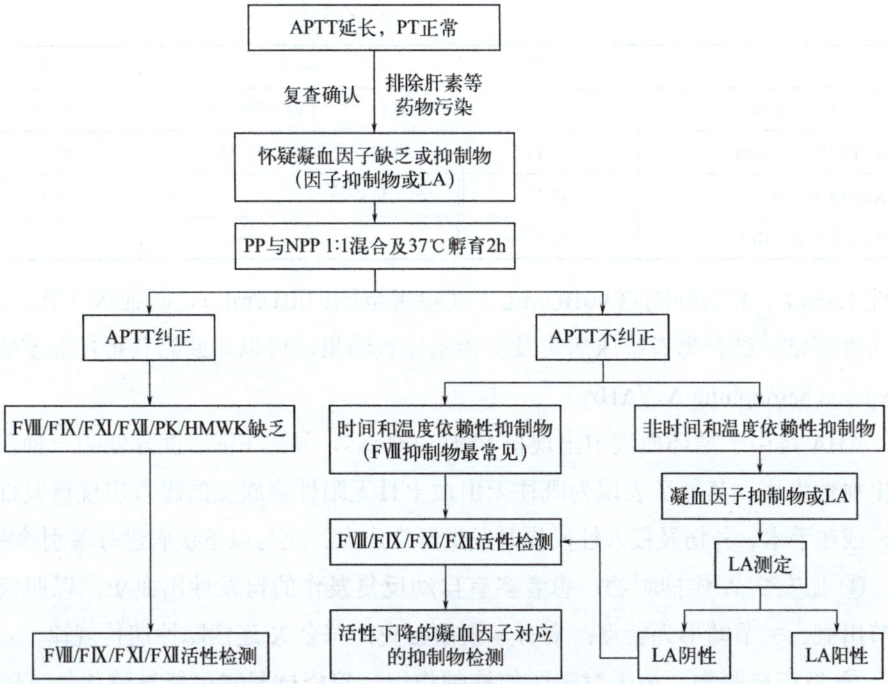

图 14.1　APTT 单独延长的处理思路

注：LA 为狼疮抗凝物，PK 为激肽释放酶原，HMWK 为高分子量激肽原

【知识拓展一】

目前 RI 方法和百分比纠正法是研究得最好、应用最广泛的方法。选择 RI 方法判断纠正效果更为合理，因其能反映患者、对照及混合 APTT 的相对关系更为合理。若正常混合血浆制备不当（如对照 APTT 偏高或偏低）或存在多重凝血因子缺乏（如患者 APTT 显著延长），采用固定阈值（如正常参考区间）的判断方法准确度低于 RI 方法。APTT 试剂更换品牌或批号时，固定阈值可能需要重新验证或确定。RI 方法和百分比纠正法具有互补性，有助于减少 LA 假阳性或假阴性的发生。如果 LA 滴度较弱，APTT 纠正试验稀释了 LA 的滴度，则很难区别低滴度与阴性的情况。特别是使用低 LA 敏感性的试剂，可能导致假阴性结果。

【后续追踪】

根据试验流程，患者 APTT 纠正试验结果如表 14.1 所示。

综合即刻和孵育 APTT 纠正试验结果，提示未纠正；此外，1：1 混合孵育后延长时间为 10.4s，提示存在时间和温度依赖性凝血因子抑制物（常见的为 FⅧ抑制物）。进一步完善内源性凝血因子活性和 F Ⅷ抑制物检测：凝血因子Ⅷ

表 14.1 患者 APTT 纠正试验结果

项目	结果	项目	结果
APTT1（患者血浆）	93.6s	APTT6（1：1 混合后孵育）	68.5s
APTT2（正常血浆）	29.4s	APTT7（孵育后 1：1 混合）	58.1s
APTT3（1：1 即刻）	44.4s	时间依赖差	10.4s
Rosner 指数（RI）	16%		

活性 1.3%↓，FⅧ抑制物 90BU/mL↑（参考范围：0BU/mL），凝血因子Ⅸ、Ⅺ、Ⅻ活性正常。结合患者临床病史及实验室检查结果，可以诊断为获得性血友病 A（acquired hemophilia A，AHA）。

AHA 是由于循环血液中出现抗 FⅧ自身抗体，导致 FⅧ活性降低的一种获得性出血性疾病。其特征表现为既往无出血史且无阳性家族史的患者出现自发性出血，或在手术、外伤及侵入性操作时发生异常出血。应与以下疾病进行鉴别诊断：

① 血友病 A 伴抑制物：患者多有自幼反复发作的自发性出血史，以肌肉和关节出血、关节畸形为特点；多有家族出血史；符合 X 连锁隐性遗传规律。

② 狼疮抗凝物：由于对磷脂的抑制作用，狼疮抗凝物可能导致体外试验中凝血因子减少的假象。狼疮抗凝物为非时间依赖性，延长的 APTT 不能被正常血浆纠正，而补充外源磷脂能缩短或纠正，可进一步通过各种依赖磷脂的试验及稀释的蝰蛇毒试验（DRVVT）予以证实。临床上，有狼疮抗凝物的患者多以血栓事件为主要表现，很少发生出血。

【知识拓展二】

目前狼疮抗凝物检测方法主要有两种：基于共同途径的稀释的蝰蛇毒试验（DRVVT）和基于内源性途径 / 共同途径硅凝固时间试验（SCT）。两者的差异在于激活凝血因子的起点不同，DRVVT 从Ⅹ因子开始激活，不受内源性凝血因子Ⅷ / Ⅸ / Ⅺ / Ⅻ的影响，SCT 从凝血因子Ⅻ开始激活，会受到内源性凝血因子Ⅷ / Ⅸ / Ⅺ / Ⅻ的影响。其中一种检测阳性即可提示存在 LA。当样本中存在 FⅧ抑制物，且进行 LA 检测时，DRVVT 试验不受其干扰，但可能会干扰 SCT 试验，导致 LA 出现假阳性结果。因此存在 FⅧ抑制物时，DRVVT 试验的诊断价值更高。

【要点总结】

1. APTT 单独延长，常见原因包括：①内源性凝血因子缺乏；②凝血因子抑制物；③抗磷脂抗体。

2. 遇到不明原因的 APTT 延长时，可进行 APTT 纠正试验。该试验是将患者血浆与正常混合血浆按照一定比例混合后多次检测 APTT，根据 APTT 纠正程度来判断原因。

3. 在做 APTT 纠正试验之前，应排除检验前因素对检验结果的影响，如肝素污染、抗维生素 K 治疗、凝血酶抑制剂或溶栓剂的存在等。

4. AHA 是由于循环血液中出现抗凝血因子Ⅷ（FⅧ）自身抗体，导致 FⅧ活性降低的一种获得性出血性疾病。其特征表现为既往无出血史且无阳性家族史的患者出现自发性出血，或在手术、外伤及侵入性操作时发生异常出血。

【参考文献】

[1] 中国研究型医院学会血栓与止血专委会．活化部分凝血活酶时间延长混合纠正试验操作流程及结果解读中国专家共识 [J]. 中华检验医学杂志，2021，44（8）：690-197.

[2] 中华医学会血液学分会血栓与止血组，中国血友病协作组．获得性血友病 A 诊断与治疗中国指南 [J]. 中华血液杂志，2021，42（10）：793-199.

[3] 中国研究型医院学会血栓与止血专业委员会．狼疮抗凝物检测与报告规范化共识 [J]. 中华检验医学杂志，2024，47（2）：129-135.

作者：向立化　　审校：黄华兰

专题十五

凝血指标异常背后：纤维蛋白原缺陷症的深入剖析

【问题导航】

1. 纤维蛋白原水平低下时应该如何去分析原因？

2. 检测纤维蛋白原有哪些方法？原理是什么？

3. 异常纤维蛋白原血症（congenital dysfibrinogenemia，CD）有何临床特点？如何诊断？

【案例背景】

患者，女，20 岁。主诉：停经 59 天。

现病史：患者停经 59 天，诊断为“宫内早孕”，要求终止妊娠。外院凝血功能检查发现Fg显著降低，仅有0.32g/L。无自发性出血倾向，无血栓形成表现。予输注 3g 人纤维蛋白原浓缩物后无明显改善，为进一步诊治遂转入本院。患者精神、食欲、睡眠均可，营养中等，近期体重无明显变化。

查体：生命体征平稳，无活动性出血，无腹胀、腹痛，皮肤黏膜未见出血点及瘀斑。

既往史：否认近期服用任何药物。否认既往鼻出血、牙龈出血、异常阴道流血，国际血栓与止血学会出血评分（ISTH-BAT）为 0 分。父母双方否认近亲结婚，无异常出血病史。

入院后完善检查，凝血功能：Fg 0.76g/L↓，TT 26.50s↑，PT、APTT 均正常；血常规及肝肾功能基本正常。

【案例分析】

患者凝血四项以 Fg（Clauss 法）降低和 TT 延长为表现，二者检验原理均为将凝血酶（我科试剂为牛凝血酶）加入患者血浆进行反应，记录纤维蛋白原转为纤维蛋白并形成凝块的时间。区别在于 TT 反应过程中用的是标准量凝血酶，而 Fg 反应过程中用的是过量凝血酶。虽然 TT 直接报告的是反应时间，但 Fg 本质上是将凝固时间与定标曲线比较从而算出 Fg 浓度。由于 TT 和 Fg 检测的原理大同小异，所以当 Fg 显著降低时，二者均会受到影响。

【知识拓展一】

Fg 检测的常规方法中以 Clauss 法为主，此外还可以使用 PT 演算法。PT 演算法是一种基于 PT 反应曲线推导而来，间接测定 Fg 浓度的方法。其原理是 PT 反应过程的吸光度变化值，反映了血浆中所有纤维蛋白原转化为纤维蛋白时的浊度改变程度，与纤维蛋白原含量成正比。总体来说，Clauss 法反映的是 Fg 活性，PT 演算法反映的是 Fg 浓度。

PT 和 APTT 的结果来源于患者自身的凝血酶水解 Fg 变成纤维蛋白单体后，反应体系浊度增加导致透光度下降 50% 时的反应时间。虽然 Fg 是凝血反应过程中不可或缺的因子，但患者 PT 和 APTT 均正常，说明其 Fg 可能对自身人凝血酶有正常反应，但对牛凝血酶的反应存在异常。

进一步查看患者 Fg 反应曲线，发现其血凝块强度的透光度差值和 50% 计时时间与肝硬化患者及正常对照有明显差别（表 15.1）。

表 15.1　患者与肝硬化患者及正常对照组的 Fg 检测反应曲线参数比较

项目	本例患者	肝硬化患者	正常对照
Fg/（g/L）	0.71	1.02	1.84
透光度差值 /dH	317	133	320
50% 计时时间 /s	27	9.3	7.9

数据分析显示患者的透光度差值介于两者之间，且与正常对照的透光度差值接近，因此理论上患者 Fg 实际含量应与正常对照相近。但由于透光度下降 50% 所需时间明显延长，从而影响了 Fg 检测结果，说明患者 Fg 存在质量异常。

【后续追踪】

根据患者病史和实验室检查结果，可以基本排除导致 Fg 降低的继发性因素。结合以上分析，考虑 Fg 质量异常相关疾病的可能性大，如Ⅱ型 Fg 缺陷症。Fg 缺陷症是由 Fg 基因 *FGA*、*FGB*、*FGG* 缺陷导致 Fg 数量降低或结构异常，呈常染色体隐性或显性遗传。根据 Fg 活性（Fg activity，Fg:C）和 Fg 抗原（Fg antigen，Fg:Ag）降低程度可分为两型：Ⅰ型 Fg 缺陷症，表现为 Fg:C 和 Fg:Ag 同步降低，包括无 Fg 缺陷症和低 Fg 缺陷症；Ⅱ型 Fg 缺陷症，表现为 Fg:C 降低，而 Fg:Ag 正常，包括异常 Fg 血症和低异常 Fg 血症。其中Ⅱ型 Fg 缺陷症患者的临床表现具有高度异质性，约 55% 的患者无临床症状，20% 的患者存在血栓形成，25%

的患者有出血相关症状，少数患者存在反复流产及伤口愈合不良等临床表现。

由于科室未开展 Fg:Ag 或 PT 演算法检测，所以不能进行具体的分型。为评估该患者术中出血风险等级，通过检索文献，了解到血栓弹力图的 K 值和 α 角对评估遗传性异常纤维蛋白原血症（congenital dysfibrinogenemia，CD）患者整体的凝血状态具有较高的特异性和敏感性。通过检测发现患者的 K 值和 α 角均为正常，说明其 Fg 转变成纤维蛋白的功能是正常的。若无法进行血栓弹力图检测，可考虑用手工法检测 Fg，以直接地观察患者 Fg 的实际含量。

将血浆用盐水按 1∶10 的比例在试管中进行手工预稀释后，根据试剂盒说明书加入凝血酶试剂。然后将试管放入水浴箱温浴，一段时间后用肉眼观察反应结果。从最终结果中可以看到患者（图 15.1 左一）形成的纤维蛋白凝块的量与正常人（图 15.1 右一）相比差别不大，而肝硬化患者（图 15.1 中间）纤维蛋白凝块明显较少。以上试验结果说明患者实际的 Fg 浓度与正常人基本一致，因此手术出血风险较小。

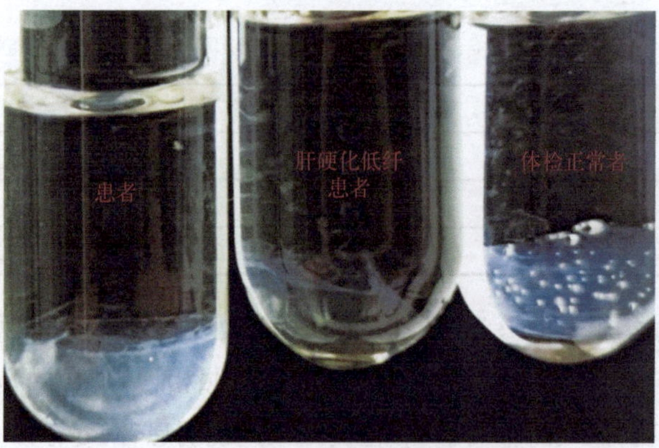

图 15.1 手工检测 Fg 结果

根据上述分析及结果，最终建议：①完善基因检测以明确诊断；②手术出血风险较低，建议备冷沉淀；③术后密切观察出血及血栓相关症状。患者当天顺利完成宫腔镜宫内组织吸引术，麻醉满意，术中失血仅 50mL，未使用替代治疗。术后患者神志清楚，血压稳定，安全返回病房。出院后随访，未诉出血相关症状。

【知识拓展二】

Ⅱ型 Fg 缺陷症中，以 CD 最为常见。Clauss 法的结果在 CD 患者中会出现明显降低，但对 PT 演算法的影响不大。建议当 PT 演算法结果 /Clauss 法结果＞1.43，TT 延长，而 PT 和 APTT 无明显异常时，排除肝病、降纤或化疗药物干扰后，应考虑 CD。对初诊或疑似 CD 的患者，必要时进行家系调查，如果患者和父母一方或其他家系成员具有相同的凝血功能检查结果和临床表现，即可确诊为 CD。

【要点总结】

1. Fg 水平异常降低时，需结合患者病史、家族史、用药史及其他实验室检查结果（如凝血功能检测、凝血功能反应曲线等）进行综合分析。在排除继发性 Fg 减少后，需考虑遗传性 Fg 缺陷症。

2. Fg 的检测方法基本为两种：Clauss 法测定 Fg 功能活性水平；PT 演算法间接测定 Fg 浓度。

3. Fg 缺陷症是由 Fg 基因缺陷导致 Fg 数量降低或结构异常，根据 Fg:C 和 Fg:Ag 降低程度可分为两型：Ⅰ型 Fg 缺陷症，表现为 Fg:C 和 Fg:Ag 同步降低；Ⅱ型 Fg 缺陷症，表现为 Fg:C 降低，而 Fg:Ag 正常。

4. 当 PT 演算法结果 /Clauss 法结果＞1.43，TT 延长，而 PT 和 APTT 无明显异常时，排除肝病、降纤或化疗药物干扰后，应考虑 CD。

【参考文献】

[1] John M J, Byreddy P, Modak K, et al. Congenital fibrinogen deficiency in India and role of human fibrinogen concentrate[J]. Acta Haematol, 2021, 144(6): 595-602.

[2] 周伟杰，闫婕，邓东红，等 . 遗传性异常纤维蛋白原血症的诊断 [J]. 中华检验医学杂志，2020，43(4)：406-410.

[3] Wei A, Liao L, Xiang L, et al. Congenital dysfibrinogenaemia assessed by whole blood thromboelastography[J]. Int J Lab Hematol, 2018, 40(4): 459-465.

作者：唐成东、唐浩能　审校：黄华兰

专题十六

由尿隐血异常发现原发性醛固酮增多症

【问题导航】

1. 尿常规隐血检查阳性，但红细胞镜检阴性时，该如何分析？

2. 横纹肌溶解症（rhabdomyolysis，RM）的诱因及实验室检查有哪些表现？

3. 如何诊断原发性醛固酮增多症（primary aldosteronism，PA）？

【案例背景】

患者，男，47 岁。主诉：四肢无力 9 个月余，加重 5h。

现病史：9 个月前患者无明显诱因出现四肢乏力，为对称性，常在干体力活时出现，休息后可好转，四肢乏力反复发作，未予重视。5h 前患者无明显诱因出现四肢乏力并突然加重，无其他伴随症状。

既往史：高血压病史 2 年余，最高血压 168/105mmHg，予以苯磺酸左氨氯地平及替米沙坦降压，自诉血压控制尚可。

完善相关检查：血常规基本正常；尿常规检查结果（表 16.1）提示低比重，尿隐血阳性但镜检阴性。血气分析结果及生化常规结果分别见表 16.2 和表 16.3。完善头部 CT 平扫示脑实质未见明显异常。

表 16.1　尿常规结果

项目名称	本次结果	参考范围	项目名称	本次结果	参考范围
比重	1.000	1.005 ～ 1.030	胆红素	阴性	阴性
pH	8.0	4.5 ～ 8.0	尿胆原	阴性	阴性 / 弱阳性
隐血	3+	阴性	镜检红细胞	0	0 ～偶见（个 / HPF）
白细胞酯酶	阴性	阴性	镜检白细胞	0	0 ～ 3（个 / HPF）
蛋白质	阴性	阴性	镜检管型	0	0 / 透明管型偶见
亚硝酸盐	阴性	阴性	颜色	无色	淡黄～黄
葡萄糖	阴性	阴性	浊度	清亮	清亮
酮体	阴性	阴性			

表 16.2　血气分析结果

项目名称	结果	参考区间	项目名称	结果	参考区间
pH	7.523 ↑	7.350 ～ 7.450	AB/（mmol/L）	31.70 ↑	21.00 ～ 28.00
PCO_2/mmHg	38.80	35.00 ～ 48.00	SB/（mmol/L）	32.20 ↑	22.50 ～ 26.90
PO_2/mmHg	103.00	83.00 ～ 108.00	BE/（mmol/L）	8.50 ↑	−2.00 ～ 3.00
SO_2/%	98.20	95.00 ～ 99.00			

表 16.3　血生化检查结果

项目名称	结果	参考区间	项目名称	结果	参考区间
ALT/（U/L）	28.2	9.0 ～ 50.0	Urea/（mmol/L）	4.64	2.90 ～ 7.14
AST/（U/L）	88.4 ↑	15.0 ～ 40.0	Crea/（μmol/L）	65.8	44.0 ～ 133.0
TP/（g/L）	63.0 ↓	65.0 ～ 85.0	UA/（μmol/L）	234.8	208.0 ～ 428.0
ALB/（g/L）	40.0	40.0 ～ 40.0	Na/（mmol/L）	149.9 ↑	137.0 ～ 147.0
GLO/（g/L）	23.0	20.0 ～ 40.0	K/（mmol/L）	1.73 ↓	3.50 ～ 5.30
A/G	1.74	1.20 ～ 2.40	Cl/（mmol/L）	107.5	99.0 ～ 110.0
TBIL/（μmol/L）	14.3	3.4 ～ 17.1	CO_2CP/（mmol/L）	29.1	20.0 ～ 31.0
DBIL/（μmol/L）	4.5	0 ～ 6.0	AG/（mmol/L）	15.1	8.0 ～ 18.0
LDH/（U/L）	579.0 ↑	120.0 ～ 250.0	Ca/（mmol/L）	2.45	2.11 ～ 2.52
Mb/（μg/L）	2616.4 ↑	20.0 ～ 70.0	P/（mmol/L）	0.56 ↓	0.85 ～ 1.51
CK/（U/L）	4675.6 ↑	50.0 ～ 310.0	Mg/（mmol/L）	0.75 ↓	0.78 ～ 1.27
CK-MB/（U/L）	64.8 ↑	0 ～ 24.0			

【案例分析】

患者尿液呈无色清亮，提示过度稀释，可见于大量饮水（输液）后、渗透性利尿（糖尿病）及尿崩症。但由于肾脏的浓缩作用，所以任何人的尿液比重理论上都不可能为 1.000。之所以该患者尿比重为 1.000，是因为碱性尿液可导致试带法测定比重结果假性降低。当 pH ＞ 7.0 时，试带法测定值应至少增加 0.005 作为补偿，推荐采用折射计法进行复核（目前很多大型尿液分析仪都配备该法）。

尿干化学隐血模块是根据 HGB 具有类过氧化物酶活性而设计，对完整的红细胞及游离 HGB 均有反应，但也会与其他具有氧化性质的物质发生反应，导致红细胞镜检阴性。隐血阳性的常见原因包括：尿红细胞破坏、血红蛋白尿、肌红蛋白尿，以及尿液被氧化剂及易热性触酶污染等。

为明确隐血与镜检结果不符的成因，首先要区分与隐血检测模块发生反应的究竟是 HGB，还是其他成分。鉴别的方法可以使用免疫法，比如粪便隐血胶体金法，可特异性检测人 HGB。通过检测，该标本的隐血胶体金法结果为阴性，说明尿干化学隐血阳性结果为假阳性，提示肌红蛋白尿、尿液含氧化剂或易热性触酶。

氧化剂污染可以造成同样以检测过氧化物酶活性为原理的尿糖测定出现假阳性，但患者尿糖阴性，因此可暂排除该因素的干扰。易热性触酶所致的隐血假阳性，常见于尿液含大量细菌时，但该标本镜检结果和亚硝酸盐均为阴性，也可以暂且排除。最后就是肌红蛋白尿，其本质是血液当中游离的肌红蛋白增多，最终溢出至尿液。

患者的血肌红蛋白高达 2616.4μg/L，间接反映了其尿隐血阳性就是肌红蛋白所致。对于肌红蛋白升高的来源，当 CK-MB 结果为活性单位时，可以借助 CK-MB/ 总 CK 的比值进行初步判断。如果 CK-MB% ＜ 4%，多考虑肌肉疾病；4% ～ 25%，多考虑心肌损伤来源；＞ 25% 时，考虑溶血、CK-BB 及巨 CK 干扰。该患者 CK-MB% 仅为 1.4%，提示来自肌肉组织，常见于横纹肌溶解症。

引起横纹肌溶解症（rhabdomyolysis，RM）的原因非常多，常见病因包括：运动过量、肌肉挤压伤、缺血、代谢紊乱（低钾血症、甲状腺功能减退、糖尿病酮症酸中毒）、极端体温（高热、低热）、药物、毒物、自身免疫及感染等。此时注意到患者的血钾只有 1.7 mmol/L，达到了危急值水平，这应该就是发生横纹肌溶解症的直接诱因。

患者同时有高钠血症和代谢性碱中毒，常见于库欣综合征和醛固酮增多症这两种代谢性疾病。此外，经与临床医生交流，了解到患者有难治性高血压。通过沟通，我们认为醛固酮增多症的可能性大，但需要进一步检查确认。由于患者目前已经服用了血管紧张素Ⅱ受体阻滞剂，建议停药一段时间后再来明确诊断。

【知识拓展一】

醛固酮是维持电解质平衡的重要激素，具有保钠排钾的作用。因此，当其增多时可出现低钾高钠的表现，而低钾血症又可引起碱血症。值得注意的是只有 9% ～ 37% 的原发性醛固酮增多症（primary aldosteronism，PA，简称原醛症）患者有低钾血症，但如果血钾＞ 4.0mmol/L，可基本排除 PA。高钠血症往往导致循环容量的增多进而引发高血压，而 PA 是此类高血压的常见病因，约占高血压患者的 10%；对常规抗高血压药治疗效果不佳是其特点之一。实验室检查提示低血钾、醛固酮与肾素活性比值及高血醛固酮时，结合临床可诊断为 PA。需特别注意的是，部分怀疑 PA 的高血压患者往往已经服用了 ACEI 类、ARB 类或醛固酮拮抗剂抗高血压药，而这些药物都会导致后续筛查出现假阴性，因此需停药一段时间。

【后续追踪】

2 个月后，患者因“高血压病史 2 年伴反复四肢无力 9 个月”收入本院内分泌科。入院查体：血压 140/83mmHg；右上肢血压 141/89mmHg，左上肢血压 132/89mmHg，右下肢血压 132/72mmHg。

入院后主要实验室检查：

血气分析：pH 7.501↑，AB 36.40mmol/L↑，BE 11.50mmol/L↑。

电解质：K 2.06mmol/L↓，CO_2CP 33.9mmol/L↑。

立卧位试验：立位 2h 后，血浆肾素活性（PRA）0.035ng/（mL·h）↓［参考值 0.5～4.0ng/（mL·h）］，醛固酮（ALD）28.5ng/dL（参考值 7～30ng/dL），ARR（醛固酮与肾素活性比值）为 814（＞30 为阳性）；

24h 尿电解质：尿钠 234.05mmol/d↑，尿钾 63.83mmol/d↑。

卡托普利抑制试验结果见表 16.4。

表 16.4 患者卡托普利抑制试验结果

项目	服药前立位 1h	服药后立位 1h	服药后立位 2h
血管紧张素Ⅰ/（ng/L）	1320	983	1243
血管紧张素Ⅱ/（ng/L）	56	40↓	50
肾素 /［ng/（mL·h）］	0.045↓	0.148↓	45↓
醛固酮 /（ng/dL）	31.6↑	37.5↑	36.2↑

三大常规、肝肾功能、心肌酶学、皮质醇节律、ACTH 节律、甲状腺功能三项以及眼底照相均未见明显异常。

上述结果显示患者在低钾血症状态下，24h 尿排钾依然高达 63mmol/d，提示为肾性失钾。同时合并高血压、代谢性碱中毒，需考虑因皮质醇及肾素-血管紧张素-醛固酮系统异常所致的上述改变。但患者皮质醇及 ACTH 节律未见异常，立位时肾素下降但醛固酮不低［醛固酮 / 肾素活性比值（ARR）＞30］，提示 PA。

【知识拓展二】

血浆醛固酮和肾素标本采集要求及注意事项：

① 采血时间：由于醛固酮和肾素的分泌在一天中是动态变化的，在清晨最高。因此，建议清晨起床后空腹采血。

② 采血体位：正常人在立位状态下的血浆醛固酮浓度和肾素浓度较卧位状态时升高。某些疾病（如特发性醛固酮增多症、醛固酮瘤和肾素反应性瘤等），可导致上述体位生理性变化消失。因此建议同时检测不同体位的醛固酮和肾素，该

检测将有助于高血压病因类型的鉴别诊断。

为明确PA诊断，需进一步完善确诊试验，其中我们选取了卡托普利抑制试验。患者服用卡托普利后，醛固酮下降小于30%，至此PA诊断明确。之后通过肾上腺增强CT发现右侧肾上腺占位性病变，考虑肾上腺皮质腺瘤（Conn综合征）可能性大。患者最终转泌尿外科进行切除，术后随访显示血压及电解质均恢复正常，印证了之前的诊断。

PA是指肾上腺皮质自主分泌醛固酮，导致体内钠潴留而钾排出增多，血容量增多，肾素-血管紧张素系统活性受到抑制。与原发性高血压相比，PA患者的心脏、肾脏等高血压靶器官损害更为严重。PA的病因包括醛固酮瘤（占比35%）和特发性醛固酮增多症（占比60%）等。原醛症诊断分为三步：筛查试验、确诊试验和分型试验。

目前推荐使用ARR作为筛查指标，其计算方法包括两种：①醛固酮（单位：ng/dL）/血浆肾素活性［PRA，单位：ng/（mL·h）］，阳性阈值通常为＞30；②醛固酮（单位：ng/dL）/肾素浓度（PRC，单位：mU/L），阳性阈值通常为＞2.0。筛查前应将血钾纠正为正常水平，并停用对ARR结果有影响的相关药物。ARR阳性，则需要考虑PA，可进一步进行确诊试验，目前常用的试验包括卡托普利试验和生理盐水试验。PA诊断明确后，可进一步通过肾上腺CT和双侧肾上腺静脉取血进行分型。对于早发性原醛症或有家族病史的患者，还可以行基因诊断。

【要点总结】

1. 尿隐血阳性但镜检阴性时，可用胶体金法进行鉴定，区分隐血结果来源。

2. 肌红蛋白尿是血液中游离的肌红蛋白增多所致，其升高来源可通过CK-MB/总CK的活性比值进行初步判断。

3. 醛固酮激素具有保钠排钾作用，分泌过多可引起难治性高血压以及“高钠低钾碱中毒”。ARR筛查阳性提示PA，可进一步行确诊试验，但需注意不同的计算方法所对应的切点也有区别。

4. ACEI类、ARB类或醛固酮拮抗剂等抗高血压药可造成检测假阴性，因此检测前需停用一段时间。

【参考文献】

[1] 中华医学会内分泌学分会.原发性醛固酮增多症诊断治疗的专家共识（2020版）[J].中华内分泌代谢杂志，2020，36（09）：727-736.

[2] 王辰，王建安.内科学[M].3版.北京：人民卫生出版社，2015.

作者：杨佳锦　　审校：王敏

专题十七

幼儿持续蛋白尿，幕后黑手竟是范科尼综合征

【问题导航】

1. 什么是蛋白尿？其分类及特征有哪些？
2. 肾小管性酸中毒（renal tubular acidosis，RTA）的临床特点是什么？
3. 范科尼（Fanconi）综合征有何临床特点？如何诊断？

【案例背景】

患儿，女，2 岁。主诉：诊断（右眶）横纹肌肉瘤 1 年余，规律化疗。

现病史：2016 年 9 月，患儿家属发现其右眼突出。外院就诊时完善了眼眶核磁检查，结果示“右眼眶内上方不规则占位性病变”。全麻下行右眶肿瘤切除术，术后病理诊断：（右眶）横纹肌肉瘤，以胚胎型成分为主。为求进一步治疗，特来本院进行周期性化疗。

患儿尿常规检查结果（表 17.1）在 2017 年 3 月之前都是阴性，但是在 2017 年 10 月之后，开始持续出现尿蛋白和尿糖阳性，偶尔伴有尿隐血阳性。患儿在该时间段的血糖检测结果均为正常，电解质检测结果见表 17.2。

表 17.1　患儿 2017 年不同时间的尿干化学结果

项目名称	2 月 18 日	3 月 19 日	10 月 29 日	11 月 02 日	12 月 04 日
葡萄糖	阴性	阴性	1+	1+	3+
胆红素	阴性	阴性	阴性	阴性	阴性
酮体	阴性	阴性	阴性	阴性	阴性
隐血	阴性	阴性	阴性	阴性	1+
酸碱度	6.0	6.0	8.0	7.0	7.0
蛋白质	阴性	阴性	2+	1+	2+
尿胆原	阴性	阴性	阴性	阴性	阴性
亚硝酸盐	阴性	阴性	阴性	阴性	阴性
白细胞脂酶	阴性	阴性	阴性	阴性	阴性

表 17.2　患儿 2017 年不同时间点的电解质结果

项目名称	2 月 17 日	2 月 26 日	10 月 22 日	10 月 26 日	12 月 21 日	参考区间
Na/（mmol/L）	139.2	137.4	131.9 ↓	135.6 ↓	140.8	137.0 ～ 147.0
K/（mmol/L）	4.11	3.61	4.13	4.17	4.52	3.50 ～ 5.30
Cl/（mmol/L）	106.4	107.4	104.2	105.7	107.9	99.0 ～ 110.0
CO_2CP/（mmol/L）	23.2	23.0	15.0 ↓	16.9 ↓	16.8 ↓	20.0 ～ 31.0
AG/（mmol/L）	13.8	10.7	16.9	17.2	20.6 ↑	8.0 ～ 18.0
Ca/（mmol/L）	2.32	2.26	2.15	2.14	2.27	2.11 ～ 2.52
P/（mmol/L）	1.61 ↑	1.16	0.51 ↓	0.58 ↓	0.79 ↓	0.85 ～ 1.51
Mg/（mmol/L）	0.82	0.82	0.81	0.83	0.88	0.78 ～ 1.27

【案例分析】

正常情况下，由于肾小球滤过膜的分子和电荷屏障作用，只会有少量的中性小分子蛋白可以滤过。但这些小分子蛋白又会在肾小管被重吸收，因此最终成人尿蛋白排泄量通常不超过 150mg/24h。当尿液中的蛋白质水平超过 150mg/24h 或 100mg/L 时，尿蛋白定性试验阳性，即为蛋白尿。

蛋白尿可分为生理性蛋白尿和病理性蛋白尿（包括肾前性、肾性和肾后性蛋白尿），该患儿在两个月内持续性尿蛋白阳性，因此更倾向于后者。由于干化学主要检测的是尿白蛋白，因此基本可以排除肾前性蛋白尿；此外，肾后性蛋白尿多由泌尿生殖系统的炎症、结石、结核或肿瘤等疾病引起，因此常伴有红细胞和（或）白细胞，这与患儿的尿常规结果也不相符。所以患儿的蛋白尿，极有可能是由肾脏疾病所引起的，即肾性蛋白尿。

【知识拓展一】

生理性蛋白尿与病理性蛋白尿的区别见表 17.3。

表 17.3　生理性蛋白尿和病理性蛋白尿的区别

特点	生理性蛋白尿	病理性蛋白尿
发生原因	剧烈运动、发热、紧张、低温刺激、交感神经兴奋等，可使肾血管痉挛或充血，导致肾小球滤过膜通透性增加而出现蛋白尿	肾脏疾病、全身性疾病累及肾脏，导致肾小球滤过膜受损或肾小管重吸收功能障碍，使蛋白质滤出增多或重吸收减少
尿蛋白水平	一般不超过 1g/d，多为轻度	根据疾病严重程度不同，从微量到大量蛋白尿均可能出现
持续时间	暂时性，诱因去除后，尿蛋白可迅速消失	持续性，除非原发病得到有效治疗，否则蛋白尿持续存在

续表

特点	生理性蛋白尿	病理性蛋白尿
伴随症状	无明显其他伴随症状，仅在特定生理状态下出现	常伴有水肿、血尿、高血压、贫血、乏力、尿频、尿急、尿痛等症状，具体症状取决于原发疾病
常见人群	青少年多见，尤其是在剧烈运动后	各年龄段均可发生，尤其多见于患有基础疾病或有肾脏病史的人群

对于肾性蛋白尿，根据蛋白的组成差异又可分为以中高分子量蛋白为主的肾小球性蛋白尿，以低分子量蛋白为主的肾小管性蛋白尿，以及兼具两者特点的混合性蛋白尿。此时观察到患儿尿蛋白与尿糖伴随出现，而尿糖是否为阳性，只取决于血糖与肾糖阈这两个因素。

患儿历次血糖结果均为正常，提示肾糖阈降低。回顾生理学知识，葡萄糖可以完全通过滤过膜，然后在肾小管被重吸收。那也就表明是肾小管重吸收功能出现了问题，提示患儿的蛋白尿为肾小管性蛋白尿的可能性大。

此时需要考虑一种常见的肾小管功能障碍性疾病——肾小管性酸中毒。该病的最大特点是远端小管泌氢和（或）近端小管对碳酸氢盐重吸收障碍，导致尿液不能正常酸化，并伴有正常阴离子间隙型代谢性酸中毒。患儿电解质检测结果显示 10 月份之后的二氧化碳结合力较以前降低，说明出现了酸中毒。但是这段时间的尿液却是碱性的，与血液的 pH 值恰好呈反向变化的关系，符合肾小管性酸中毒的临床特点。

【知识拓展二】

肾小管性酸中毒一般根据肾小管功能障碍的部位不同，可将其分为远端型即（Ⅰ型）、近端型（Ⅱ型）、混合型（Ⅲ型）及高钾血症型（Ⅳ型）。其中，Ⅰ型及Ⅳ型均为远端肾小管性酸中毒，最为常见；Ⅱ型次之，约占 RTA 的 20%，Ⅲ型则较为少见。

氯化铵负荷试验（用于诊断Ⅰ型）：口服氯化铵后，若不能使尿 pH 降至 5.5 以下，提示远端肾小管泌氢障碍，有助于诊断Ⅰ型肾小管性酸中毒。碳酸氢盐重吸收试验（用于诊断Ⅱ型）：通过静脉滴注碳酸氢钠，测定尿碳酸氢根排泄分数，可判断近端肾小管碳酸氢根重吸收功能。

虽然肾小管性酸中毒常引起电解质紊乱，且以血钾及血钙异常多见，但患儿最明显的异常却是血磷降低。患儿之前血磷不高，因此没必要采取低磷饮食或服用磷结合剂；维生素 D 缺乏或甲状旁腺亢进症时，会伴有钙的异常，但患儿无此表现；胰岛素作用和碱中毒可引起血磷向细胞内转移，但患儿也不存在上述情况。综上所述，患儿血磷降低是由磷排出增多所致的可能性大。

至此，总结该患儿新近病情的变化特点，即肾小管性酸中毒、肾小管重吸收障碍和血磷排出增多。综合上述线索，通过查阅资料发现患儿的表现符合“范科尼（Fanconi）综合征”。

范科尼综合征是指由多种病因所致的多发性近端肾小管再吸收功能障碍的临床综合征。由于肾近曲小管重吸收缺陷，尿中丢失大量葡萄糖、氨基酸、磷酸盐、重碳酸盐等，从而导致酸中毒、电解质紊乱（低钾血症、低钠血症、低磷血症）、佝偻病及生长发育落后等。该病的病因可分为原发性和继发性：①原发性者多与遗传有关，为染色体显性或隐性遗传，在婴儿或出生后一年内出现症状；②继发性者凡广泛累及近端肾小管再吸收功能的疾病均有可能继发本病，常见病因包括遗传代谢性疾病（如胱氨酸病、肝豆状核变性、糖原病、遗传性果糖不耐受症）及某些获得性疾病（如多发性骨髓瘤、干燥综合征、移植肾、中毒等，其中毒可由重金属如镉、铝、汞，或药物如抗乙肝病毒药物、抗癫痫药物、抗肿瘤药物、中药等引起）。

该病诊断要点包括：①肾小管性酸中毒。②佝偻病和生长发育迟缓。③烦渴、多饮、多尿、脱水。④全氨基酸尿，血浆氨基酸浓度正常；尿糖阳性，血糖正常。⑤电解质紊乱：低钾血症、高氯血症、低钙血症、低磷血症、低钠血症，而尿钾、尿磷升高。⑥轻～中度肾小管性蛋白尿。有上述典型临床表现者诊断不难，一般以全氨基酸尿、磷酸盐尿和肾性糖尿为基本诊断点。

最后，我们联系了临床医生，并将上述分析反馈给他们。建议完善尿液的蛋白水平定量、分型以及电解质检查，如有条件可完善尿液氨基酸和基因等相关检查。

【后续追踪】

患儿尿蛋白水平增高（0.76g/d），其中小分子量蛋白以升高为主，符合肾小管性蛋白尿。尿磷排泄增加，达到48.6mmol/d。临床医生表示，对于患儿目前的情况，只能以对症治疗为主，积极预防电解质紊乱及营养不良等后果发生。

Fanconi 综合征在大多数婴儿、儿童患者中为原发性，与遗传相关。需要说明的是，该患儿未进行全外显子基因检测。但从患儿病史来看，其罹患该病的可能性很大，主要理由有以下两点：

第一，长期接受化疗，而化疗药物对肾小管具有明显的毒性作用。

第二，肾小管性酸中毒、肾性糖尿加上尿磷排泄增加，都指向该病。虽然诊断该病时往往需结合一些特征性的临床表现，如发育障碍、骨质疏松、肾结石等，但这与疾病所处阶段密切相关。因为绝大多数确诊该疾病的患者为成人，且病程已经处于进展期，而不是刚起病阶段。但本病例不同，患儿周期性在我院进行化疗治疗，能够在刚出现异常时被发现，此时还尚未出现明显的特征性临床表现。

【要点总结】

1. 蛋白尿可分为生理性蛋白尿和病理性蛋白尿，生理性蛋白尿常见于剧烈运动、发热、紧张等情况，多为一过性，而病理性蛋白尿则多提示肾脏或其他系统疾病，表现为持续性。

2. 当血糖正常，尿糖阳性时，应想到肾糖阈下降。

3. 肾小管性酸中毒可导致 AG 正常型代谢性酸中毒，但尿液 pH 值可呈反向变化。

4. Fanconi 综合征指包括多种病因所致的多发性近端肾小管再吸收功能障碍的临床综合征，可能与遗传、药物、中毒和免疫等因素有关。一般以全氨基酸尿、磷酸盐尿和肾性糖尿为基本诊断点。

【参考文献】

[1] 谢静怡，雷凤英，覃远汉 . 肾小管酸中毒的诊治进展 [J]. 广西医学，2025，47（02）：165-169.

[2] Foreman J W. Fanconi Syndrome[J]. Pediatr Clin North Am, 2019, 66(1): 159-167.

作者：杨佳锦　　审校：王敏

专题十八

外周血液沉淀试验在羊水栓塞诊断中的应用

【问题导航】

1. 羊水栓塞的定义是什么？有何临床表现？

2. 羊水栓塞患者实验室检查有哪些异常？

【案例背景】

张某，女，39 岁。主诉：胚胎移植术后妊娠 39^{+1} 周，要求待产。

现病史：患者因继发性不孕在外院行胚胎移植术，于 2020 年 05 月 16 日 10:35 来本院待产。

既往 2 次稽留流产病史，外院考虑易栓症并治疗。

入院后实验室检查：

血常规：WBC 12.23×10^9/L↑，NEUT 80.3%↑。血脂常规：TG 4.71mmol/L↑，TC 6.44mmol/L↑。凝血功能：PT 活动度 164.0%↑，INR 0.78↓，Fg 5.59g/L↑，D-D 0.56μg/mL FEU↑，其余项目结果正常。血栓弹力图提示血液高凝。肝肾功能均未见明显异常。

2020 年 5 月 18 日 8 时 12 分，患者突然出现面色青紫，8 时 15 分意识丧失，呼之不应，脉搏消失，心音不清，血压无法测出，血氧饱和度波形不稳定，双侧瞳孔大小约 5mm，对光反射消失。临床考虑患者胎膜早破，疑似羊水栓塞。立即给予心肺复苏、抗过敏、升血压、纠酸、面罩加压给氧、行气管插管上呼吸机、行中心静脉置管等治疗。床旁心脏彩超提示：右心室增大，左心室受压，下腔静脉变宽，符合肺动脉高压表现，支持羊水栓塞。

实验室检查：

血常规：WBC 9.82×10^9/L，NEUT 70.1%，Hb 69g/L↓，PLT 120×10^9/L。凝血功能：PT 27.7s↑，INR 2.52↑，APTT＞180s，Fg 1.34g/L↓，TT 22.5s↑，D-D＞20μg/mL FEU。肝功能：ALT 660.4IU/L↑，TBIL 26.5μmol/L↑，AST 699.9IU/L↑。心肌标志物 LDH 1540IU/L↑，CK 11581IU/L↑，CK-MB 391.5IU/L↑。

【案例分析】

患者为高龄产妇，在待产期间突然出现呼吸、循环功能丧失表现，实验室检查提示休克及多器官功能障碍综合征，临床考虑为羊水栓塞（amniotic fluid embolism，AFE）所致。羊水栓塞是指在分娩过程中或围产期，羊水及其内容物（如胎脂、胎粪、毳毛、胎儿上皮细胞等）通过子宫创口进入母体血液循环，引发以急性肺栓塞、过敏性休克、弥散性血管内凝血（DIC）及多器官功能障碍综合征为特征的严重产科并发症。

AFE 通常起病急骤。70% 的 AFE 发生在产程中，11% 发生在经阴道分娩后，19% 发生于剖宫产术中及术后；通常在分娩过程中或产后立即发生，大多发生在胎儿娩出前 2h 及胎盘娩出后 30min 内。有极少部分发生在中期妊娠引产、羊膜腔穿刺术中和外伤时。AFE 的典型临床表现为产时、产后出现突发的低氧血症、低血压和凝血功能障碍。

诊断需结合临床与实验室检查。

① 临床诊断：突发心肺功能衰竭 +DIC，排除其他原因（如肺栓塞、子痫）。

② 辅助检查：

血涂片：发现胎儿胎粪、胎脂、鳞状上皮细胞或毳毛。

类胰蛋白酶升高：提示肥大细胞激活（过敏样反应）。

尸检：肺血管内发现羊水成分（确诊金标准）。

在对患者全血标本进行沉淀试验检查后，可见疑似胎粪、胎脂、鳞状上皮细胞或毳毛的结构，如下所示。

1. 患者全血外观检查（图 18.1），1500rpm 离心 10min 得到上清，正常人血浆呈清亮的淡黄色，该患者血浆外观微浑浊呈暗黄色。

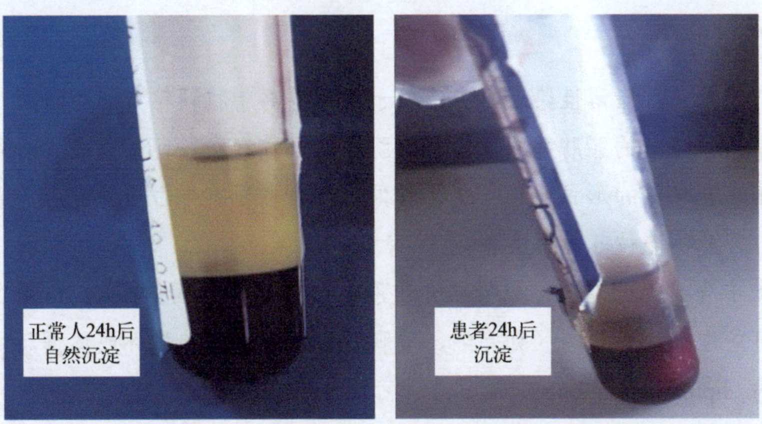

图 18.1 正常人及患者全血标本 24h 静置后血浆性状比较

2. 取患者血浆在未染色的情况下，直接在低倍镜（10×10）下观察，可见类毳毛、脂肪滴以及胎粪样结构（图 18.2）。

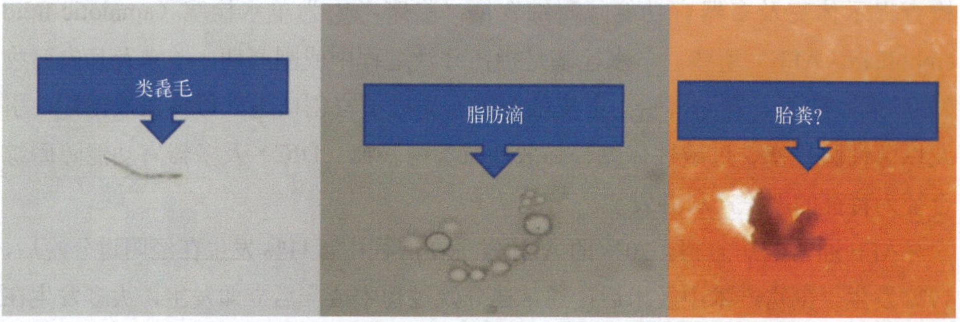

图 18.2　血浆未染色镜检可见类毳毛、脂肪滴以及胎粪样结构

3. 患者血浆苏丹Ⅲ染色可见脂肪滴呈橘黄色（图 18.3），提示阳性。

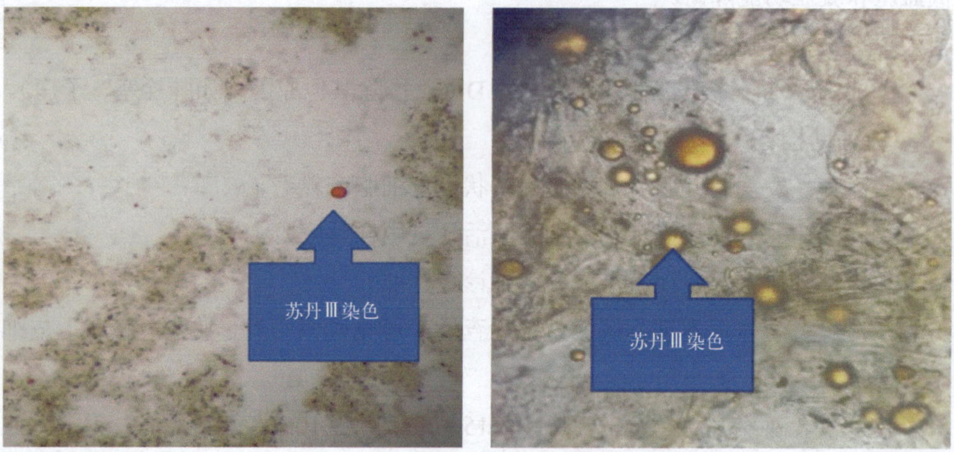

图 18.3　患者血浆经苏丹Ⅲ染色后的结果

【知识拓展一】

苏丹Ⅲ是一种脂溶性染料，专门用于检测游离脂肪颗粒（如脂肪滴）。

正常人血浆中的脂肪并非以游离脂肪颗粒形式存在，而是以脂蛋白颗粒（如 LDL、HDL）包裹的形式运输。这些脂蛋白颗粒表面有蛋白质外壳，脂质被包裹在内层，因此不会被苏丹Ⅲ染色。

羊水中含有大量脂质，包括胎儿皮脂、胎脂（含胆固醇酯）、角蛋白等。这些脂质可能在分娩过程中（如宫缩、破膜时）进入母体肺循环或体循环，形成微小的脂滴（lipid microemboli）。这些脂滴可能沉积在肺血管、胎盘或全身小血管中。血浆中的脂滴经过乙酸乙酯萃取，苏丹Ⅲ染色可以将其染成橘红色，从而显示阳性结果。

因此，血浆苏丹Ⅲ染色阳性多见于羊水栓塞或其他脂肪栓塞综合征。

4. 患者外周血涂片经瑞氏染色后，在油镜（10×100）下可见疑似毳毛、上皮细胞及脂肪结晶（图 18.4）。

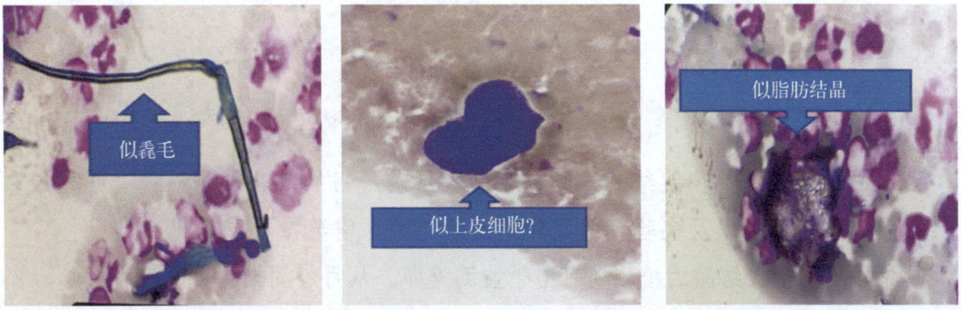

图 18.4　染色后血涂片可见疑似毳毛、上皮细胞以及脂肪结晶样结构

5. 患者全血离心后，取白细胞层涂片经瑞氏染色后，在油镜下可见上皮细胞及脂肪结晶（图 18.5）。

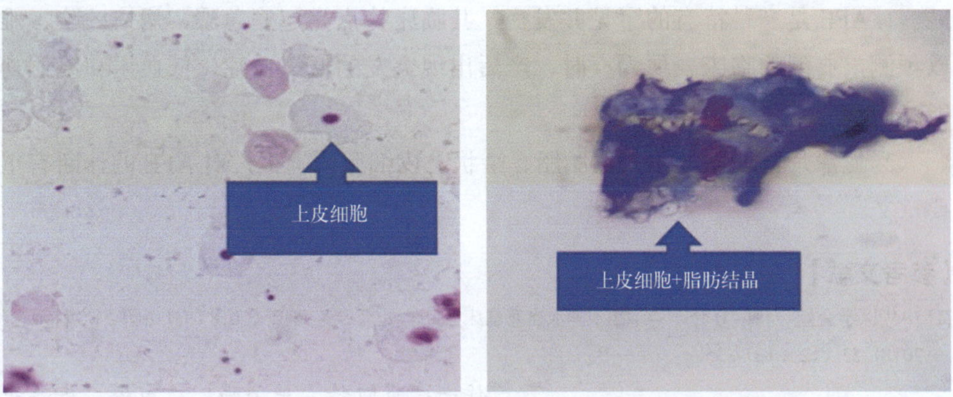

图 18.5　白细胞层涂片染色后可见上皮细胞以及上皮细胞与脂肪结晶的混合物

【后续追踪】

为了进一步验证患者外周血中的上述结构确实来自羊水，取正常怀孕 20 周女性的羊水标本，在高倍镜（10×40）下进行直接涂片镜检，可见毳毛、上皮细胞及羊齿状结晶（图 18.6）。

【知识拓展二】

羊齿状结晶存在于羊水、唾液、泪液以及宫颈黏液中。在产科中，主要用于检测怀疑胎膜早破的孕妇。当发生胎膜早破时，羊水会通过胎膜破口漏出到宫颈

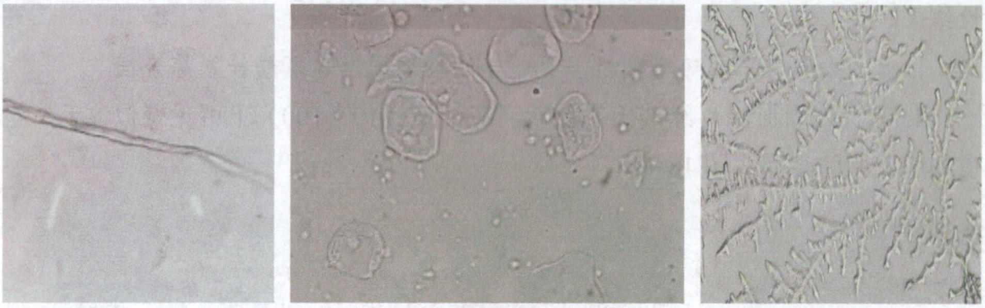

图 18.6　羊水中的毳毛（左一）、上皮细胞（中间）以及羊齿状结晶（右一）

和阴道中。若看到羊齿状结晶，则提示胎膜早破。当然，若未检测到，可能与羊水的量、取材部位以及实验者的阅片范围等有关，需要多次取材观察。

此外，羊齿状结晶的检测还可用于监测排卵。从月经周期的第七天左右起，宫颈黏液渐渐出现羊齿状结晶；排卵后羊齿状结晶逐渐消失，只剩下椭圆体状结晶。除此之外，若将唾液直接涂于玻片上，看到典型的羊齿状结晶，也提示排卵。

【要点总结】

1. AFE 是产科特有的罕见并发症，其临床特点为起病急骤、病情凶险、难以预测，典型的临床表现为产时、产后出现突发的低氧血症、低血压和凝血功能障碍。

2. 血涂片发现胎儿胎粪、胎脂、鳞状上皮细胞或毳毛，对 AFE 的诊断有重要意义。

【参考文献】

[1] 中华医学会妇产科学分会产科学组 . 羊水栓塞临床诊断与处理专家共识（2018）[J]. 中华妇产科杂志，2018，53（12）：831-835.

作者：肖凯特、曾国强　　审校：唐浩能

专题十九

播散性粪类圆线虫感染

【问题导航】

1. 如何鉴别粪类圆线虫和钩虫的幼虫？

2. 粪类圆线虫病（strongyloidiasis）有哪些临床表现？

3. 粪类圆线虫病治疗的首选药物是什么？

【案例背景】

患者，男，53 岁。职业：农民。主诉：咳嗽、腹泻半年，间断发热 1 个月余，再发 2 天。

现病史：患者半年前无明显诱因出现咳嗽，无痰，且有腹泻，4 ～ 5 次 / 天，稀水样便，无腹胀、腹痛，无恶心、呕吐，无畏寒、发热，无乏力、盗汗，未诊治。1 个月余前无明显诱因出现上述症状加重，伴咳白色黏液痰，量约 10 ～ 20mL/d，且有发热，最高体温 38.0℃，以午后发热为主，无畏寒、寒战。外院就诊，完善胸部 CT 等检查后，诊断为“肺部肿块原因待查”，穿刺活检诊断为“胸腺瘤”。此次住院期间，患者因“肛周脓肿及痔疮”于 2020 年 4 月 4 日行复杂性肛周脓肿切开引流原发病灶清除挂线术 + 混合痔外剥内扎术，并予以抗感染及对症治疗（具体用药不详），患者症状好转后出院。2 天前无明显诱因再次出现发热，最高体温 38.0℃，以午后发热为主，无畏寒、寒战，伴乏力、食欲缺乏。今为求进一步诊治，遂来本院就诊。急诊医生详阅相关资料并完善胸部 CT 及抽血检查后，以“肺结核待排，胸腺瘤，肛周脓肿术后”收入院。此次起病以来，患者精神、食欲可，睡眠质量欠佳，间断失眠，体重减轻 10kg。

既往史：2018 年 4 月 2 日无明显诱因在肛周、腹股沟、上肢内侧反复出现线性荨麻疹，蔓延速度快，并伴有刺痛和瘙痒，多次至皮肤科就诊均未明确病因。否认肝炎、结核及疟疾等传染病病史及接触史，否认高血压、糖尿病病史。

入院体格检查：体温 36.5℃，脉搏 86 次 / 分，血压 101/61mmHg。慢性病容，神志清楚；肛周可见 1cm×1.5cm 大小的裸露手术切口，切口愈合不良，可见少许黄白色脓液覆盖；双下肢无水肿。

入院后完善相关辅助检查：

血常规：WBC 7.46×10^9/L，HGB 95g/L↓，EO 24.9%↑。生化检查：ALB 23g/L↓，GLO16g/L↓；Na 126mmol/L↓，Cl 94mmol/L↓。肾功能大致正常。GLU 6.80mmol/L↑。凝血功能：APTT 23.5s↓，余正常。输血前四项为阴性。胸部 CT 示：双肺的支气管血管束增粗、紊乱；右上肺见团片状高密度影；双肺见斑片状、条索状高密度影，边界略模糊；纵隔、肺门未见明显肿大淋巴结影；双侧胸腔见少量液体密度影；前纵隔见大小约 91mm×61mm×109mm 稍高密度影，边界尚清楚。影像学结论：右上肺改变，考虑感染性病变可能性大，建议治疗后短期复查；双肺感染；纵隔占位性病变，符合胸腺瘤改变；双侧少量胸腔积液。

2020 年 5 月 14 日送检胃液常规检查，在胃液中检出一枚虫卵，大小为 58μm×36μm，卵壳薄，无色透明，卵内容物结构不清［图 19.1（a）］。5 月 14 日胃液、5 月 15 日痰液、5 月 18 日肺泡灌洗液均检出大量活泼杆状蚴［图 19.1（b）］和丝状蚴［图 19.1（c）］，其中 5 月 14 日胃液检出的活泼幼虫最多，每个低倍镜视野约可见 60 条幼虫。虫体长 0.65mm，头端钝圆，口腔短，食管较长，生殖原基明显［图 19.1（b）蓝色箭头所指］及尾部末端分叉［图 19.1（d）］。经鉴定，

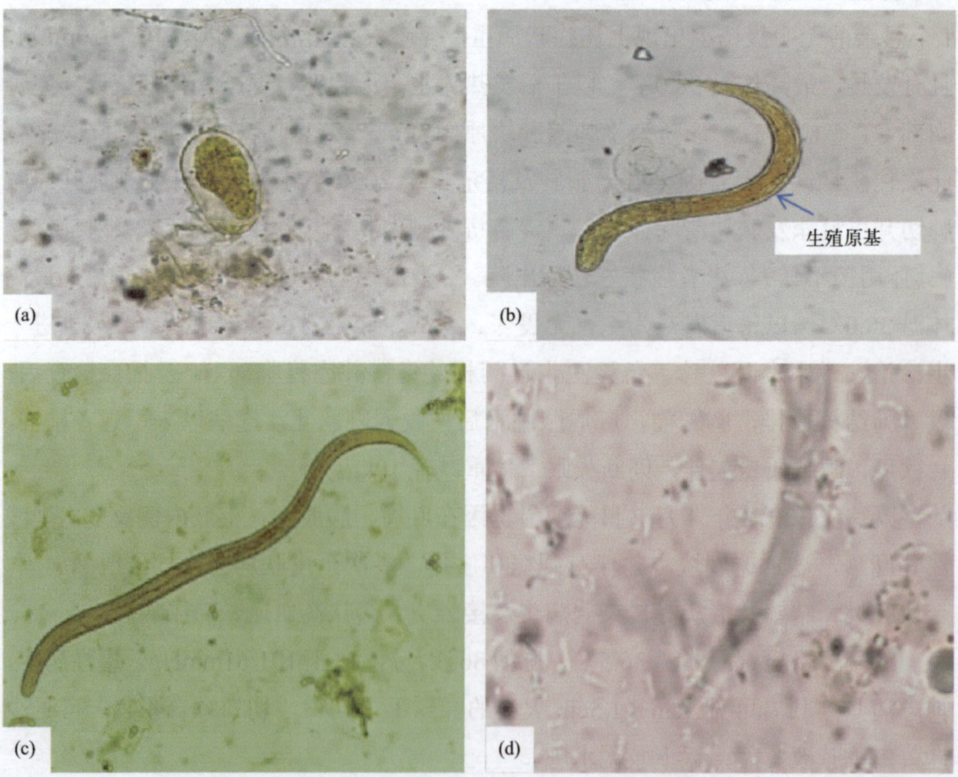

图 19.1　显微镜下虫卵（a）、杆状蚴（b）、丝状蚴（c）及丝状蚴尾部分叉（d）（×400）

虫卵和幼虫的形态与粪类圆线虫丝状蚴、杆状蚴、虫卵的形态相符，由此可以确诊为粪类圆线虫感染。

【案例分析】

粪类圆线虫是一种兼性寄生虫，人的感染主要由土壤中的丝状蚴通过皮肤黏膜侵入人体或食入被虫卵污染的水或食物引起。该病的诊断主要依据从粪便、痰中查见杆状蚴或丝状蚴。粪类圆线虫的虫卵与钩虫卵相似，但较小，部分卵内含胚蚴；杆状蚴尾部尖细，头端钝圆，生殖原基明显，具有双球形咽管；丝状蚴尾部末端分叉。粪类圆线虫幼虫应注意与钩虫幼虫相鉴别，避免误诊为钩虫病，两者在形态学上的区别见表 19.1。

表 19.1　粪类圆线虫幼虫与钩虫幼虫的形态学鉴别

杆状蚴		丝状蚴	
粪类圆线虫	钩虫	粪类圆线虫	钩虫
体长 200 ～ 450μm	体长 250 ～ 500μm	体长 500μm	体长 500 ～ 700μm
口腔短（4μm）	口腔长（15μm）	无鞘膜包裹	有鞘膜包裹
食管长约虫体的 1/2，有两个膨大的食管球	食管长约虫体的 1/3，有一个膨大的食管球	尾部呈叉状或较钝	尾部逐渐变细
生殖原基大（22μm）	生殖原基小（7μm）	食（咽）管长度约虫体的 1/2，无膨大	食（咽）管长度约虫体的 1/3，无膨大
肛孔距离末端 50μm	肛孔距离末端 80μm	生殖原基位于虫体后部	生殖原基位于虫体中部
尾短而锐尖	尾短而尖	尾部分叉	尾部尖细

除了形态上的区别，还可以通过以下线索辅助鉴别：①若是新鲜标本可见较多运动活跃的虫体，一般考虑为粪类圆线虫；而钩虫杆状蚴需钩虫卵在适宜环境下经 1 ～ 2 天孵出。因此，询问患者标本的留置时间有助于初步判别。②若是在粪便以外的痰液、胃液和脑脊液等体液标本中发现活跃的虫体，通常考虑为粪类圆线虫。③钩虫感染常伴有贫血；而粪类圆线虫感染的症状与严重程度及基础疾病状态相关。

粪类圆线虫的致病作用与侵袭部位、感染程度及宿主的自身免疫状态密切相关。既往有因免疫抑制治疗继发粪类圆线虫感染并被误诊为钩虫感染的报道，也有结肠癌、霍奇金淋巴瘤、淋巴细胞白血病、获得性免疫缺陷综合征合并粪类圆线虫感染的报道。在免疫功能低下患者中，粪类圆线虫感染可导致全身播散性感染，其病死率可高达 60% ～ 85%；而对于普通就诊患者，相关研究显示其病死率约为 16.7%。

本例患者原发病为胸腺瘤，根据胸腺瘤的大小推断其病程应在 3 年以上。胸腺瘤是一种起源于胸腺上皮细胞的少见肿瘤，其主要病理特征为胸腺上皮细胞的异常增殖。该肿瘤可破坏胸腺的正常微环境，导致 T 淋巴细胞发育、分化和选择过程障碍。需特别注意的是，胸腺瘤常与多种 T 细胞介导的自身免疫性疾病相关，其中最常见的是重症肌无力（30% ～ 40% 的胸腺瘤患者合并此症），其他相关疾病包括纯红细胞再生障碍、获得性低丙种球蛋白血症等。

本例患者近 3 年未使用过糖皮质激素或免疫抑制剂治疗，但既往多次赤脚接触土壤，可能经皮肤感染了粪类圆线虫丝状蚴。2018 年，患者出现线性荨麻疹，其皮损特征与粪类圆线虫丝状蚴引起的皮肤移行疹相符，推测其感染可能始于 2 年前。随后患者因肛周脓肿及痔疮切除术导致免疫力进一步降低，为粪类圆线虫自体感染创造了条件。粪类圆线虫最终形成播散性的感染可能与胸腺瘤导致患者的细胞免疫（T 细胞发育异常）缺陷，以及伴有体液免疫低下（球蛋白水平偏低）有关。患者住院期间，只在胃液、肺泡灌洗液、痰样本中检出粪类圆线虫，在粪样中未检出，可能与不完全肠梗阻及排便量少有关。

【知识拓展一】

大部分粪类圆线虫感染患者症状轻微，粪类圆线虫的致病作用与感染程度、侵袭部位及宿主的免疫状态密切相关。临床表现：

① 皮肤症状：急性感染时，幼虫穿透皮肤，可产生线性荨麻疹；慢性感染中，幼虫可在皮内迁徙，通常位于肛周区域和大腿上部，被称为肛周匍匐疹。

② 肺部症状：当幼虫通过肺部迁徙时，患者会出现干咳、喘息、咳粉红色泡沫样痰等症状。

③ 消化道症状：可表现为卡他性肠炎、水肿性肠炎或溃疡性肠炎，甚至引起肠壁糜烂，导致肠穿孔。患者主要表现为上腹部烧灼感、恶心、呕吐或间断性反复腹泻等症状。

④ 其他器官：丝状蚴也可移行到全身各器官，如心、肝、肾、胰、脑及泌尿生殖系统等处，并可形成肉芽肿，引起多器官性损伤，导致播散性粪类圆线虫病。

【后续追踪】

本例患者为粪类圆线虫播散性重度感染，肺部及消化道等脏器均受累，伴有持续发热。对于播散性粪类圆线虫病，热带医学和旅行咨询委员会（CATMAT）推荐伊维菌素和阿苯达唑双重治疗。伊维菌素是治疗粪类圆线虫病的首选药物，其临床治愈率可达 90% 以上。遗憾的是，该药物当时在中国大陆地区尚未正式注册上市，临床使用受到了限制。阿苯达唑作为替代治疗方案，但研究显示其单药治疗播散性粪类圆线虫感染的成功率仅为45% ～ 60%，显著低于伊维菌素的疗效。

患者在明确诊断之后，临床使用阿苯达唑400mg/d驱虫治疗。住院期间，在患者的粪便、肛周分泌物、脑脊液等样本中未检出寄生虫及虫卵。5月20日，因呼吸衰竭加重，家属放弃抢救要求出院。

【要点总结】

1. 粪类圆线虫是一种兼性寄生虫，人的感染主要由土壤中的丝状蚴感染所致。该病的诊断主要依据从粪便、痰中查见杆状蚴或丝状蚴。

2. 粪类圆线虫与钩虫，无论是虫卵还是幼虫，形态上都存在一定的相似，容易发生误诊，应注意鉴别。

3. 粪类圆线虫的致病作用与侵袭部位、感染程度及宿主的自身免疫状态密切相关。免疫力低下人群可发生播散性粪类圆线虫感染，致死率高。

4. 对于播散性粪类圆线虫病，推荐伊维菌素和阿苯达唑双重治疗。

【参考文献】

[1] 卢立江，邓爽，赵红英，等. 光学显微镜下鉴别十二指肠钩虫与粪类圆线虫——附2例报告 [J]. 检验医学与临床，2019，16（4）：531-534.

[2] 胡辛兰，陈东杰，吴长生，等. 重度粪类圆线虫感染1例 [J]. 中国血吸虫病防治杂志，2018，30（4）：479-480.

作者：蒋艺、黄华兰　　审校：唐浩能

专题二十

肾移植术后突发意识障碍，高氨血症牵出“隐藏”元凶

【问题导航】

1. 急性意识障碍的原因有哪些？

2. 高氨血症的原因有哪些？

3. 播散性解脲支原体感染有何特点？

【案例背景】

成某，女，33岁。主诉：异体肾移植术后1个月余，肌酐升高2天。

现病史：患者1个月前因“慢性肾功能不全尿毒症期”，行肾移植术，手术顺利。术后患者规律口服抗排斥药，2天前发现肌酐升高。为求进一步治疗，以“移植术后肌酐升高”收治入院。起病以来患者精神食欲尚可，睡眠一般，体重无明显变化。

既往史：有慢性乙型病毒性肝炎病史，肾移植术后予以乙肝免疫球蛋白静脉滴注、恩替卡韦片口服抗病毒治疗至今。

个人史、婚育史、家族史及体格检查均无特殊异常。

门诊检查：血常规示 WBC 3.62×10^9/L，HGB 75g/L↓，RBC 2.36×10^{12}/L↓，PLT 118×10^9/L，NEUT 95.0%↑，IG 10.50%↑。尿常规：尿蛋白（±）。生化检查：Crea 228μmol/L↑，Urea 16.10mmol/L↑，UA 467.0μmol/L↑，GLU 6.48mmol/L；肝功能及电解质检查结果正常。

入院诊断：①血肌酐升高；②异体肾移植状态；③肾性贫血；④慢性乙型病毒性肝炎。

诊治经过：

入院第2天（1月6日），患者早上出现答非所问，意识恍惚。

入院第3天（1月7日），患者呼之不应，不能回答问题，对外界刺激稍有反应，遂完善相关检查。肺部CT：有肺部渗出。头部CT：考虑脑干有少许腔隙可疑。血常规：WBC 2.66×10^9/L↓，HGB 81g/L↓，RBC 2.69×10^{12}/L↓，NEUT 92.8%↑，IG 13%↑。肾功能：Urea 13.60mmol/L↑，Crea 270.0μmol/L↑，肝功能及

电解质基本正常。血氨 3419.3μmol/L↑。PCT 0.917ng/mL↑。脑脊液常规及自身免疫性脑炎相关检查均未见异常。

入院第 4 天（1 月 8 日），患者进入嗜睡状态，对外界刺激稍有反应，伴有反复抽搐，遂转入 ICU。

【案例分析】

患者入院前神志清楚，第二天开始出现意识障碍，并逐渐加重。此类急性意识障碍往往提示病情紧急、危重，需要尽早评估病情，做出处置。除必要的基本生命体征检查、查体和意识状态评估外，实验室和影像学检查也必不可少。常规实验室检查包括血常规、尿常规、血糖、肝肾功能、血气分析、血氨、血电解质和脑脊液检查等。

【知识拓展一】

急性意识障碍可能由多种原因引起，以下是一些常见的原因：

① 中枢神经系统病变：脑血管事件、脑外伤、脑炎或脑膜炎、脑水肿。

② 系统性疾病：代谢性疾病（如肝性脑病、肾性脑病、甲状腺危象等）、水电解质紊乱、中毒（如药物中毒、酒精中毒、一氧化碳中毒等）。

③ 代谢及中毒性疾病：低血糖或高血糖、尿毒症。

该患者血氨仪器首次检测结果提示＞1000μmol/L，稀释后复测居然高达 3419.3μmol/L。面对如此罕见的高水平血氨，我们检查了仪器和质控状态，同时复查该标本，确认结果无误。这种情况通常见于肝性脑病，但该患者肝功能基本正常。经与临床医生联系，得知其存在四肢抖动和神志不清等症状。由于患者的症状符合高氨血症对神经系统的毒害结果，为不耽误临床的鉴别诊断，在出具报告的同时建议重新留样复查。结果患者当天连续复查三次，均为高值，排除偶然性误差。

患者影像学和脑脊液检查均未提示特殊异常，但血氨显著升高，结合临床表现，提示可能发生了与高氨血症相关的代谢性脑病。虽然患者有慢性乙型病毒性肝炎，但肝功能基本正常，亦无与肝功能失代偿有关的体征，因此可以初步判定为非肝性高氨血症。

非肝性高氨血症的病因包括尿素循环障碍、有机酸血症（甲基丙二酸血/尿症、丙酸血症、异戊酸血症、戊二酸血症）、一过性高氨血症和获得性高氨血症（肌肉分解代谢增加、药物、休克、严重感染等）。其中可以导致血氨达到患者如此高水平的，首先需考虑尿素循环障碍和有机酸血症。

无论是尿素循环障碍，还是有机酸血症，都是先天性酶缺陷导致的遗传性疾病，大多数在出生后或儿童时期就会有所表现。但患者既往无相关表现，且家族史也无类似情况，因此遗传性缺陷的可能性不大。但这类疾病作为常见的一类高氨血症病因，还是需要进行有关基因检测以进一步鉴别诊断。

除此之外，患者无饥饿、癫痫和创伤这类导致肌肉分解增强的情况及服用丙戊酸、卡马西平这类可导致血氨增高的药物。但患者的肺部影像以及升高的炎症指标，均提示存在感染，于是需要进一步完善病原学检查。结果显示血培养阴性，但痰培养检出肺炎克雷伯菌。奇异变形杆菌、克雷伯菌和部分大肠杆菌都可以将尿素分解为氨和二氧化碳，是导致感染性高氨血症的一类常见病原体。根据上述临床分析，予患者持续血液净化治疗以纠正内环境紊乱，并联合门冬氨酸鸟氨酸及乳果糖降低血氨；同时予以美罗培南静脉滴注抗感染及其他对症支持治疗。

【后续追踪】

虽然临床上针对性地使用了相应的抗生素治疗，但令人困惑的是血氨水平并没有出现下降，反而有逐渐升高的趋势（图 20.1）。

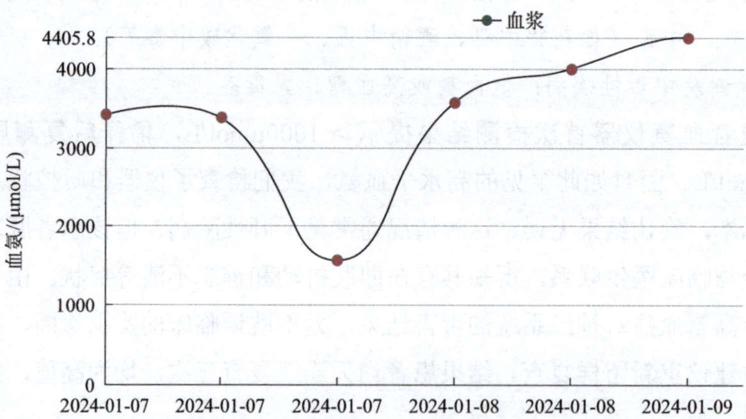

图 20.1　患者转入 ICU 治疗后的血氨水平变化

基于此困惑，我们以“移植患者 + 高氨血症”为检索词查阅文献，结果发现肺移植患者出现高氨血症的情况并不罕见。有 1% ～ 4% 的肺移植患者可能因多种原因（高氮负荷、并发症、原发性肺高压和肝脏谷氨酰胺合成酶缺乏）发生高氨血症，并且血氨水平增高患者移植后 30 天的死亡率为 67%，而血氨水平正常的患者的死亡率为 17%。除此之外，还检索到一些文献报道了移植后或免疫抑制治疗患者因播散性解脲 / 人型支原体感染引起的高氨血症的病例。解脲 / 人型支原体是泌尿生殖道的常见定植菌，但在免疫功能低下的患者中可能导致全身感染，并可以通过水解尿素产生氨，引起高氨血症。

结合以上信息，我们建议临床检测解脲支原体核酸，结果显示患者肺泡灌洗液、尿液及全血标本中的解脲支原体核酸均为阳性，提示存在全身播散性解脲支原体感染，临床医师遂在原抗感染治疗的基础上加用多西环素抗支原体感染。调整用药后患者血氨水平出现明显下降，提示治疗有效（图 20.2）。

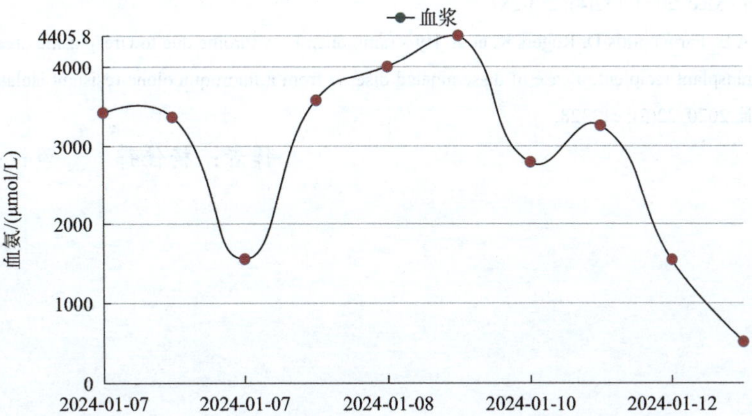

图 20.2　加用多西环素抗解脲支原体感染后的血氨水平变化

【知识拓展二】

在 ICU 的患者中，高氨血症不仅发生在肝功能不全的患者中，在其他患者，特别是脓毒症患者中也会发生。脓毒症引起的非肝性高氨血症原因包括：

① 大肠埃希菌等细菌产生的脲酶分解尿素，导致氨产量增加；

② 脓毒症影响肾脏后，肾脏排泄减少，体内尿素水平升高，细菌分解使氨水平升高；

③ 脓毒症对胃肠道的影响可以增加肠道通透性和血液中氨的吸收量；

④ 当身体出现感染性休克时，肠外营养可能会导致蛋白质摄入过多，导致血氨升高；

⑤ 脓毒症时，身体处于加速分解的状态，导致蛋白质分解增加，血氨升高。

【要点总结】

1. 急性意识障碍可能由多种原因引起，这些原因可以包括中枢神经系统病变、系统性疾病、代谢及中毒性疾病等。

2. 非肝性高氨血症的病因包括尿素循环障碍、有机酸血症、一过性高氨血症和获得性高氨血症（肌肉分解代谢增加、药物、休克、严重感染等）。

3. 免疫功能低下的患者，尤其是实体器官移植后的患者，一旦出现意识障碍，都应进行血氨水平的检查。只要血氨升高，无论有无肝功能异常，都应考虑特殊病原体（如播散性解脲 / 人型支原体）感染的可能。

【参考文献】

[1] Lichtenstein G R, Yang Y X, Nunes F A, et al. Fatal hyperammonemia after orthotopic lung transplantation[J]. Ann Intern Med, 2000, 132(4): 283-287.

[2] Higgins A B, Farmakiotis D, Rogers R, et al. Hyperammonemia syndrome due to Ureaplasma urealyticum in a kidney transplant recipient: a case of disseminated disease from a fluoroquinolone-resistant isolate[J]. Transpl Infect Dis, 2020, 22(5): e13328.

作者：杨佳锦　　审校：唐浩能

专题二十一

严重高脂血症标本被“搅局”：孕妇检验结果背后的危机与真相

【问题导航】

1. 如何诊断高甘油三酯血症性急性胰腺炎（hypertriglyceridemic acute pancreatitis，HTG-AP）？

2. 高脂血症对电解质及血脂项目的检测有何影响？

3. 如何处理严重高脂血症患者的生化检测标本？

【案例背景】

患者，女，34 岁，妊娠 32 周。主诉：腹痛 3h。

现病史：患者 3h 前无明确诱因出现中上腹部疼痛，以剑突下为著，呈阵发性，疼痛剧烈，向左肩部放射，伴腹胀及腰背部胀痛，无恶心呕吐，无寒战、发热等不适，未排气排便。急诊彩超示：胰腺增大，回声不均匀。拟“急性胰腺炎”收入胆胰外科。

患者当天送检的生化检测样本呈重度脂血，血脂综合指数高达 3080，检测结果如表 21.1 所示。从中可以看到 TG 和 TC 明显升高，与标本性状相符；胰淀粉酶也显著升高，提示急性胰腺炎；电解质紊乱，钠离子明显降低，达到危急值水平。

表 21.1　患者的生化检测结果

项目名称	结果	参考区间	项目名称	结果	参考区间
TG/（mmol/L）	19.63 ↑	＜ 1.71	TBA/（μmol/L）	8.7	0.0 ～ 10.0
TC/（mmol/L）	24.80 ↑	2.90 ～ 5.20	Urea/（mmol/L）	2.00	2.90 ～ 7.14
HDL/（mmol/L）	0.12 ↓	＞ 1.04	Crea/（μmol/L）	50.0	44.0 ～ 133.0 L
LDL/（mmol/L）	0.24	＜ 3.12	UA/（μmol/L）	268.0	155.0 ～ 357.0
P-AMY/（U/L）	615.0 ↑	8.0 ～ 53.0	Na/（mmol/L）	120.7 ↓	137.0 ～ 147.0
ALT/（U/L）	3.6 ↓	7.0 ～ 40.0	K/（mmol/L）	3.53	3.50 ～ 5.30
AST/（U/L）	2.2 ↓	13.0 ～ 35.0	Cl/（mmol/L）	89.8 ↓	99.0 ～ 110.0
TP/（g/L）	53.6 ↓	65.0 ～ 85.0	CO_2CP/（mmol/L）	12.6 ↓	22.0 ～ 29.0
ALB/（g/L）	28.7 ↓	40.0 ～ 55.0	AG/（mmol/L）	21.8 ↑	8.0 ～ 18.0

续表

项目名称	结果	参考区间	项目名称	结果	参考区间
GLO/（g/L）	24.9	20.0 ～ 40.0	总 Ca/（mmol/L）	2.49	2.11 ～ 2.52
A/G	1.15	1.20 ～ 2.40	P/（mmol/L）	1.97 ↑	0.85 ～ 1.51
TBIL/（μmol/L）	8.7	3.4 ～ 17.1	Mg/（mmol/L）	2.11 ↑	0.78 ～ 1.27
DBIL/（μmol/L）	2.2	0.0 ～ 6.0	GLU/（mmol/L）	6.62 ↑	3.90 ～ 6.10

审核报告时，发现患者还做了床旁血气分析。意外的是，该结果显示钠离子为134mmol/L，但钙离子为0.92mmol/L（参考区间为1.15 ～ 1.29mmol/L）。此结果与本科室的检测结果差异显著，需确认生化报告中的钠离子是否为危急值。

【案例分析】

根据患者临床表现以及实验室检查结果，可诊断为高甘油三酯血症性急性胰腺炎（hypertriglyceridemic acute pancreatitis，HTG-AP）。该病诊断要求首先要有急性胰腺炎（AP），并同时伴有血清 TG 水平≥ 11.30mmol/L，或血清 TG 水平介于 5.65 ～ 11.30mmol/L 但血清呈乳糜状。同时符合以上条件情况下，排除 AP 的其他病因如胆管疾病、酒精、创伤、肿瘤等，则 HTG-AP 诊断成立。若患者血清 TG 水平超过参考范围上限但小于 5.65mmol/L，则诊断为 AP 伴高甘油三酯血症（HT）。本例患者钠和钙的两种检测方法结果差异显著，是由于脂血对部分检测方法存在干扰所致。

临床上对 K^+、Na^+、Cl^- 的检测基本都是离子选择电极法，但是生化分析仪通常采用间接法，而血气分析仪则是直接法，两者的区别在于：

间接离子选择电极法在检测时需先用高离子强度的稀释液对血清进行 1：31 的稀释。但只是稀释和检测了占 93% 水相中的电解质，而最终计算时却是按 100% 血清体积来换算出电解质的浓度，因此测定结果会比真实值偏低 3% ～ 5%。如果血浆中固体物质部分增加（如血脂或蛋白质浓度过高），就会“挤占”原本属于一部分水的体积，进而引起水相比例减少，最终导致结果更加偏低。这种因水相比例减少而使电解质结果不“真实”的现象被称为电解质排斥效应。

直接离子选择电极法不需要稀释血清，直接测定血清样本，只检测和计算水相中的电解质浓度。同时，电极具有多层涂膜结构，将血脂和蛋白浓度异常的影响降至最低，避免了电解质排斥效应，因此结果就更真实可靠。虽然两种方法存在固有偏差，但本例结果差异显著，需考虑电解质排斥效应。

至于血钙，生化分析仪通常测的是总钙，而血气分析仪测的是钙离子。理论上这两者之间存在高度的相关性，但也会受到一些因素的影响而出现不同。如 pH 值增高，会降低钙离子浓度。一般认为 pH 值每增加 0.1，钙离子浓度约降低 4% ～ 5%（pH ＞ 8.0 后不适用）。本例患者血气分析示 pH 为 7.388，因此不考虑由 pH 导致的 Ca^{2+} 浓度降低。

由于白蛋白可以结合钙离子，所以血清总钙水平会受到白蛋白含量的影响。白蛋白降低可导致总钙减少，但实际发挥生理活性作用的钙离子却不低，所以此时并不会出现低钙血症的临床表现。通常白蛋白每变化 1g/L，总钙的校正因子变化为 0.02 mmol/L，其校正公式为：校正钙（mmol/L）= 总钙（mmol/L）+ 0.02 ×[40 − 白蛋白浓度 (g/L)]。因此，对一些总钙降低又合并低白蛋白血症的患者，通过校正公式进行校正或者检测钙离子，才能真实地反映其血钙水平。总钙测定用的是比色法，因此也会受到血脂水平的影响。

既然血脂可能对电解质检测产生干扰，那么该如何处理呢？虽然稀释法是最常想到的，但一般不推荐用于电解质检测。因为重度脂血情况下，稀释倍数往往较高，容易导致稀释后电解质浓度低于检测下限。因此，推荐在高速离心后取下清液进行检测。本例标本经高速离心后复查，结果显示钠为 134.1mmol/L，总钙为 1.50mmol/L（危急值），与血气分析结果基本一致。

【知识拓展一】

实际工作中并非每份标本都会检测血脂，所以有条件的最好开通血清指数检测功能，以便得到每份标本的具体脂血指数（LI）。值得注意的是不同品牌仪器得到的 LI 是不同的，因此对于非配套试剂，应该要重新验证。此外，开放试剂往往以“低于多少 mmol/L 或 mg/dl 的甘油三酯不受影响”进行标注，这时就需要提前建立该数值（mmol/L 或 mg/dL）与所用检测系统 LI 之间的关系。

总之，实验室应建立所开展检验项目的标本脂血指数干扰信息说明。干扰信息内容包括干扰阈值与干扰检验结果改变的方向趋势，可通过制造商、学术组织、实验室内部研究等方式获得，实验室应评估所选用干扰信息的适用性。

除了电解质结果异常以外，血脂结果似乎也有问题，即 TC 远远大于 LDL 与 HDL 之和；此外，TG 水平为 19.63 mmol/L 时，既往工作中也未见此种程度的脂血会对电解质检测产生如此显著的干扰，故需考虑当前血脂检测结果是否受其他因素影响。将剩余标本稀释后复查，发现 TG 结果高达 106mmol/L！虽然最初考虑底物耗尽现象，但由于本实验室 TG 检测采用一点终点法，理论上即使底物完全消耗，最终检测结果仍应反映全部底物反应后的总吸光度变化。典型的底物耗尽现象常见于速率法检测项目，其机制为底物完全消耗导致单位时间内吸光度变化率降低，从而造成检测结果假性偏低。

查询 TG 检测试剂说明书，其中提到 TG 浓度过高会导致反应过程缺氧从而产生假性正常值，此时仪器会提示报警信息（> Kin）。其机制在于 TG 检测的最后一步是 Trinder 反应，为可逆反应：初期生成的红色醌亚胺产物在底物过量时会快速消耗溶解氧，导致过氧化氢生成不足，无法维持过氧化物酶（POD）催化的后续反应。此时反应逆向进行，醌亚胺分解褪色，最终造成检测结果假性偏低。

Trinder 反应在众多临床生化检测中都有应用，如 GLU、TG、CHOL、UA、HDL 和 LDL 等。通常已知该反应易受还原性物质（如维生素 C、羟苯磺酸钙等）影响，导致结果假性降低。不过从本案例来看，物质浓度过高也可能造成类似“底物耗尽”的表现，所以观察反应曲线和仪器报警非常重要。

【后续追踪】

最终我们将除血脂以外的结果，用高速离心后的下清液全部复查后报告给临床。考虑到这么严重的脂血，即使稀释可能仍会对血脂项目有影响，或存在脂质对其他物质的潜在吸附作用，因此仍需备注“重度脂血对检测有影响，结果仅供参考”。

通过回顾患者的病历资料，发现其当时有全身发麻的表现，临床医生考虑是由低钙血症引起的，这也与纠正后的总血钙结果相符。而且血钙浓度如此之低，往往预示胰腺坏死严重，因此需严密监测各项生命体征并持续评估母婴情况。同时，由于 TG 的浓度非常高，不得不考虑在常规无创的降脂治疗基础上启动血浆置换，以期尽快将 TG 浓度降至合适水平。

【知识拓展二】

脂血标本的产生除了可能由禁食时间不足或输注脂肪乳引起外，还可能与患者本身因素（如胰腺炎、血脂异常）或药物不良反应有关。因此，在工作中遇到脂血标本时，一定要做好备注，以提示临床医生关注患者可能存在的潜在问题。在条件允许的情况下最好能与临床进行沟通并评估可能对结果产生的影响。生化脂血标本的处理流程见图 21.1。

【要点总结】

1. 当 AP 合并血清 TG 水平 ≥ 11.30mmol/L 时，在排除其他继发性原因的情况下，可诊断为 HTG-AP。

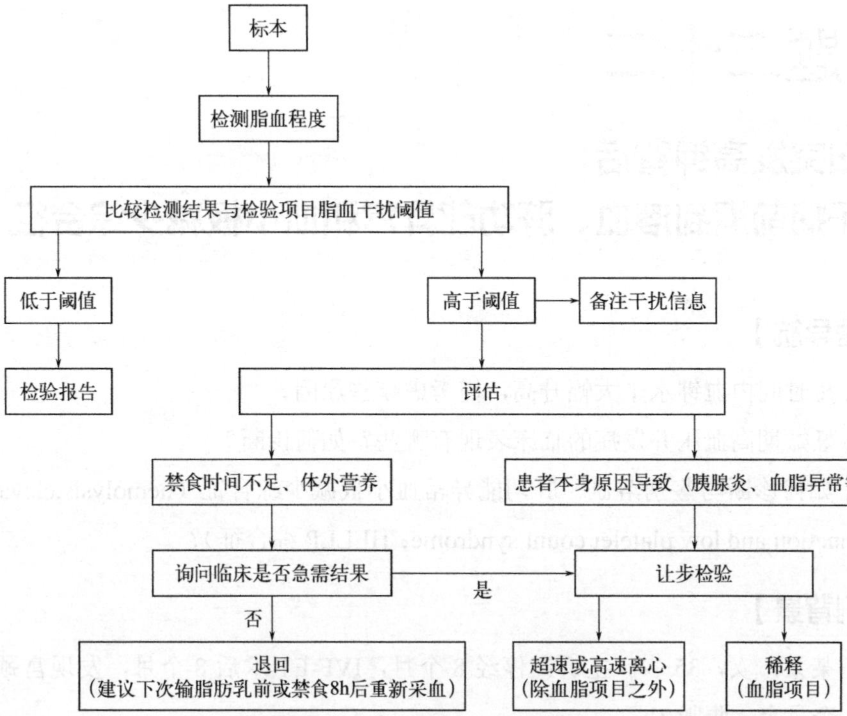

图 21.1　生化脂血标本的处理流程

2. 重度脂血可导致电解质排斥效应，使间接离子选择电极法的检测结果出现假性降低，同时也可因浑浊外观干扰比色法项目的检测结果。严重的 HTG 可使 TG 检测出现类似底物耗尽的现象，导致 TG 结果出现明显的假性减少。对于高脂血症的处理，除血脂项目可用稀释方法外，其余项目推荐超速或高速离心法。

3. 脂血标本的产生除了可能由禁食时间不足或输注脂肪乳引起外，还可能与患者本身因素（如胰腺炎、血脂异常）或药物不良反应有关。因此，在工作中遇到脂血标本时，一定要做好备注，以提示临床医生关注患者可能存在的问题。

【参考文献】

[1]《高甘油三酯血症性急性胰腺炎诊治急诊专家共识》专家组 . 高甘油三酯血症性急性胰腺炎诊治急诊专家共识 [J]. 中国全科医学，2021，24（30）：3781-3793.

[2] 彭华，戴盛明 . 高脂血标本对临床检验项目的干扰及消除 [J]. 国际检验医学杂志，2010，31（10）：1140-1142.

[3] 高永庆 . 高脂血标本对临床生化、血凝等指标的干扰及对策 [J]. 昆明医科大学学报，2018，39（09）：112-114.

作者：杨佳锦　　审校：唐浩能

专题二十二

产妇突发高钾背后：从子痫前期到溶血、肝功能异常和血小板减少综合征

【问题导航】

1. 短时间内血钾水平大幅升高，需考虑哪些原因？

2. 妊娠期高血压并发症的临床表现有哪些？如何诊断？

3. 如何诊断与鉴别溶血、肝功能异常血小板减少综合征（hemolysis;elevated liver function and low platelet count syndrome；HELLP 综合征）？

【案例背景】

王某某，女，35 岁。主诉：停经 8 个月，IVF-ET 术后 8 个月，发现宫颈管缩短 1 个月余，腹胀 1h。

现病史：患者末次月经 2018 年 1 月 26 日，于 2018 年 2 月 12 日移植两枚鲜胚，根据胚胎移植时间推算预产期为 2018 年 11 月 3 日。2018 年 8 月 23 日行四维彩超时发现宫颈管缩短，宫颈管内口见漏斗形成，宽约 1.11cm，深约 0.74cm，残余宫颈长约 1.63cm，外口无扩张。门诊以"①宫内孕 35 周［LOP/ROP 双活胎，先兆早产（双绒双羊）］；② IVF-ET 术后；③妊娠糖尿病。"收治住院。经抗感染及保胎治疗后，患者无明显腹胀、腹痛等不适，于是出院后回当地医院继续治疗。2018 年 9 月 25 日，患者因腹胀加重再次入本院进行保胎，无恶心呕吐，无胸闷、气促，无腹痛、阴道流血流液等不适，自觉胎动尚可，一般情况尚可，大小便正常。

入院体格检查：体温 36.9 ℃，脉搏 96 次 / 分，呼吸 20 次 / 分，血压 120/70mmHg。腹部膨隆如孕 7 个月大小，全腹无压痛及反跳痛，肠鸣音 4 次 / 分，双下肢无水肿。

患者于 9 月 27 日 21:00 行急诊生化检测，其结果如表 22.1 所示。结果显示，患者转氨酶明显升高，超过参考区间上限 10 多倍，白蛋白降低；尤为突出的是，血钾升高至危急值水平，但 6h 前患者血钾检测结果仍正常。其血钾在短时间内突然大幅升高的原因是什么？

表 22.1　患者生化检查结果

项目名称	9月27日晚上9时	9月27日下午3时	9月24日	参考区间
ALT/（U/L）	618.5↑	323.2↑		7.0～40.0
AST/（U/L）	586.6↑	265.9↑		13.0～35.0
TP/（g/L）	52.9↓	45.3↓		65.0～85.0
ALB/（g/L）	29.8↓	26.7↓		40.0～55.0
TBIL/（μmol/L）	16.7	15.4		3.4～17.1
DBIL/（μmol/L）	4.4	4.4		0～6.0
Na/（mmol/L）	134.1↓	137.1	136.2↓	137.0～147.0
K/（mmol/L）	6.46↑	4.08	4.06	3.50～5.30
Cl/（mmol/L）	110.0	110.0	110.0	99.0～110.0
总 Ca/（mmol/L）	1.99↓	2.01↓	2.14	2.11～2.52

【案例分析】

血钾是维持人体正常电生理活动的一项非常重要的离子，过高或过低都能引起致死性心脏电生理异常，因此是临床非常关注的指标。面对血钾在短时间内大幅升高的结果，检验人员首先需要排除分析前和分析中的误差。

【知识拓展一】

健康个体中，膳食钾经胃肠道吸收后主要由肾脏远端小管主细胞排泄；过量部分储存于肌肉和肝脏，该过程受胰岛素和 β_2-肾上腺素能受体调节。肾脏的钾排泄受血钾浓度、醛固酮水平及远端肾小管钠输送量的调节；而钾的细胞内储存则依赖胰岛素、儿茶酚胺和盐皮质激素的调控。由于钾的代谢周转迅速，血浆钾浓度的日内波动一般不超过 10%。

标本性状未见溶血，钙离子及白蛋白较前无明显变化，因此可以排除溶血、抗凝剂和输液污染所致的血钾升高；需进一步排查是否为患者本身疾病导致的高钾血症。

最常见的是肾功能不全，但患者肌酐一直正常，最高也只有 59.8μmol/L；碳酸氢根和阴离子间隙基本正常，排除严重酸中毒；患者血红蛋白 110g/L，并无输血指征，因此也不存在输入过多库存血的可能；CRP 正常，无严重感染。

鉴于患者检测结果中未见真性高钾血症的确切证据，且本次高钾为突发性表现，故优先考虑假性高钾血症。比如，抽血时压脉带挤压过久或其他原因。鉴于一时找不到可以解释的原因，只能暂时将该危急值报告临床并建议复查。1h 之后，该患者的样本再次被送到实验室，复查血钾结果（6.24mmol/L）基本同前。如果仅仅是一次偶然的标本采集错误所引起的高钾血症，那么前后两次结果如此接近实在太过巧合，或许，患者是真性高钾血症。

既然考虑真性高钾血症，要解开谜团就必须回到患者本身。查看电子病历系统，当晚夜班查房病志显示：患者自觉腹胀和头痛，偶有气促，无胸闷不适，无恶心呕吐、头晕眼花，无夜痛、阴道流血流液等不适，自觉胎动尚可。查体：血压 190/106mmHg，复测 180/102mmHg，心肺听诊无明显异常，床旁扪及不规则胎动，双下肢水肿（+）。检查示尿蛋白定性 1.0 g/L（++），隐血（+++）。综合患者病史、体征和检查结果，考虑“重度子痫前期”。

子痫前期是指妊娠 20 周后首次出现高血压和蛋白尿，常伴有水肿与高尿酸血症。子痫前期又分为轻、重度。轻度子痫前期是指收缩压≥ 140mmHg 和（或）舒张压≥ 90mmHg，尿蛋白≥ 300mg/24h 和（或）定性试验（+）。重度子痫前期是指孕妇出现以下任一表现时的状态。①血压持续升高：收缩压≥ 160 mmHg 和（或）舒张压≥ 110 mmHg；②持续性头痛、视觉障碍或其他中枢神经系统异常表现；③持续性上腹部疼痛及肝包膜下血肿或肝破裂表现；④肝酶异常：血 ALT 或 AST 水平升高；⑤肾功能受损：尿蛋白＞ 2.0g/24h；少尿（24h 尿量＜ 400mL、或每小时尿量＜ 17mL）、或血肌酐＞ 106μmol/L；⑥低蛋白血症伴腹水、胸水或心包积液；⑦血液系统异常：血小板计数呈持续性下降并低于 100×10^9/L；微血管内溶血（表现有贫血、黄疸或 LDH 水平升高）；⑧心功能衰竭；⑨肺水肿；⑩胎儿生长受限或羊水过少、胎死宫内、胎盘早剥等。

结合临床症状、实验室检查结果，不难发现患者的确处于重度子痫前期，但似乎在上述描述中并未提及高钾。事实上，患者高钾血症的出现与上面描述中的“微血管内溶血”相关。微血管内溶血是指微血管病变使通过其中的红细胞发生破坏的一种情况，本质上属于血管内溶血。但是该患者 HGB（图 22.1）未出现预期性下降，反而呈一过性升高，同时胆红素水平未超出参考范围，这一表现与

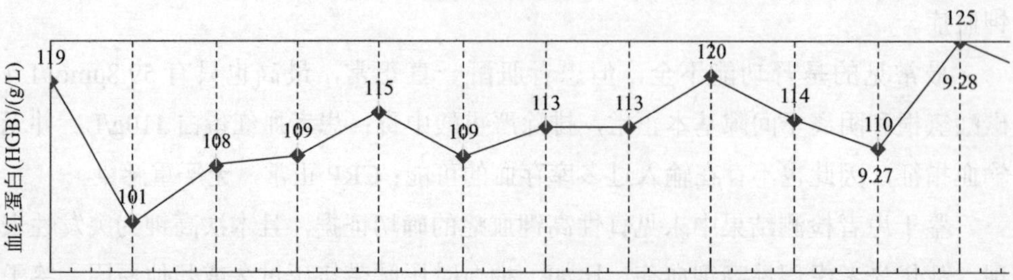

图 22.1 患者 HGB 水平历史对照

典型溶血特征不符。这该如何解释？

首先，重度子痫前期时，全身血管强烈痉挛和收缩，可造成血液暂时性浓缩。其次，溶血持续时间短，对红细胞造成的破坏程度尚不严重。查阅患者的历史检验结果，可以发现其当晚的胆红素水平从既往的 6.6μmol/L 升至 16.7μmol/L，有动态升高，只是没有超过参考区间而已；此外，血常规报告提示有核红细胞及网织红细胞明显增多，且乳酸脱氢酶也显著升高，都支持体内溶血的发生。

虽然溶血不严重，但患者血钾的升高仍如此显著，其实是其自身多种因素综合影响的结果。一方面，该患者有妊娠糖尿病，存在胰岛素抵抗，这会影响血钾向细胞内转移。其次，全身血管收缩，导致肾脏灌注下降，以及血压升高会拮抗醛固酮激素的释放，这都会削弱肾脏的排钾功能。

【后续追踪】

综合患者溶血表现、肝酶升高以及血小板只有 75×10^9/L，提示病情已经进展到了溶血肝功能异常血小板减少综合征（HELLP 综合征）的阶段。该病以溶血性贫血、肝酶升高和血小板减少为特点，大多发生在产前，与重度子痫前期关系密切，约 20% 的重度子痫前期患者可发展为 HELLP 综合征。但它也可以发生在子痫前期之前，甚至在无血压升高或尿蛋白异常的情况下也能出现。

HELLP 综合征的诊断标准：

① 微血管内溶血：外周血涂片见破碎红细胞、球形红细胞；胆红素 ≥ 20.5μmol/L；HGB 轻度下降；LDH 水平升高（LDH ＞ 600U/L 是诊断早期溶血的敏感指标，常在血清间接胆红素升高和血红蛋白降低前出现）。

② 肝酶水平升高：ALT ≥ 40U/L 或 AST ≥ 70U/L，多在产后 3 ～ 5 天恢复正常。

③ 血小板计数减少：PLT 通常低于 100×10^9/L，但要注意孕期血小板计数下降趋势，对存在血小板计数下降趋势且血小板＜ 150×10^9/L 的孕妇进行严密追查。

为预防病情恶化，临床医生立即对患者行急诊剖宫产术，以终止妊娠。术后，患者血钾逐渐降至正常，其他异常指标也逐渐恢复正常。该病理转归反向支持了 HELLP 综合征的诊断，同时也表明血钾升高与 HELLP 综合征的发生有密切关系。

【知识拓展二】

虽然有学者认为重度子痫前期、HELLP 综合征应被列入广义的血栓性微血管病（TMA）范畴，但实际上这些妊娠并发症与血栓性血小板减少性紫癜及非典型溶血性尿毒症综合征的处理和预后有较大差异，因此需要进行鉴别。

重度子痫前期 /HELLP 综合征一般以高血压、蛋白尿为首发症状，多伴有肝功能损害，肾功能障碍多为轻度，由肾前性因素所致，溶血的程度通常较为轻微。在使用激素治疗 8 ～ 12h 或妊娠终止后，病情能明显缓解。TMA 一般较少早期发生高血压，多数没有明显的肝功能损伤，肾功能损伤更为严重，多表现为急性肾功能衰竭。当存在严重的溶血性贫血、持续而严重的血小板减少时，应警惕 TMA。在终止妊娠后的 48 ～ 72h 内，如果病情出现急剧发展，或者出现神经系统症状、肾功能异常进行性加剧，血小板进行性降至 20×10^9/L 以下，乳酸脱氢酶明显上升，往往提示 TMA，其病程常持续 2 周以上。

虽然 ADAMTS13 活性在正常妊娠、子痫前期以及 HELLP 综合征时也会降低，但活性水平＜ 20% 提示 TTP。当排除其他诊断，同时血清中补体检测异常，则考虑非典型溶血性尿毒症综合征（aHUS）的诊断。

【要点总结】

1. 血钾作为一项重要的指标，正常生理波动不超过 10%。若遇到异常变化，在排除标本采集和检测错误后，需结合患者病情进行综合分析。

2. 子痫前期是指妊娠 20 周后首次出现高血压和蛋白尿，常伴有水肿与高尿酸血症，分为轻、重度。

3. HELLP 综合征以溶血、肝酶升高和血小板减少为特点，大多发生在产前，与重度子痫前期关系密切。约 20% 的重度子痫前期患者可发展为 HELLP 综合征。

4. HELLP 综合征应注意与其他 TMA 相鉴别，在妊娠终止后病情可得到明显的缓解。

【参考文献】

[1] 中华医学会妇产科学分会妊娠期高血压疾病学组 . 妊娠期高血压疾病诊治指南（2020）[J]. 中华妇产科杂志，2020，55（4）：227-238.

[2] 赖微斯，丁依玲 . 产科血栓性微血管病 [J]. 中国实用妇科与产科杂志，2022，38（02）：153-157.

作者：杨佳锦　　审校：唐浩能

专题二十三

急性淋巴细胞白血病引起反向假性高钾血症

【问题导航】

1. 何谓假性高钾血症？发生的原因有哪些？
2. 假性高钾血症该如何处理及预防？
3. 反向假性高钾血症的特点有哪些？

【案例背景】

患者，男，62 岁。主诉：发现血象异常 4 个月。

现病史：患者 4 个月前体检发现血象异常，白细胞增高达 20×10^9/L，无特殊不适，未正规就医治疗。病程中患者反复出现头晕、乏力，具体治疗不详，为求进一步治疗就诊于本院。入院后完善实验室检查：WBC 994.32×10^9/L↑，LYMPH 808.38×10^9/L↑，HGB 113g/L↓，PLT 78×10^9/L↓；K 7.58mmol/L↑，LDH 1020U/L↑。

由于血钾水平达到危急值，在复查及排除溶血等干扰后，电话通知临床。接到反馈后，临床急查心电图，QT 间期正常，未见 T 波高尖；此外，患者无酸中毒表现、肾功能衰竭或肿瘤溶解综合征，无胸闷、心悸、肌肉无力等高钾血症相关症状。重新抽血后复查血钾，结果基本同前。由于患者缺乏高钾血症相关表现及病因，临床对检验结果提出异议。

【案例分析】

由于患者白细胞计数非常高，因此不排除可能是假性高钾血症。它是指血清钾浓度超过血浆或全血钾水平 0.4mmol/L，且患者无高钾血症的临床症状、体征及心电图表现。主要是由离体血液在体外凝固过程中，钾离子从血细胞内释放出来所致。这种现象常见于以血细胞数量显著升高为特征的疾病，如血小板增多症、真性红细胞增多症、极度白细胞增多症（如白血病）和遗传性球形红细胞增多症等；此外，对于高白细胞患者来说，离体后的白细胞代谢加强，钠钾泵的活动也更活跃，将细胞外钾持续泵入细胞内，反而导致细胞外钾含量显著降低；然而随着血糖的消耗，最后能量无法维持钠钾泵工作时，钾离子又会从细胞内释放到细胞外导致血钾升高。

对于疑似假性高钾血症的患者，应建议同时抽取促凝管和肝素抗凝管标本，并快速送检复查血钾。如果复查后的血清钾结果不变，但血浆钾明显降低，则证明存在假性高钾血症。我们联系临床医师并重新抽血，并派专人转送标本，10min 内送达检验科，50min 内完成检测。但最后的检测结果却出乎意料，血清钾降至 4.93mmol/L，而血浆钾却升高到 8.47mmol/L。

【后续追踪】

为进一步分析血钾增高的原因，又同时抽取 5 管血液标本，其中 1 管为静脉血气分析标本，1 管为肝素钠抗凝血标本，其余 3 管为促凝管标本。血气分析标本在采集 15min 后检测，肝素钠管和促凝管 1 在采集 30min 后离心并马上检测，其余两个促凝管样本分别于采集样本 60min 和 120min 后离心并立即检测。以上五份样本的检测结果见表 23.1。

表 23.1　不同时间点检测血钾测定结果比较

组别	15min	30min	60min	120min
血气分析	4.50 mmol/L	—	—	—
肝素钠管	—	9.35 mmol/L	—	—
促凝管 1	—	4.76 mmol/L	—	—
促凝管 2	—	—	5.93 mmol/L	—
促凝管 3	—	—	—	7.36 mmol/L

通过以上结果，我们发现该患者标本采集后须在 30min 内进行离心检测。若超过 1h，将引起血钾明显异常，而且随时间延长，血钾升高越显著。血气分析血钾结果与 30min 检测结果一致，基本可真实反映体内血钾水平。首次血清钾假性升高可能与未及时离心分离血细胞和血清有关，白细胞消耗大量的腺苷三磷酸（ATP）后，细胞膜钠钾泵功能障碍，导致钾离子外流增多。

【知识拓展一】

当遇到血细胞极高的患者时，在临床工作中建议如下：1 此类患者标本应人工尽快送检；2 血钾结果可疑时采集血气分析进行复查，如未开展该检测项目则采集肝素抗凝管和促凝管进行复查，同时结合心电图分析。3 在运输和处理标本过程中，避免剧烈震荡及离心力过大。4 检验人员和临床医生加强沟通，避免发送错误结果影响临床诊治。

患者两次抽血测定血浆钾浓度均出现假性升高，而血清钾正常，这种现象称为“反向假性高钾血症”。文献报道此现象主要发生在淋巴细胞白血病患者，其具体的发生机制尚不明确。一种可能原因是白血病患者的白细胞发育不良，细胞膜脆性大、不稳定，使这些细胞容易溶解，造成钾离子外漏。如果是通过气动物流传输系统运输，受到急剧加速、减速及碰撞的影响后，细胞更易被破坏。另一种可能的原因是在处理和离心这类患者标本的过程中，肝素介导的细胞膜损伤导致细胞释放钾离子。但本例患者的调查结果表明，同样是使用肝素抗凝，血气分析标本血钾结果却并未受到影响。不过也有学者认为这一差异还与肝素浓度相关，血气分析注射器内的平衡肝素浓度大约只有肝素管的三分之一。

【知识拓展二】

三类高钾血症的鉴别见表 23.2。

表 23.2　三类高钾血症的鉴别诊断

类别	血清钾	血浆钾	其他变化
真性高血钾	升高	升高	心电图改变
假性高钾血症	升高（假性）	正常	心电图正常
反向假性高钾血症	正常	升高（假性）	心电图正常

【要点总结】

1. 假性高钾血症是指血清钾浓度超过血浆或全血钾水平 0.4mmol/L，且患者无高钾血症的临床症状及心电图异常表现。

2. 疑似假性高钾血症时，应建议同时抽取促凝管和肝素抗凝管标本，并快速送检复查血钾。如果复查后的血清钾结果不变，但血浆钾明显降低，则证明存在假性高钾血症。

3. 血浆钾浓度升高，但血清钾正常，这种现象称为“反向假性高钾血症”。此症主要发生在淋巴细胞白血病患者中，具体机制尚不明确。

【参考文献】

[1] Meng Q H, Krahn J. Reverse pseudohyperkalemia in heparin plasma samples from a patient with chronic lymphocytic leukemia[J]. Clin Biochem, 2011, 44(8-9): 728-730.

[2] Abraham B, Fakhar I, Tikaria A, et al. Reverse pseudohyperkalemia in a leukemic patient[J]. Clin Chem, 2008, 54(2): 449-451.

[3] Claver-Belver N, Cano-Corres R, Miró-Cañís S, et al. Pseudohyperkalemia due to severe leukocytosis: case presentation[J]. Clin Chem Lab Med, 2016, 54(12): e365-e367.

作者：周前选　　审校：王静泓

专题二十四

巴特综合征引起的顽固性低钾血症

【问题导航】

1. 导致低钾血症的病因有哪些？

2. 巴特综合征（Bartter syndrome）以及家族性低钾低镁血症综合征（Gitelman syndrome）有何特点？它们的区别在哪里？

3. 低钾血症的诊断分析思路是什么？

【案例背景】

许某某，女，43 岁。主诉：低钾血症 3 年。

现病史：患者 3 年前无明显诱因出现乏力，当时查血钾低于正常值（具体不详），间断服用氯化钾。3 天前因持续头痛、食欲差数天来本院就诊，门诊以“低钾查因”收住内分泌代谢科。入院查体：血压 80/50mmHg，余无异常。

既往在 2023 年 12 月因头痛服用镇痛药物出现急性肾功能不全，予以对症处理后好转。肾穿刺病理检查显示：局灶性肾小球硬化，肾小管损伤，部分球旁器增生肥大。

入院后完善部分检查，其中主要结果（表 24.1）提示血钾及血氯下降，24h

表 24.1　患者部分相关检验结果

检验项目	结果	参考区间
K/（mmol/L）	2.94↓	3.50 ～ 5.50
Na/（mmol/L）	138.7	135.0 ～ 145.0
Cl/（mmol/L）	85.6↓	98.0 ～ 108.0
总 Ca/（mmol/L）	2.38	2.25 ～ 2.75
Mg/（mmol/L）	1.03	0.80 ～ 1.20
24h 尿钾 /（mmol/24h）	180.81↑	25.0 ～ 100.0
动脉血 pH	7.602↑	7.35 ～ 7.45
PCO_2/（mmHg）	6.77↑	4.65 ～ 5.98
PO_2/（mmHg）	11.35	10.64 ～ 13.30
Urea/（mmol/L）	11.50↑	2.90 ～ 8.20
Crea/（μmol/L）	451.0↑	53.0 ～ 115.0
尿 pH	8.0	4.5 ～ 8.0

尿钾增高，代谢性碱中毒以及肾功能异常。

【案例分析】

低钾血症是指血钾＜ 3.5mmol/L 的一种病理生理状态，临床上分为三种类型：缺钾性低钾血症（钾摄入不足或丢失过多）、转移性低钾血症（细胞外钾转移至细胞内）和稀释性低钾血症（细胞外液稀释导致血钾浓度降低，常见于水中毒或补液过快）。导致低钾血症的常见病因如表 24.2 所示。

表 24.2　低钾血症部分常见病因

分类	病因
摄入减少	吞咽困难、少食、厌食、禁食、医源性补充不足
丢失增加	胃肠丢失：呕吐、腹泻、胃肠引流或造瘘。 肾脏丢失：急性肾衰竭多尿期、肾小管性酸中毒、原发性或继发性醛固酮增多症。 其他丢失：大面积烧伤、释放腹水、腹腔引流、腹膜透析、血液透析和大量出汗
转移增加	酸中毒恢复期血 pH 值每升高 0.1，血钾下降 0.7mmol/L； 大量葡萄糖液输注，尤其是同时予以输注胰岛素； 周期性瘫痪； 甲状腺功能亢进、大量输注库存血、低温治疗等
药物作用	袢利尿药、噻嗪类利尿药、渗透性利尿药（甘露醇、高渗盐）；糖皮质激素；抗生素，如两性霉素 B

该患者存在代谢性碱中毒伴低钾血症，这一表现与肾功能不全常导致代谢性酸中毒及高钾血症相矛盾，难以用单一病因解释。虽然既往有肾小管损伤病史，但代谢性碱中毒并不支持典型的肾小管性酸中毒诊断。值得注意的是，患者否认使用利尿药等可能导致碱中毒的常见药物。

患者 24h 尿钾明显增高，提示肾性失钾。由于合并了代谢性碱中毒，需要进一步检查促钾排泄的相关激素，如皮质醇和肾素-血管紧张素-醛固酮系统（RASS）。上述激素检查结果显示醛固酮（立位）＞ 2000pg/mL 及肾素（立位）＞ 1000μIU/mL；皮质醇及促肾上腺皮质激素均正常。

醛固酮及肾素水平均显著升高，考虑为继发性醛固酮增多，可能的原因包括：原发性高血压、肾实质性病变、肾素瘤、肾动脉狭窄、巴特综合征、恶性高血压、血管性高血压，或者妊娠、肝硬化水肿、肾上腺功能减退、低钠饮食以及肾小球旁细胞瘤等。

不过值得注意的是，继发性醛固酮增多症大都会导致高血压，但患者血压正常偏低。此时需考虑激素不敏感的可能，主要原因包括盐皮质激素受体或肾小管上皮钠通道的结构与功能异常。若存在盐皮质激素受体功能障碍，醛固酮激素作用受限，通常不会导致低钾血症。因此需重点考虑肾小管上皮钠通道异常，排除药物影响后需排查遗传性失盐性肾小管疾病，包括 Bartter 综合征（Bartter syndrome，BS）以及 Gitelman 综合征（Gitelman syndrome，GS）。此类疾病主要影响肾小管髓袢升支粗段、远曲小管及集合管，导致钠、氯重吸收障碍，引起过量排盐。患者临床生化特征均为低钾血症、低氯代谢性碱中毒和 RASS 激活。

【知识拓展一】

血浆醛固酮升高、肾素浓度降低：首先考虑是否有原发性醛固酮增多症，这类患者的特点是肾素低、醛固酮高及醛固酮 / 肾素活性比升高，患者的表现通常会有血压增高，同时还会合并低血钾。

血浆醛固酮和肾素浓度都降低：可能存在如先天性肾上腺皮质增生、假性醛固酮增多症、表象性盐皮质激素过多综合征、库欣综合征和异位促肾上腺皮质激素综合征等疾病，也可能由药物如阿司匹林、利血平、甘草制剂等引起。

【后续追踪】

由于 BS 和 GS 在临床表现及生化检查上有很多相似之处，临床上常根据患者发病年龄、血镁、尿钙、氢氯噻嗪试验、呋塞米试验以及基因检测来进行综合诊断。两者在上述项目间的具体区别见表 24.3。

表 24.3　BS 和 GS 常用鉴别点

项目	好发年龄	血镁	尿钙	氢氯噻嗪试验	呋塞米试验	基因测定
GS	青少年或成年	降低	降低	无反应	有反应	*SLC12A3*
BS	儿童期	正常	正常或偏高	有反应	无反应	*CLCNKB*、*SLC12A1*、*KCNJ1* 等

为进一步鉴别，临床医生给患者开具了基因测序检查单。尽管基因初筛未见阳性结果，暂无法明确分型，但阴性结果不能排除其他位点致病基因突变的可能。为明确诊断，完善氢氯噻嗪和呋塞米试验，结果显示患者对氢氯噻嗪试验有反应，对呋塞米试验无反应。至此，患者可临床诊断为 Bartter 综合征。

【知识拓展二】

低钾血症是临床及检验工作中常遇到的表现之一，在排除假性低钾血症及转移性低钾血症之后，可按图 24.1 所示思路进行分析。

【要点总结】

1. 低钾血症是临床上常见的一种症状，可分为三种类型：缺钾性低钾血症、

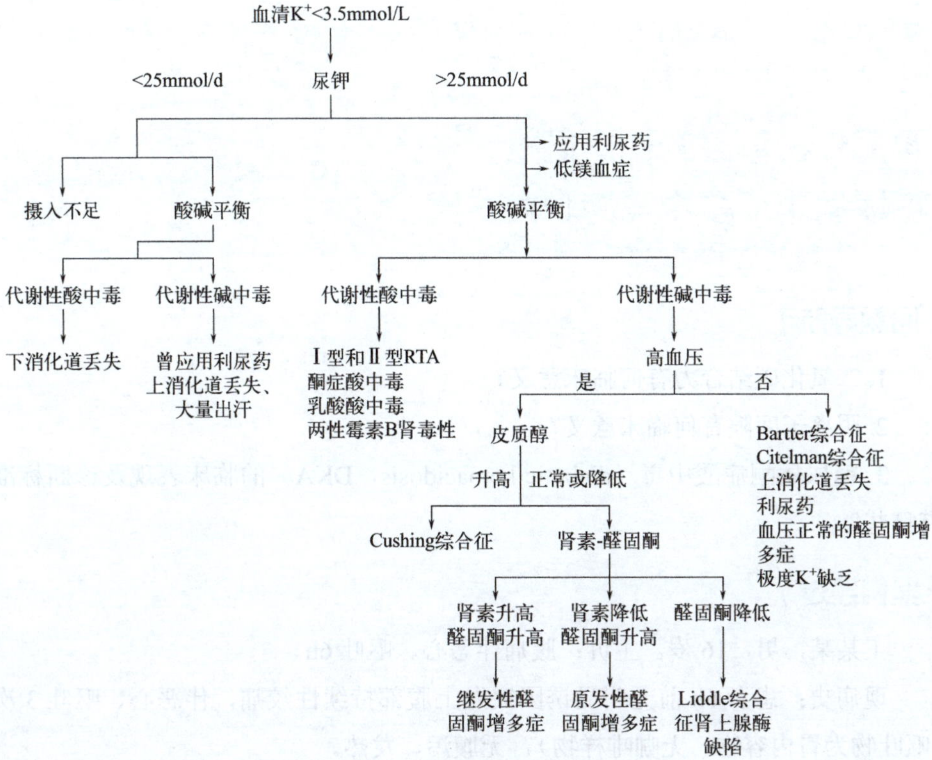

图 24.1　低钾血症分析思路

转移性低钾血症和稀释性低钾血症。需结合有无高血压、利尿药使用情况、24h尿电解质、血气分析以及肾上腺相关激素检测结果等因素综合分析。

2. 继发性醛固酮增多症表现为高肾素、高血管紧张素、高醛固酮血症和低钾血症，而原发性醛固酮增多症则表现为低肾素、低血管紧张素、高醛固酮血症和低钾血症。

3. 遗传性失盐性肾小管病是基因突变导致肾小管离子转运异常的一组罕见病，以低钾血症、代谢性碱中毒为突出表现，而 BS 和 GS 是其中最主要的类型。BS 的特点是发病年龄早、高尿钙、氢氯噻嗪试验有反应；GS 特点是通常在青少年及成年发病，对低血镁、呋塞米试验有反应。

【参考文献】

[1] 殷方美，郑方遒，张鑫，等 . 巴特综合征临床分析 [J]. 中华医学杂志，2011，91(8)：528-531.

[2] Naesens M, Steels P, Verberckmoes R, et al. Bartter's and Gitelman's syndromes: from gene to clinic. Nephron Physiology, 2004, 96(3): 65-78.

[3] 高霞，韩辉，景斐，等 . 低钾血症的鉴别诊断 [J]. 内科急危重症杂志，2018，24（4）：268-271.

作者：李艳红　　审校：王静泓

专题二十五

腹痛患者背后的代谢危机：糖尿病酮症酸中毒的隐匿线索

【问题导航】

1. 二氧化碳结合力有何临床意义？

2. 阴离子间隙有何临床意义？

3. 糖尿病酮症酸中毒（diabetic ketoacidosis，DKA）的临床表现及诊断标准有哪些？

【案例经过】

王某某，男，16 岁。主诉：腹痛伴恶心、呕吐 6h。

现病史：患者 6h 前无明显诱因突发上腹部持续性绞痛，伴恶心、呕吐 3 次（呕吐物为胃内容物，无咖啡样物），无腹泻、发热。

患者生化常规检查结果（表 25.1）提示白蛋白明显降低，尿酸升高伴电解质紊乱。

表 25.1　患者生化常规检查结果

项目名称	结果	参考区间	项目名称	结果	参考区间
ALT/（U/L）	12.9	7.0 ～ 40.0	Urea/（mmol/L）	5.03	2.90 ～ 7.14
AST/（U/L）	12.4↓	13.0 ～ 35.0	Crea/（μmol/L）	103.0	44.0 ～ 133.0
TP/（g/L）	65.7	65.0 ～ 85.0	UA/（μmol/L）	613.0↑	155.0 ～ 357.0
ALB/（g/L）	29.8↓	40.0 ～ 55.0	Na/（mmol/L）	135.5↓	137.0 ～ 147.0
GLO/（g/L）	36.0	20.0 ～ 40.0	K/（mmol/L）	3.00↓	3.50 ～ 5.30
A/G	0.83	1.20 ～ 2.40	Cl/（mmol/L）	99.3	99.0 ～ 110.0
TBIL/（μmol/L）	6.8	3.4 ～ 17.1	CO_2CP/（mmol/L）	4.9↓	20.0 ～ 31.0
DBIL/（μmol/L）	3.3	0 ～ 6.0	AG/（mmol/L）	34.3↑	8.0 ～ 18.0
TBA/（μmol/L）	0.6	0 ～ 10.0	Ca/（mmol/L）	2.32	2.11 ～ 2.52
CK/（U/L）	16.6↓	40.0 ～ 200.0	P/（mmol/L）	0.91	0.85 ～ 1.51
CK-MB/（U/L）	16.5	0 ～ 24.0	Mg/（mmol/L）	0.63↓	0.78 ～ 1.27

【结果分析】

上述检查结果中潜藏着一个关键警示信号——患者的二氧化碳结合力（CO_2CP）显著降低。CO_2CP 反映血液中 HCO_3^- 和 H_2CO_3 所含 CO_2 的总量，受代谢与呼吸双重调节。由于生理状态下 HCO_3^- 和 H_2CO_3 的比例维持在 20∶1，CO_2CP 实际可近似等同于 HCO_3^- 浓度。

CO_2CP 降低可能源于两种机制：代谢性酸中毒或呼吸性碱中毒代偿。但需注意，呼吸性碱中毒的代偿极限仅能使 HCO_3^- 降至 12mmol/L，而该患者的 CO_2CP 值远低于此阈值，因此可排除单纯呼吸性碱中毒的可能，推测是由代谢性酸中毒所致。

如果是代谢性酸中毒，应该进一步查看阴离子间隙（anion gap，AG）。AG 是反映细胞外液中未测定阴离子与未测定阳离子之差，用于代谢性酸中毒病因分析及分类的重要指标。该指标有 $Na^+-(Cl^-+HCO_3^-)$ 及 $Na^++K^+-(Cl^-+HCO_3^-)$ 两种计算方式，二者参考值有差异，但以前者更为常用。以 AG 是否大于 16mmol/L 为判断界限，将代谢性酸中毒分为 AG 正常的代谢性酸中毒和高 AG 型代谢性酸中毒，两者区别如表 25.2 所示。

表 25.2 AG 正常和高 AG 型代谢性酸中毒比较

比较项目	AG 正常的代谢性酸中毒	高 AG 型代谢性酸中毒
AG	正常，一般为 8 ～ 16mmol/L	增高，常＞ 16mmol/L
血 Cl^-	升高	正常或轻度降低
常见病因	严重腹泻、肠瘘、胆汁引流等导致 HCO_3^- 丢失过多；肾小管性酸中毒；使用碳酸酐酶抑制剂或含氯酸性盐摄入过多	乳酸酸中毒、酮症酸中毒、尿毒症性酸中毒、水杨酸中毒等
发病机制	丢失过多或肾脏排酸保碱功能障碍，使 HCO_3^- 原发性减少，血 Cl^- 代偿性升高	体内固定酸增多，因中和固定酸而被消耗，固定酸的酸根使 AG 升高
血 HCO_3^-	原发性降低	原发性降低
特点	$\Delta HCO_3^-\downarrow = \Delta Cl^-\uparrow$	$\Delta AG\uparrow = \Delta HCO_3^-\downarrow$

【知识拓展一】

由于检测方法和计算方法不同等原因，以＞ 16mmol/L 作为高 AG 型代谢性酸中毒的标准存在很高的假阳性率，因此需结合血气分析等指标综合判断。不过当 AG ＞ 30mmol/L 时，可肯定存在高 AG 型代谢性酸中毒。

在生理状态下，白蛋白作为血浆中主要带负电荷的蛋白质，是 AG 的重要组成部分。因此，对于低白蛋白血症患者，应当对 AG 的判断标准进行相应下调。

白蛋白浓度每下降 10g/L，AG 判断标准应降低 2.5mmol/L。

除了用于判断代谢性酸中毒的类型外，AG 还是判断相关电解质项目是否存在检测误差的敏感指标。若 AG 为负值，说明有可能存在 Na检测的负向干扰或 Cl 检测的正向干扰。

该患者的代谢性酸中毒属于 AG 增高型，提示体内固定酸增加。由于患者肌酐正常，可以排除因肾脏排泄障碍导致的固定酸蓄积。剩下的就是体内酸性产物的产生增多，常见的有因缺氧和休克引起的高乳酸血症，胰岛素缺乏导致的高丙酮酸血症和过量服用水杨酸、甲醇或甲醛、乙二醇等。其中缺氧、休克以及药物中毒都可以导致肝功能异常，但患者的转氨酶并无异常，所以应重点关注高丙酮酸血症。如何证实呢？

要判断是否存在高丙酮酸血症并明确其病因，最直接的方法是检测血糖和丙酮酸水平。该患者的检测结果显示血糖显著升高（25.8mmol/L），同时 β-羟丁酸高达 8.24mmol/L，这些结果符合糖尿病酮症酸中毒（diabetic ketoacidosis，DKA）的诊断标准。随后立即联系了急诊科医生，并将结果反馈。最终，患者被确诊为糖尿病酮症酸中毒，收入内分泌科进一步治疗。

DKA 是糖尿病的一种严重急性并发症。由于胰岛素严重缺乏和升糖激素不适当升高，引起糖、脂肪和蛋白质代谢紊乱，导致水、电解质和酸碱平衡失调，以高血糖、高酮血症和代谢性酸中毒为主要表现。

当患者存在高血糖（血糖＞ 13.9mmol/L）和酮症（血酮＞ 3.0mmol/L，或尿酮阳性），并伴有代谢性酸中毒（动脉血 pH ＜ 7.3 且 HCO_3^- ＜ 18mmol/L）时，无论有无糖尿病病史，都可以诊断为 DKA。

早期患者可有头痛、头晕、萎靡等症状，随着病情进展，可出现嗜睡、昏睡甚至昏迷。少数 DKA 患者可出现明显腹痛（类似急腹症），易误诊，应予以注意。

【知识拓展二】

糖尿病患者并发的急性酮症酸中毒并非全部都是 DKA，还包括了饥饿性酮症酸中毒以及钠-葡萄糖共转运蛋白 2 抑制剂相关性酮症酸中毒，后两种酮症酸中毒发病时血糖水平＜ 13.9 mmol/L。

传统的尿酮检测仅能半定量测定标本中的乙酰乙酸和丙酮，不能检测其中的 β-羟丁酸。在 DKA 治疗过程中，β-羟丁酸被氧化成乙酰乙酸，因此 β-羟丁酸水平下降，而乙酰乙酸水平升高。因此，临床上虽经积极补液、降糖治疗后，患者的血糖和血酮已下降，但尿酮体检测结果仍可能不降反增。

【后续追踪】

由于 AG 增高部分代表体内额外增加的固定酸，如该例患者 AG 增高部分主要由血酮体组成，因此可以通过检测 AG 水平判断治疗效果。该患者经过积极治疗 2 天后，AG 降到 20.8mmol/L，其酮体也相应的降低至 1.35mmol/L。

此外，通过该案例我们发现 CO_2CP 结果异常对于提示酸碱失衡有重要价值，因此有必要将其纳入危急值管理项目。最终在医务部的组织协调下，临床科室将 $CO_2CP < 13mmol/L$ 作为危急值报告阈值。

【要点总结】

1. CO_2CP 是指血液中 HCO_3^- 和 H_2CO_3 中 CO_2 含量的总和，受代谢和呼吸双重作用的影响。若结果明显异常，提示可能存在严重的酸碱失衡。

2. AG 指细胞外液中未测定阴离子与未测定阳离子之差，是用于代谢性酸中毒病因分析及分类的重要指标，常以 16mmol/L 作为判断标准。

3. 高 AG 型代谢性酸中毒，提示体内固定酸增加，常见乳酸酸中毒、酮症酸中毒、尿毒症性酸中毒和水杨酸中毒等。

4. DKA 是糖尿病的一种严重急性并发症，以高血糖、高酮血症和代谢性酸中毒为主要表现。少数 DKA 患者可出现明显腹痛（类似急腹症），易被误诊，应予以注意。

【参考文献】

[1] 宁波 . 阴离子间隙的临床应用 [J]. 空军医学杂志，2011，27（03）：123-124，130.

[2] 中华医学会糖尿病学分会 . 中国糖尿病防治指南（2024 版）[J]. 中华糖尿病杂志，2025，17（1）：16-139.

作者：杨佳锦　　审校：王静泓

专题二十六

手术台上的危机：突发高热背后的罕见病症——恶性高热

【问题导航】

1. 手术中突发高热需考虑哪些情况？

2. 什么是恶性高热（malignant hyperthermia，MH）？发生机制是什么？

3. 恶性高热的实验室检查特点有哪些？

【案例背景】

患者，男，37 岁。主诉：双耳流脓伴听力下降 20 余年，加重伴眩晕 2 个月。

现病史：患者双耳流脓伴听力下降 20 余年。近 2 个月来出现眩晕，外院予以输液及抗晕等治疗无明显好转，为求进一步诊治遂就诊于本院耳鼻喉科。

既往史无特殊。

实验室检查未见异常；CT 显示慢性中耳炎伴骨质吸收。

患者在全麻（七氟烷吸入诱导）下行耳部根治性手术，术中体温骤升至 39.5℃，二氧化碳分压急剧上升至 86mmHg，伴持续性低血压（90/32mmHg）及心率加快。临床紧急完善实验室检查：血常规无明显异常；生化检查示 K 5.62mmo/L↑，总 Ca 2.10mmol/L↓，Mb 120.1μg/L↑，肝肾功能及心肌肌钙蛋白均正常。

【案例分析】

患者术中突发高热，并伴有血压下降，结合慢性感染病史，需考虑脓毒性休克的可能。但患者白细胞及中性粒细胞比值均正常，未提示严重感染。且生化检查也未发现器官功能障碍，这都与脓毒性休克的表现不符，因此需重点考虑非感染性发热。

非感染性发热包括以下几种。①血液病：淋巴瘤、白血病、噬血细胞综合征等。②变态反应及结缔组织病：风湿热、药物热、SLE 等。③实体肿瘤。④理化损伤：热射病、大手术、烧伤、创伤等。⑤神经源性发热：脑出血、脑干损伤、自主神经功能紊乱。⑥其他：甲状腺功能亢进症（甲亢）、内脏血管梗死、组织坏死、痛风等。其中以肿瘤和结缔组织病最为常见。

患者血常规结果基本排除血液病可能；实体肿瘤或结缔组织病所致的发热通常以慢性中低热为主，一般不伴有血压下降，而且患者也没有相应的疾病表现。手术或创伤也可以导致发热，但通常是在术后发生。因此，需考虑手术前或术中存在某种因素导致患者出现相应的表现。

在排除感染性发热、环境温度影响以及术中输血反应等因素后，临床重点关注麻醉相关因素。①药物因素：部分麻醉药物（如抗胆碱能药可抑制汗腺分泌，交感神经兴奋药促进代谢产热）可能通过干扰体温调节机制导致体温升高。②设备故障：麻醉机呼吸活瓣功能障碍或二氧化碳吸收剂耗竭，可造成二氧化碳重复吸入，引发高碳酸血症及继发性体温上升。③恶性高热（malignant hyperthermia，MH）：挥发性麻醉药（如七氟烷等）可能诱发遗传易感者出现骨骼肌代谢亢进，表现为二氧化碳急剧潴留与核心体温骤升。结合当时的实际情况及患者表现，临床医生认为患者发生 MH 的可能性大。

MH 是一种以常染色体显性遗传为主要遗传方式的临床综合征，其典型临床表现多发生于应用挥发性吸入麻醉药，如氟烷、异氟烷、七氟烷、地氟烷和（或）去极化神经肌肉阻滞药琥珀酰胆碱之后。MH 一般分为四型，分别是暴发型、咬肌痉挛型、延迟发作型和单纯横纹肌溶解型。其中暴发型既具有典型症状，也是临床常见的类型。暴发型 MH 患者表现为核心体温急剧升高和重度酸中毒，具有罕见、起病急、病情进展迅速、病死率高等特点。

【知识拓展一】

抗精神病药恶性综合征（NMS）是一种与使用抗精神病药相关的危及生命的代谢紊乱，相关代表药物包括氟哌啶醇和氟哌利多，临床表现包括肌肉强直、核心体温升高（> 38℃）、血压不稳、心动过速、呼吸急促和多汗等。NMS 患者在发病后也有肌肉强直收缩，其临床表现与 MH 非常相似，但 2 种疾病发病原因与机制完全不同，NMS 患者的肌肉强直是中枢性原因导致的。术前详细了解抗精神病药的用药史有助于鉴别。

【后续追踪】

在想到可能是 MH 后，临床通过 CGS 评分系统对其进行评估，最终得分> 50 分，几乎可以肯定发生 MH。临床立即予以物理降温、解热镇痛、强心、降钾、利尿等抢救措施，患者病情逐渐稳定，从 ICU 转入普通病房。

研究证实，*RYR1* 基因突变是大部分 MH 发生的分子生物学基础。该基因负责编码肌浆内质网膜 1 型蓝尼定受体，突变后可导致非营养不良性神经肌肉病，并与运动性横纹肌溶解、MH、周期性瘫痪等有关。MH易感者因其骨骼肌细胞内肌浆网膜上的RYR1存在异常，在触发因素（主要是挥发性吸入麻醉药和琥珀酰胆碱）的作用下，发生钙离子释放异常增加而不能有效再摄取，导致肌浆内钙离子浓度持续升高，骨骼肌细胞发生强直收缩，其结果为：

① 产热增加导致核心体温急剧升高，CO_2生成急剧增加导致呼吸性酸中毒；

② 高代谢状态使机体氧耗增加，导致缺氧和代谢性酸中毒；

③ 骨骼肌缺血缺氧损伤，发生横纹肌溶解，导致细胞内钾离子和肌红蛋白等释放，高血钾可诱发心律失常，肌红蛋白堵塞肾小管可导致肾功能损害；

④ 骨骼肌细胞坏死可诱发机体严重炎症反应，激活凝血系统，导致弥散性血管内凝血、多器官功能障碍综合征。

临床对患者进行MH遗传易感基因检测，回传结果显示存在*RYR1*基因的点突变。结合患者术中典型的MH临床表现及基因检测结果，最终确诊为MH，并建议其直系亲属进行*RYR1*基因筛查以实现早期预防。

【知识拓展二】

人类MH基因学改变较复杂，在基因突变分析时可能出现假阴性结果，因此目前尚不能直接通过基因检测的方法确诊MH。但可对确诊或MH疑似患者进行基因突变热点区的检测，同时检测其直系亲属，如携带与患者相同的突变即可诊断为MH易感者；如未发现与患者相同的突变也不能排除MH易感者的诊断，尚需要氟烷-咖啡因骨骼肌体外收缩试验明确诊断。

【要点总结】

恶性高热是一种常染色体显性遗传病，典型表现为遗传易感者吸入麻醉药后出现高热、高代谢、横纹肌溶解等症状。实验室检查（血气分析、电解质、肌酸激酶和肌红蛋白等）在恶性高热的快速识别中发挥重要作用。

【参考文献】

[1] 中国防治恶性高热专家共识工作组．中国防治恶性高热专家共识（2020版）[J]. 中华麻醉学杂志，2021，41（1）：20-25.

作者：陈祥　　审校：王静泓

专题二十七

被溶血表现掩盖的药物性肝损伤

【问题导航】

1. 血清 / 血浆出现溶血样外观，可能由哪些原因所致？

2. 体内溶血和体外溶血对检验结果的影响有什么异同？

3. 急性肝损伤（acute liver injury，ALI）的特点和病因有哪些？

【案例背景】

李某，男，47 岁。主诉：左下肢突发疼痛、肿胀 8 天。

现病史：患者于 2023 年 5 月 24 日因“胆结石”于外院行胆囊切除术，后于 5 月 31 日早上无明显诱因出现左下肢明显肿大，伴红肿疼痛，疼痛呈持续性，无呼吸困难等不适，站立行走后加重，卧床休息后缓解。紧急送往当地医院治疗，具体治疗情况不详。6 月 2 日为求进一步诊治遂来本院急诊就诊，行下肢血管彩超提示“左侧股静脉瓣处及周边少量附壁血栓形成，左侧股静脉功能不全，左侧下肢深静脉及大隐静脉近心端血流瘀滞”，以“下肢深静脉血栓形成”收住本科。

6 月 6 日晚上，患者连续两次送检的生化标本均出现严重溶血。第二次送检标本的性状及检测结果如图 27.1 所示，其中肝功能和心肌酶结果明显异常，可能与溶血产生的干扰有关。针对当前标本反复溶血的异常情况，是否需要临床重新采样？

【案例分析】

在临床工作中遇到的溶血标本，大多都是由样本采集、转运或处理不当导致红细胞在体外发生破裂。然而除了体外溶血外，因红细胞本身问题引起的体内溶血，也可以造成标本出现溶血样外观。无论是体内溶血还是体外溶血，在外观或结果影响上都存在一定的共性，那么该如何进行区分呢？

第一，从发生频次上看，体外溶血都是由一些偶然因素导致的，因此往往重新抽血后就不再有溶血。但体内溶血表现出连续性，即重新采样仍会是溶血状态，甚至有可能出现与同批次采集的多管标本出现相似的溶血外观。

第二，从外观上看，体外溶血标本通常都是新鲜红细胞被破坏后形成的鲜红色。

NO.	名称	编码	结果	参考值	23-06-03	历史2	历史3
01	溶血指数	H	272		6		
02	黄疸指数	I	4		1		
03	脂血指数	Liquid	16		9		
04	乳酸脱氢酶	LDH-L	2132.0	120.0～250.0 U/L	197.0		
05	肌红蛋白	Mb	38.1	≤70.0 μg/L	31.6		
06	谷丙转氨酶	ALT	439.8	7.0～40.0 U/L	22.0		
07	谷草转氨酶	AST	1208.4	13.0～35.0 U/L	16.5		
08	AST/ALT	AST/ALT	2.75		0.75		
09	总蛋白	TP	58.8	65.0～85.0 g/L	66.9		
10	白蛋白	ALB	37.3	40.0～55.0 g/L	43.6		
11	球蛋白	GLO	21.5	20.0～40.0 g/L	23.3		
12	白球比例	A/G	1.73	1.20～2.40	1.87		
13	总胆红素	TBIL	50.4	3.4～17.1 μmol/L	9.4		
14	直接胆红素(重氮法)	DBIL	9.5	0.0～6.0 μmol/L	3.1		
15	总胆汁酸	TBA	107.8	0.0～10.0 μmol/L	3.3		
16	肌酸激酶	CK	43.0	40.0～200.0 U/L	45.0		
17	肌酸激酶同工酶	CK-MB	30.2	0.0～25.0 U/L	16.6		
18	尿素	UREA	5.30	2.90～7.14 mmol/L	4.40		
19	肌酐	CREA	77.0	44.0～133.0 μmol/L	55.0		
20	尿酸	UA	213.0	155.0～357.0 μmol/L	204.0		
21	钠	NA	140.0	137.0～147.0 mmol/L	141.1		
22	钾	K	3.71	3.50～5.30 mmol/L	3.55		
23	氯	CL	105.2	99.0～110.0 mmol/L	106.2		
24	血清碳酸氢盐测定	HCO3	21.5	22.0～29.0 mmol/L	19.3		
25	阴离子间隙	AG	17.0	8.0～18.0 mmol/L	19.2		
26	钙	Ca	2.04	2.11～2.52 mmol/L	2.09		
27	磷	IP	1.54	0.85～1.51 mmol/L	0.99		
28	镁	Mg	0.88	0.78～1.27 mmol/L	0.94		

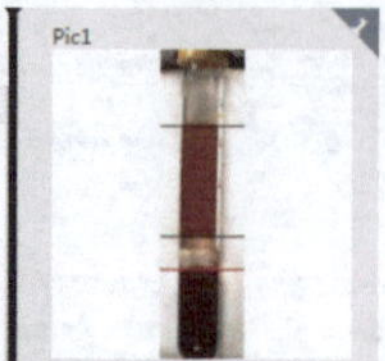

图 27.1　患者生化标本性状及结果

但是，体内溶血发生后可表现为褐色，这可能与游离血红蛋白在体内有足够时间被氧化为高铁血红蛋白有关。

第三，从结果影响上来看，体内溶血会导致间接胆红素明显升高，血清结合珠蛋白明显下降以及血红蛋白尿，而这些表现是体外溶血所没有的。体内和体外溶血都能造成乳酸脱氢酶显著升高，但对血钾的影响却不一样。体外溶血时，血钾浓度往往明显增高；但体内溶血时，由于机体对血钾浓度的自我调控（如分泌儿茶酚胺及醛固酮等激素），可以将红细胞破坏后释放的多余钾离子转移到细胞内或从肾脏排泄出去，进而维持血钾的正常浓度。

综上所述，该标本无论是在频次、外观还是生化结果表现上都与体内溶血比较符合。如果是体内溶血，根据红细胞破坏场所的不同又可分为血管内溶血和血管外溶血。鉴于样本明显的溶血外观，提示含大量游离血红蛋白，并且又是短期内发生的溶血，以及乳酸脱氢酶显著升高，都倾向于血管内溶血。但是患者的病历资料中，无论是现病史、既往史，还是入院时的血常规和生化结果，均未提示存在溶血性疾病。

不过患者当天下午刚实施了 AngioJet 血栓抽吸术，而这种手术本身就可以引起溶血。AngioJet 血栓抽吸术是一种机械除栓的介入手术，利用高速水流的伯努利效应使溶栓药物喷射在血栓部位，起到碎栓和溶栓的双重作用。由于吸栓时产生较强的负压，可损伤红细胞，造成一过性血管内溶血。

【知识拓展一】

血管内溶血和血管外溶血的差异见表 27.1。

表 27.1　血管内溶血和血管外溶血的比较

特征	血管内溶血	血管外溶血
病因	获得性多见	遗传性多见
红细胞主要破坏场所	血管内	单核-巨噬细胞系统
病程	多为急性	常为慢性，急性加重
贫血、黄疸	常见	常见
肝、脾大	少见	常见
红细胞形态学改变	少见	常见
红细胞脆性改变	变化小	多有改变
血红蛋白尿	常见	无或轻度
尿含铁血黄素	慢性可见	一般阴性
骨髓再障危象	少见	急性溶血加重时可见
LDH	增高	轻度增高

溶血原因找到之后，联系临床医生，告知其标本严重溶血，考虑为术后一过性溶血，建议隔天再重新抽血复查。然而值得注意的是，患者总胆汁酸（TBA）水平异常升高，这与已知的溶血干扰表现不符。

【后续追踪】

第二天查看该患者的复查结果，其标本性状及结果见图 27.2。此时标本外观未见明显溶血，但检测结果呈现矛盾现象：肝酶水平较昨日溶血时更高，且直接

名称	结果	参考区间
溶血指数	1	
黄疸指数	3	
LHI	0	
脂血指数	1	
谷丙转氨酶	769.0	7.0 ~ 40.0 U/L
谷草转氨酶	1636.3	13.0 ~ 35.0 U/L
AST/ALT	2.13	
总蛋白	59.0	65.0 ~ 85.0 g/L
白蛋白	35.7	40.0 ~ 55.0 g/L
球蛋白	23.3	20.0 ~ 40.0 g/L
白球比例	1.53	1.20 ~ 2.40
总胆红素	80.0	3.4 ~ 17.1 μmol/L
直接胆红素	46.0	0.0 ~ 6.0 μmol/L
总胆汁酸	109.5	0.0 ~ 10.0 μmol/L
尿素	4.97	2.90 ~ 7.14 mmol/L
肌酐	55.1	44.0 ~ 133.0 μmol/L
尿酸	205.9	155.0 ~ 357.0 μmol/L
乳酸脱氢酶	2790.4	120.0 ~ 250.0 U/L
肌酸激酶	48.8	40.0 ~ 200.0 U/L
肌酸激酶同工酶	21.6	0.0 ~ 25.0 U/L

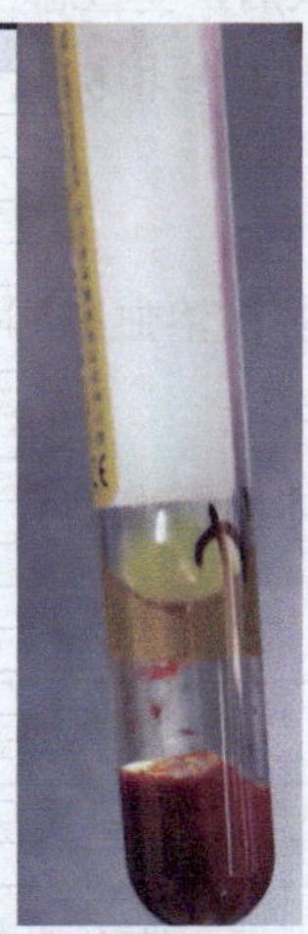

图 27.2　患者复查生化检查结果及标本性状

胆红素占比反超间接胆红素。

这样的结果变化无法再用之前溶血的影响进行解释，更倾向于是肝脏本身问题所致。结合患者的转氨酶在短时间内出现显著升高这一情况，提示急性肝损伤（ALI）。由于患者既往无肝炎等肝病情况，需要优先考虑这种 ALI 的发生可能与治疗过程有关。查阅患者医嘱信息，发现临床医生就在手术当天给予了头孢呋辛预防感染，而该药物的不良反应中就有可致肝功能异常（包括胆汁淤积）这一项。

【知识拓展二】

ALI 是指原无肝病或虽有肝病但处于相对稳定状态者，直接或间接暴露于各种肝损伤危害因素后，在 2 周内造成肝脏功能急剧恶化并出现相关临床症状的一类临床疾病。主要实验室检测变化特征是转氨酶的显著升高，AST ＞ 200U/L，ALT ＞ 300U/L，通常超过正常参考范围上限 8 倍以上，常常伴有血清胆红素的升高。50% 以上的急性肝损伤患者血清 AST 超过正常参考范围上限 10 倍以上。ALI 的病因分类按首字母组成“DTTIIPP”又称“Double Tip”，包括药物性（D）、中毒性（T）、创伤性（T）、感染性（I）、缺血性（I）、妊娠相关（P）、物理性（P）和其他。基于肝损伤生物化学异常模式的临床分型和 R 值，将肝损伤分为肝细胞损伤型肝损伤（$R \geqslant 5$）、混合型肝损伤（$2 < R < 5$）和胆汁淤积型（$R \leqslant 2$）肝损伤。R 计算公式为（ALT/ULN）/（ALP/ULN）（注：ULN 为参考值上限）。

根据患者的病程记录，临床医生最初也是将患者肝功能异常归因于溶血对结果的干扰。于是再次联系临床，告知其患者肝功能异常可能是药物引起的急性肝损伤。临床医生表示，患者术后炎症指标不高，也无发热表现，已拟停用抗生素。

停用抗生素两天后，复查患者肝功能，可见肝酶、胆红素及胆汁酸均明显下降。到出院时，患者的肝功能指标已恢复正常。

【要点总结】

1. 当遇到连续多次溶血或同批次多管一起溶血时，除了体外溶血，还应该想到有无体内溶血的可能。

2. 体外溶血和体内溶血的异同见表 27.2。

表 27.2　体外溶血和体内溶血的鉴别

类别	外观	频次	IBIL	K	HPT	尿隐血试验
体内溶血	褐色 / 酱油色	连续多管、反复溶血	升高	升高或正常	降低	阳性或正常
体外溶血	鲜红色	单管、单次	正常	明显升高	正常	正常

3. 体内溶血又可根据红细胞破坏的位置分为血管内溶血和血管外溶血，其中血管内溶血多表现为急性病程，易出现血红蛋白尿，常伴有乳酸脱氢酶显著升高。

4. 肝脏功能在 2 周内急剧恶化时，应考虑急性肝损伤。根据 R 值可分为肝细胞损伤型（$R \geqslant 5$）、混合型（$2 < R < 5$）和胆汁淤积型（$R \leqslant 2$）肝损伤。

【参考文献】

[1]《血管与腔内血管外科杂志》编辑部，下肢静脉疾病外科治疗专家协作组 . AngioJet 机械血栓清除术治疗急性下肢深静脉血栓形成的专家共识（2016 版）[J]. 血管与腔内血管外科杂志，2017，3（1）：555-558.

[2] 刘双庆，杨建中，杨婷，等 . 成人急性肝损伤诊疗急诊专家共识 [J]. 中国急救医学，2024，44（01）：5-12.

作者：杨佳锦　　审校：朱晓琳

专题二十八

移植患者急性肝损伤病因分析

【问题导航】

1. 单项乙肝核心抗体阳性可见于哪些情况？

2. 如何诊断隐匿性乙型肝炎病毒（occulthepatitis Bvirusinfection，OBI）感染？

3. 乙型肝炎病毒再激活的定义是什么？高风险人群有哪些？

【案例背景】

赵某某，男，51 岁。主诉：肾移植术后 1 年余，发热伴左肩水疱疼痛 1 周。

现病史：患者 1 周前无明显诱因出现发热，最高体温 38.2℃，无明显咳嗽咳痰、胸闷气促等不适，伴左肩部出现局部水疱，周围皮肤出现红疹伴皮肤破溃，疼痛难忍。在当地医院就诊，予以抗感染、抗病毒等对症治疗（具体治疗不详）后，病情未见好转，伴气促及水疱范围逐渐扩大累及后背。为求进一步治疗，遂来本院就诊。门诊以“①带状疱疹合并感染；②肺部感染；③移植肾失功能；④肾性贫血”于 2019 年 10 月 7 日收治入院。患者自起病以来，精神、食欲、睡眠一般，大便正常，无尿，近期体重未见明显减轻。

既往史：2018 年因尿毒症在本院行肾移植术，之后多次因感染入院。2019 年 2 月入院查 Crea 517.6μmol/L，诊断为“移植肾失功能”。有糖尿病、高血压病史，否认肝炎病史等。

体格检查：体温 38.2℃，脉搏 101 次 / 分，呼吸 20 次 / 分，血压 142/74mmHg。急性病容。左肩部可见聚集水疱，周围皮肤红肿，伴有少许破溃，疼痛明显。心肺未见明显异常，律齐，无杂音。腹软，肠鸣音可，右下腹可见一长约 10cm 陈旧性手术瘢痕，局部可扪及移植肾，质地可，无压痛，双下肢稍有水肿。

辅助检查：急诊 CT 示①双肺多发渗出性病变，考虑炎症可能；②双侧胸腔积液较前增多；③心包膜增厚程度较前减轻。

入院后完善相关检查：

血常规：WBC 6.6×10^9/L，HGB 49g/L↓，RBC 1.64×10^{12}/L↓，NEUT 88.2%↑。生化检查：Urea 15.30mmol/L↑，Crea 388.2μmol/L↑，K 5.12mmol/L↑；肝功能基本正常。炎症指标：PCT 1.470ng/mL↑，ESR ＞ 140mm/h↑，CRP 93.70mg/L↑。

肝炎全套：抗 -HBc 阳性，余阴性。GM 试验、G 试验、内毒素试验、结明试验、肺炎支原体抗体检查、BK 病毒及巨细胞病毒核酸检测均为阴性。

入院后予以美罗培南、伏立康唑及复方磺胺甲噁唑联合抗感染，并停用抗排斥药物；盐酸伐昔洛韦片（明竹欣）、醋酸铅抑菌剂治疗带状疱疹；输血、补铁改善贫血；血液透析等。

2019 年 10 月 8 日晚上，患者出现反应迟钝、嗜睡，叫醒后可交流。体格检查：血压 78/59mmHg。实验室检查：生化常规，ALT 454.4U/L↑，AST 565.9U/L↑，ALB 32.5g/L↓，TBA 17.0μmol/L↑；Urea 29.59mmol/L↑，Crea 610.1μmol/L↑，UA 624.1μmol/L↑；K 6.48mmol/L↑，AG 27.0mmol/L↑，总 Ca 1.86mmol/L↓，P 2.43mmol/L↑。血常规：WBC 8.23×10^9/L，HGB 56g/L↓，NEUT 86.4%↑。血 NH_3 正常。

【案例分析】

患者入院次日出现精神症状，实验室检查发现转氨酶显著升高，提示急性肝损伤。血氨检测结果正常，可排除肝性脑病。鉴于患者入院时存在重度贫血且感染指标显著升高，次日出现低血压，需高度警惕感染性休克可能。经抗休克及抗感染治疗后，患者血压正常但精神症状未缓解，ALT 与 AST 分别持续升高至 1511.8 U/L 和 1780.1 U/L。鉴于患者肝功能持续恶化，需系统排查其他可能导致急性肝损伤的病因，包括但不限于：药物性肝损伤、病毒性肝炎、缺血性肝损伤以及代谢性因素等。

患者既往未被诊断过乙型肝炎病毒（hepatitis B virus，HBV）感染，此次肝炎全套检查仅发现抗-HBc 阳性。但值得注意的是，虽然表面抗原（HBsAg）阳性表明有 HBV 感染，但抗-HBc 的意义也不容忽视。因为只要感染过 HBV，不论病毒是否被清除，抗-HBc 通常都会维持阳性。单独的抗-HBc 阳性通常提示患者是有 HBV 感染史的，只是病毒已被清除。除此之外，单项抗-HBc 阳性还可见于隐匿性乙肝病毒感染、HBsAg 变异、抗-HBc 被动转移、HBsAg 消失但乙肝病毒表面抗体（抗-HBs）又未形成的“空窗期”等情况。

HBV 感染人体后会将其核酸整合入宿主肝细胞的细胞核内，形成共价闭合环状 DNA（covalent closed circular DNA，cccDNA），很难被彻底清除。在一定条件下，如免疫力下降时，有可能再度激活并开始复制，引起 HBV 现症感染。考虑患者长期服用免疫抑制剂，既往可能感染 HBV。虽然其 HBsAg 为阴性，但还需进一步完善 HBV-DNA 检测，以明确有无病毒复制。通过检测发现患者 HBV-DNA 为

150.4IU/mL（检出限为10IU/mL），说明患者的确存在HBV现症感染。本例患者的这种情况，需考虑隐匿性乙型肝炎病毒感染（occult hepatitis B virus infection，OBI）和（或）HBV再激活。

【知识拓展一】

目前认为，对HBsAg阴性、抗-HBc阳性患者，在给予长期或大剂量免疫抑制剂或细胞毒性药物治疗时，可不待HBsAg阳转即应加用抗病毒药物。接受长期免疫抑制剂治疗前，每个单项抗-HBc阳性患者均须进行HBV血清学检测。为确定是否产生抗-HBs，需在首次检测后1～3个月再次检测抗-HBs；如未出现抗-HBs，需半年左右定量检测血清HBV DNA，以确定是否为OBI。

OBI是指患者体内HBsAg阴性，但HBV DNA阳性的情况。它是一种特殊形式的乙肝病毒感染，其特点在于：无法检测到HBsAg；血清和（或）肝组织HBV DNA持续阳性；低拷贝的HBV DNA存在（前期常低于20IU/mL）；可伴有或不伴有抗-HBc或抗-HBs。

OBI的发生机制可能有如下几种。①病毒因素：HBV基因突变、HBV表观遗传变异、HBsAg抗原含量低、血清中HBsAg和抗-HBs形成免疫复合物均可导致无法检测出HBsAg。②宿主因素：免疫及遗传因素。③其他因素：合并其他病毒感染（HCV/HIV感染）。

【知识拓展二】

OBI的诊断主要依赖于血清学及病毒学检查，其中检测方法的敏感性及特异性尤为重要，这将影响到OBI诊断准确率（防止误诊及漏诊）及对危险人群的筛查及监管。因此，在条件允许的情况下使用高灵敏度和高特异度的HBsAg试剂盒（如化学发光免疫分析法）以及高灵敏度的核酸定量检测方法（检出限达到10IU/mL）进行检测，对降低OBI的漏诊率有很大帮助。

HBV再激活是指由于免疫抑制等原因导致HBV复制水平较基线快速显著增加，不仅可能导致病情恶化，还可能引起肝功能进一步损害。此类情况常见于慢性HBV感染者，尤其当合并以下高风险因素时：①恶性肿瘤患者接受化疗药物或靶向药物治疗（如利妥昔单抗）；② HIV感染；③实体器官或造血干细胞移植（肾移植 / 骨髓移植）；④自身免疫性疾病（如风湿性疾病或炎症性肠病）；⑤生物制剂治疗；⑥长期大剂量糖皮质激素治疗。

HBV再激活与cccDNA的持续存在有关，通常定义为血清HBV DNA水平较基线升高至少$2\log_{10}$ IU/mL（100倍），或基线HBV DNA阴性者转为阳性，或

HBsAg 由阴性转为阳性。

【后续追踪】

由于患者既往没有做过 HBV DNA 检查，所以并不能十分确切地判断是单纯 OBI 或 HBV 再激活。不过，即使患者存在 HBV 现症感染，也似乎不太能用它单独去解释患者肝功能的变化。主要是因为患者之前已经在长期服用免疫抑制剂，此次检查出的 HBV DNA 水平并不算高，难以与肝功能短时间内的急剧恶化形成明确关联起来。

急性肝损伤并非仅由病毒感染引起，常见病因还包括药物或化学物质、自身免疫性肝损伤、缺血性肝损伤等。虽然患者未完善自身免疫相关检查，但长期使用免疫抑制剂的情况下，自身免疫因素暂不考虑。除感染性休克所致的缺血性肝损伤外，需高度警惕药物性肝损伤——尤其是患者肾功能严重受损，可能显著影响药物代谢，且入院后使用的多种抗菌药物和抗病毒药物均具有潜在的肝毒性。因此，为了进一步避免肝功能的恶化，临床上暂停使用伏立康唑、复方磺胺甲噁唑、明竹欣等药物，同时予以恩替卡韦抗 HBV 以及护肝治疗。经过抗病毒及对症支持治疗后，患者精神症状有所好转，转氨酶持续下降，于 10 月 18 日均恢复正常（ALT43.1U/L、AST26.3U/L）。

【参考文献】

[1] Kusumoto S, Tanaka Y, Suzuki R, et al. Ultra-highsensitivity HBsAg assay can diagnose HBV reactivation following rituximab-based therapy in patients with lymphoma[J]. J Hepatol, 2020, 73(2): 285-293.

[2] Ji D Z, Pang X Y, Shen D T, et al. Global prevalence of occult hepatitis B: a systematic review and meta-analysis[J]. J Viral Hepat, 2022, 29(5): 317-329.

[3] Lau G, Yu M L, Wong G，et al. APASL clinical practice guideline on hepatitis B reactivation related to the use of immunosuppressive therapy[J]. Hepatol Int, 2021, 15: 1031-1048.

作者：于沫、文令军　　审校：朱晓琳

专题二十九

从血糖异常到精准诊断：胰岛素自身免疫综合征诊疗过程

【问题导航】

1. 低血糖症有何临床特征？

2. 高胰岛素血症的病因有哪些？

3. 胰岛素自身免疫综合征（insulin autoimmune syndrome，IAS）有何临床特点？如何诊断？

【案例背景】

患者，男，48 岁。主诉：反复头晕伴心悸 1 年余。

现病史：患者于 2023 年 7 月 27 日左右开始反复出现头晕、心悸，常于晚餐前或凌晨出现，进食后即可缓解。因低血糖症、甲状腺功能亢进症（甲亢）就诊。

既往史：有“甲亢”病史 2 年余，服用丙硫氧嘧啶 1 片 qd 治疗，近半个月改成甲巯咪唑 1 片 qd。

实验室检查：

甲状腺功能及相关抗体：TSH ＜ 0.01μIU/mL↓，FT3 6.73pmol/L↑，FT4 正常，促甲状腺受体抗体 2.14IU/L↑；肝肾功能、糖化血红蛋白、ANA 及 ENA 抗体谱检测均未见异常。OGTT 试验及胰岛素、C 肽释放试验结果如表 29.1 所示。

表 29.1　患者 OGTT 试验及胰岛素、C 肽释放试验结果

时间	血糖 /（mmol/L）	胰岛素 /（mIU/L）	C 肽 /（ng/mL）
空腹	3.82	＞ 1000	18.11
餐后 1h	12.35	＞ 1000	35.25
餐后 2h	14.61	＞ 1000	＞ 40

注：正常人空腹基础血浆胰岛素水平约为 2.5 ～ 25mU/L，C 肽水平约为 1.10 ～ 4.40ng/mL。其口服葡萄糖后胰岛素水平在 30 ～ 60min 上升至高峰，可达基础值的 5 ～ 10 倍，C 肽高峰值可达空腹值的 5 ～ 8 倍，达峰后逐渐下降，3 ～ 4h 恢复到基础水平。

【案例分析】

典型的低血糖症具有 Whipple 三联征特点：①低血糖症状；②发作时血糖低

于 2.8mmol/L（非糖尿病患者）或 3.0mmol/L（糖尿病患者）；③血糖水平升高后低血糖症状迅速缓解。虽然患者发作时并没有检测血糖，但根据其临床表现以及空腹时的血糖和胰岛素水平，应考虑为高胰岛素血症导致的空腹低血糖症。这种情况最常见于糖尿病患者过量使用胰岛素或磺酰脲类及格列奈类胰岛素促泌剂。

从患者 OGTT 结果来看可能存在糖尿病，但其否认相关药物史，因此胰岛素的增高可考虑为内源性。然而 C 肽并没有出现同样程度的升高，因为在正常生理状态下，胰岛 B 细胞每分泌 1 分子胰岛素就会同时释放 1 分子 C 肽，胰岛素和 C 肽在分泌量上存在等摩尔的关系。但是患者的 C 肽与胰岛素升高程度不匹配，即胰岛素与 C 肽存在“分离现象”，胰岛素与 C 肽的摩尔比＞1。

【知识拓展一】

正常人空腹血糖低于 2.2mmol/L 时，胰岛素应低于 5mU/L；低于 1.67mmol/L 时，胰岛素应停止分泌。低血糖发作时，通过计算胰岛素（mU/L）与血糖（mmol/L）的比值（胰岛素释放指数，I∶G），可以辅助判断是否为高胰岛素血症性低血糖症。I∶G 正常值应＜ 5.4，该比值越大，诊断高胰岛素血症性低血糖症的阳性率越高。但需注意的是，当血糖不低时，即使 I∶G ＞ 5.4 也无临床意义。同时测定胰岛素、胰岛素原和 C 肽有助于鉴别内源性和外源性高胰岛素血症的病因。

从 C 肽释放试验结果来看，胰岛素释放呈延迟状态，但这一结果始终无法解释患者极高的胰岛素水平。鉴于胰岛素和 C 肽存在明显的分离现象，我们推测胰岛素检测可能受到了某种干扰。查阅相关文献后，建议临床加做胰岛素相关抗体检查，结果显示胰岛素自身抗体（insulin autoantibody，IAA）为 81.4%↑。至此，患者低血糖症的原因终于找到了。那就是在生理情况下，胰岛素释放入血后被胰岛素自身抗体大量结合，使胰岛素的作用失效。一旦胰岛素与抗体在受到各种外源性因素突然解离时，就会造成游离胰岛素激增，导致严重的低血糖症状。

【后续追踪】

由于 IAA 明显增高，且后续 MRI 检查排除了胰岛素瘤的可能，因此临床诊断为胰岛素自身免疫综合征（insulin autoimmune syndrome，IAS）。该病特指非外源性胰岛素暴露状态下，因体内高滴度胰岛素自身抗体引发的临床综合征，特征性表现为高胰岛素血症性低血糖或显著的高低血糖波动。

目前报道的 IAS 患者多合并自身免疫性疾病，最常见于 Graves 病，其次可见于桥本甲状腺炎、系统性红斑狼疮、类风湿关节炎及慢性肝炎等。既往报道显示，约半数 IAS 患者发病前有相关药物暴露史，其中以含巯基或其代谢产物的药物最为常见（占比 90% 以上），尤以甲巯咪唑报道最多，其次为α-硫辛酸。其他相关药物还包括氯吡格雷、硫普罗宁、质子泵抑制剂（如泮托拉唑和奥美拉唑）及卡比马唑等。研究表明，巯基可结合并还原胰岛素 A 链与 B 链间的二硫键，使内源性胰岛素更具免疫原性。此外，病毒感染也是 IAS 的重要诱因之一。

鉴于患者 IAS 的发生可能与其调整甲亢治疗药物有关，因此又重新改用丙硫氧嘧啶，并调整饮食方案，进行少食多餐。在之后的随访中，患者的低血糖症状明显改善。

IAS 患者典型的表现是餐后高血糖和随后发生的低血糖。IAS 患者的低血糖可在任何时间发生，发生的时间常常与进餐时间有关，大多在餐后 3 ～ 5h。部分患者出现空腹低血糖症状，甚至发生不可预测的低血糖发作。低血糖发作频率不定，既可偶尔发作，也可频繁发作，甚至一天数次。

若行 OGTT 试验，OGTT 2h 血糖往往超过 11.1mmol/L，应注意此时不能诊断糖尿病。糖化血红蛋白水平可能会随着低血糖发作的频率及严重程度、血糖水平的波动而变化，因此有些患者的糖化血红蛋白水平可能正常甚至升高。

【知识拓展二】

IAS 临床诊断标准：

① 存在确证的低血糖症，尤其是无规律性低血糖，或出现高低血糖交替；

② 生化特点符合内源性高胰岛素血症性低血糖症，且胰岛素水平明显升高（常＞100mU/L），大部分患者胰岛素 /C 肽、胰岛素 / 胰岛素原的摩尔比＞1；

③ 循环中存在胰岛素-胰岛素抗体免疫复合物（检测到高效价的 IAA，PEG 沉淀试验或凝胶层析分离试验证实）；

④ 未应用过外源性胰岛素。

【要点总结】

1. 典型的低血糖症具有 Whipple 三联征特点：①低血糖症状；②发作时血糖低于 2.8mmol/L（非糖尿病患者）或 3.0mmol/L（糖尿病患者）；③血糖水平升高后低血糖症状迅速缓解。

2. 引起空腹低血糖症的主要原因有外源性高胰岛素血症（降糖药物、饮酒等）、内源性高胰岛素血症（胰岛素瘤、胰岛素自身抗体、胰岛素受体抗体等）。

3. IAS 是指在未暴露于外源性胰岛素的情况下，由于体内存在高滴度胰岛素自身抗体，导致高胰岛素血症性低血糖或高低血糖波动，其典型的临床表现是餐后高血糖和随后发生的低血糖。

4. 对于怀疑 IAS 的患者，建议仔细询问药物史（如含巯基类药物）、自身免疫性疾病史、病毒感染史等，同时完善自身抗体、M 蛋白、病毒感染等检查以协助评估 IAS 可能的诱因。

【参考文献】

[1]《综合征诊治专家共识（2024 版）》编写委员会 . 胰岛素自身免疫综合征诊治专家共识（2024 版）[J]. 中华糖尿病杂志，2024，16（12）：1346-1360.

作者：戴一叶　　审校：朱晓琳

专题三十

缺铁性贫血之谜：口服铁剂无效背后的真相探寻

【问题导航】

1. 缺铁性贫血口服铁剂无效该如何分析？

2. 自身免疫性胃炎（autoimmune gastritis，AIG）有何临床特点？如何诊断？

3. 诊断为自身免疫性胃炎后，还需完善哪些检查？

【案例背景】

患者，女，41 岁。主诉：贫血 2 年余，加重 3 个月。

现病史：2 年前在外院检查发现小细胞低色素性贫血，未测铁代谢相关指标，诊断性口服补铁治疗后症状无明显改善。近 3 个月以来，患者的头晕、乏力及精神差等症状加重。为求进一步治疗，遂到本院就诊。

既往患者分别于 2009 年及 2021 年两次行乳腺纤维腺瘤切除术。无高血压、糖尿病及家族遗传病史。月经周期及经量均正常。

门诊检查：血常规示 RBC 3.74×10^{12}/L↓、HGB 59g/L↓、HCT 22.4%↓、MCV 59.9fL↓、MCHC 264g/L↓。血涂片复检发现“红细胞大小不一，以小细胞为主，淡染区扩大”，与血常规相符；白细胞及血小板未见异常。血清铁代谢检查：铁 1.7μmol/L↓；铁蛋白 12.30μg/L↓，铁饱和度 2.27%↓，总铁结合力 74.87μmol/L↑。肝功能正常。

【案例分析】

根据患者的临床表现及相关实验室检查结果，可诊断为缺铁性贫血。由于患者诊断性口服铁剂治疗无效，因此需要进一步排查其他可能的原因。从血常规及复检结果来看，初步可以排除恶性血液系统疾病。同时患者也没有其他慢性基础疾病，且胆红素正常，说明合并慢性病及溶血性贫血的可能性不大。进一步完善血红蛋白电泳及地中海贫血基因检测，均未见异常。

【知识拓展一】

缺铁性贫血和地中海贫血是常需鉴别的两种小细胞低色素性贫血疾病，在日常工作中可以利用 Mentzer 指数对二者进行初步判断。Mentzer=MCV/RBC，＜13 考虑地中海贫血，＞13 考虑为缺铁性贫血。

轻型缺铁性贫血与轻型地中海贫血在血液学上很难区分，但中重型地中海贫血与缺铁性贫血的鉴别并不难。地中海贫血表现为红细胞大小不等、中心浅染区扩大，靶形红细胞、泪滴状红细胞较多见；缺铁性贫血表现为红细胞大小不等、中心浅染区扩大，棒状红细胞较多见。

患者有明显的铁缺乏，但月经规律且量不多以及粪便检查无异常，基本排除铁丢失过多的原因。考虑到口服铁剂无效，因此还需要检查消化系统。消化内镜与病理检查显示肠道多发性“增生性息肉”、浅表糜烂性胃炎及萎缩性胃炎。由于存在萎缩性胃炎，临床进一步进行了自身免疫性胃炎相关检查，结果提示内因子抗体（IFA）正常但抗胃壁细胞抗体（PCA）显著升高。至此，导致患者贫血的“真凶”浮出水面，即自身免疫性胃炎（autoimmune gastritis，AIG）。

AIG 是一种以壁细胞为靶点的非自限性、免疫介导的疾病，其特征性表现为炎症和萎缩局限于泌酸黏膜，且常伴有抗壁细胞抗体（PCA）和（或）内因子抗体（IFA）阳性。胃黏膜及黏膜内分泌细胞的减少，导致胃酸、内因子及胃蛋白酶原 I 的分泌随之减少，通过负反馈调节机制促进胃泌素分泌增加。临床上，早期可出现与胃酸分泌减少相关的症状，如胃排空延迟、铁吸收障碍致缺铁性贫血等；晚期由于内因子分泌减少，影响维生素 B_{12} 吸收，导致巨幼细胞贫血、周围神经病变、脊髓亚急性联合变性、精神症状等；此外，还可出现伴随胃泌素增加的高胃泌素血症、胃多发增生性息肉及 I 型神经内分泌瘤等。

PCA 的灵敏度高，在 85% ～ 90% 的 AIG 患者中呈阳性。PCA 从早期开始滴度逐渐上升，活动期达到峰值，晚期开始下降。随着疾病的进展，胃黏膜进行性破坏（即自身靶抗原消失），导致部分晚期患者 PCA 可能呈阴性。且 PCA 还可能在其他自身免疫性疾病中检测到，其特异性稍低。由于 IFA 特异性高而灵敏度低，因此推荐两者联合检测以提高诊断准确性。

【后续追踪】

诊断明确后，临床采取了铁剂的静脉注射治疗，患者的贫血症状得到明显改善。持续 1 个月治疗后，患者血红蛋白及铁代谢相关指标均恢复正常。由于 AIG 可合并其他自身免疫性疾病或内分泌疾病，包括 1 型糖尿病、自身免疫性甲状腺疾病、原发性甲状旁腺功能减退症及原发性肾上腺皮质功能减退等，因此患者完善了相关检查，结果如下：ANA 阳性（1∶160，核颗粒型）。ENA 抗体谱、血管炎及自免肝检查均为阴性。甲状腺相关抗体检查：甲状腺过氧化物酶抗体（TPOAb）＞600U/mL↑，甲状腺刺激性抗体 3.13IU/L↑，甲状腺球蛋白抗体（TgAb）733.00IU/mL↑。PTH 148pmol/mL↑；甲状腺功能、皮质醇及醛固酮检查基本正常。

上述结果提示患者同时存在桥本甲状腺炎（Hashimoto thyroiditis，HT）以及甲状旁腺功能亢进症。

【知识拓展二】

HT 又称慢性淋巴细胞性甲状腺炎，属于自身免疫性甲状腺炎，以甲状腺弥漫性肿大、质地坚韧、表面结节状，伴 TPOAb、TgAb 升高为主要临床特征，淋巴细胞浸润甲状腺为主要病理特征。血清 TPOAb、TgAb 阳性即可临床诊断为 HT。如 TPOAb、TgAb 单一抗体阳性，还要结合临床表现。细针穿刺细胞学或病理检查有确诊价值。

【要点总结】

1. 缺铁性贫血口服铁剂治疗无效，应检查是否存在导致铁吸收障碍的因素，包括 PCA、IFA、胃蛋白酶原和胃泌素 -17 等。

2. AIG 是一种以壁细胞为靶点的非自限性、免疫介导的疾病，其特征性表现为炎症和萎缩局限于泌酸黏膜，且常伴有 PCA 和（或）IFA 阳性。

3. 贫血是 AIG 最典型的特征，也是引起患者和医生注意，从而进一步检查，最终确诊为 AIG 的最主要的原因。

4. AIG 可合并其他自身免疫性疾病或内分泌疾病，包括 1 型糖尿病、自身免疫性甲状腺疾病、原发性甲状旁腺功能减退症及原发性肾上腺皮质功能减退症等。

【参考文献】

[1] 刘鑫，张静 . 自身免疫性胃炎实验室检测 [J]. 临床内科杂志，2024，41（10）：656-658.

[2] 宗晔 . 自身免疫性胃炎的诊治新进展 [J]. 中华预防医学杂志，2024，58（11）：1752-1757.

作者：李惠　　审校：朱晓琳

专题三十一

血清指标与抗体“拼图”：解开间质性肺病诊断难题

【问题导航】

1. 间质性肺病（interstitial lung disease，ILD）的临床特征及检查方法有哪些？

2. 涎液化糖链抗原有何临床意义？

3. 抗合成酶综合征（anti-synthetase syndrome，ASS）有何临床特点？如何诊断？

【案例背景】

刘某，女，55岁。主诉：体检发现肺部影像学异常6年，反复咳嗽、咳痰2年。

现病史：患者6年前于体检时发现肺部结节，提示“磨玻璃影，肺纹理增厚增粗”，未引起重视。患者近两年反复出现咳嗽、咳痰、胸闷、气促，伴四肢乏力及双上肢关节疼痛（晨僵明显），遂至外院就诊。肺功能检查提示轻度通气障碍；肺部CT示双肺间质性肺炎，纵隔内见多发淋巴结肿大。予以抗感染、改善肺功能、止咳祛痰等对症治疗，效果不佳。为求进一步诊治，遂至本院就诊，以“间质性肺疾病原因待查”收治入院。

体格检查：体温35.8℃，脉搏122次/分，呼吸20次/分，血压112/81mmHg，指脉氧饱和度98%（未吸氧）。面部、腰部可见散在红色丘疹。双侧腕关节肿胀，左侧更为明显。肺廓无畸形，双侧呼吸活动对称，双肺叩诊呈清音，双下肺可闻及湿啰音。

入院后完善相关检查：血常规示WBC 7.28×10^9/L，NEUT 80.7%↑。炎症指标：PCT 0.089ng/mL↑，ESR 46mm/h↑，CRP 23.0mg/L↑。心肌标志物LDH 377.8U/L，Mb 123.9μg/L↑，CK-MB 27.3U/L↑，hs-cTnT 26.10pg/mL↑。NT-proBNP 155.0pg/mL↑。血清涎液化糖链抗原（KL-6）6511.1 U/mL↑。抗酸染色、痰培养、T-SPOT、GM试验、G试验等病原体检查，结果均为阴性。肺功能检查提示弥散功能中度损害，中度限制性肺通气功能障碍。胸部CT：①双肺弥漫性病变，考虑间质性肺炎，不除外合并肺部感染。②双侧胸膜增厚，左侧胸腔少量积液，心包腔内少量积液。③双肺结节。

【案例分析】

患者以肺部病变为主要表现，结合其 KL-6 显著升高以及肺功能和影像学检查结果，可临床诊断为间质性肺病（interstitial lung disease，ILD）。该病是以弥漫性肺实质、肺泡炎症和间质纤维化为基本病理表现，以活动性呼吸困难，影像学提示弥漫性浸润阴影、限制性通气障碍、弥散功能降低和低氧血症为临床表现的不同种类疾病群构成的临床 - 病理实体的总称。

KL-6 是一种 MUC-1 黏蛋白，通常表达在人体Ⅱ型肺泡上皮细胞表面。当肺泡基底膜受损时，Ⅱ型肺泡细胞为了修复损伤而增生，KL-6 的合成量也会随之增加。由于病患的肺泡毛细血管被破坏后渗透性增强，KL-6 会进入血液中。研究显示，ILD 患者血清 KL-6 水平阳性率高达 70% ～ 100%，而感染性肺炎患者血清 KL-6 水平阳性率只有 10%。相较于高分辨率 CT、支气管镜检查和外科肺活检，KL-6 检测费用低且无须患者进行特殊准备，特别适合短期内反复检查，尤其是重症患者。

既然明确了 ILD 的诊断，接下来就要寻找具体的病因。由于有 25% 的 ILD 与结缔组织病（CTD）相关，因此绝大部分 ILD 患者均推荐完善 CTD 相关检验，包括 ANA、抗 CCP 抗体和 RF 等。患者的相关免疫检查结果：ANA 阳性（1：160，胞浆致密颗粒型）；ENA 抗体谱：Ro-52（52kDa）强阳性。血管炎、RF、抗 CCP 抗体、抗 ds-DNA 抗体、抗磷脂酶抗体均为阴性。IgA 0.19g/L↓，其余免疫球蛋白均正常。

虽然 ANA 阳性，但常见的特异性抗体却未能提示具体疾病。由于患者除了肺部病变外，还有四肢、面部、腰部及腕关节等全身性临床表现，因此需进一步检查其他非常见自身抗体。患者的 ANA 核型为胞浆致密颗粒型（AC-19），对应的靶抗原包括核糖体 P 蛋白、PL-7 和 PL-12。其中，抗 PL-7 和 PL-12 抗体均属于抗氨基酰 tRNA 合成酶抗体（抗 ARS 抗体），这类抗体的靶抗原是氨基酰 tRNA 合成酶，其功能是促进特定氨基酸与 tRNA 结合，参与蛋白质合成过程。此类抗体主要与特发性炎性肌病（IIM）中的抗合成酶抗体综合征（antisynthetase syndrome, ASS）密切相关，因此建议进一步完善肌炎抗体谱检查以明确诊断。

【知识拓展一】

2011 年，Hervier B 等提出，有抗 ARS 抗体的存在，再加上 2 条主要标准或 1 条主要标准 +2 条次要标准即可诊断 ASS：

主要标准：①不明原因的 ILD；②符合 Bohan 与 Peter 诊断的 PM 或 DM。

次要标准：①关节炎；②雷诺现象；③技工手。

【后续追踪】

患者送检了肌炎抗体谱相关检查，结果显示“抗 EJ 抗体 IgG（+++）”。参考 Hervier B 等专家提出的诊断标准，临床诊断为 ASS。予以甲泼尼龙片及环磷酰胺联合免疫抑制剂治疗后，患者咳嗽、咳痰、气促等症状较前改善。

ASS 是一种以抗 ARS 抗体阳性为特征的多发性肌炎或皮肌炎的临床亚型，临床表现除肌肉受累以外，肺部受累常见（发生率为 61% ～ 100%），其他表现有关节炎、发热、典型皮肤病变和雷诺现象。抗 ARS 抗体中抗 Jo-1 抗体最常见，占 70% ～ 90%，其次为抗 PL-7 抗体和抗 PL-12 抗体，各约占 10%。不同的抗 ARS 抗体阳性表现不同：抗 Jo-1 抗体阳性最常见的临床表现为肌无力，其次为间质性肺疾病；与抗 Jo-1 抗体阳性患者相比，抗 PL-7/PL-12 抗体阳性患者的肺部病变更急、更重；抗 EJ 抗体、抗 KS 抗体、抗 OJ 抗体阳性患者肺部受累率几乎达 100%。总体而言，非 Jo-1 型患者的预后更差。随着时间的推移，大多数患者会出现完整的三联征，即肌炎、关节炎和 ILD。

【知识拓展二】

主要抗 ARS 抗体类型及临床意义见表 31.1。

表 31.1　主要抗 ARS 抗体类型及临床意义

抗体	中文名称	疾病	临床意义
抗-Jo-1	组氨酰 tRNA 合成酶	ASS、PM、DM	PM：25% ～ 55%。ASS：15% ～ 20%
抗-PL-7	苏氨酰 tRNA 合成酶	ASS、PM、DM	IIM：3% ～ 6%。ASS：5% ～ 10%
抗-PL-12	丙氨酰 tRNA 合成酶	ASS、PM、DM	IIM：1% ～ 3%。ASS：＜ 5%
抗-EJ	甘氨酰 tRNA 合成酶	ASS、PM、DM	PM：1% ～ 3%。ASS：5% ～ 10%
抗-OJ	异亮氨酰 tRNA 合成酶	ASS、PM、DM	IIM：3%。ASS：＜ 5%
抗-KS	天冬酰胺酰 tRNA 合成酶	ASS、PM、DM	IIM：3%。ASS：＜ 5%
抗-Ha	酪氨酰 tRNA 合成酶	ASS	ASS：＜ 1%
抗-Zo	苯丙氨酰 tRNA 合成酶	ASS	ASS：＜ 1%

注：PM，多发性肌炎；DM，皮肌炎。

【要点总结】

1. 活动后呼吸困难和干咳是 ILD 最常见的表现。除了呼吸道系统的表现外，需要关注全身多系统症状，因为 ILD 可能是系统性疾病的表现之一。

2. KL-6 是 ILD 的血清无创生物标志物，对诊断 ILD 有较好的敏感性和特异性，其水平变化与 ILD 的活动性及治疗效果相关。

3. ILD 是 CTD 最常见的并发症，因此绝大部分 ILD 患者除常规检测外，均需完善 CTD 相关检查。

4. ASS 是一种以抗 ARS 抗体阳性为特征的多发性肌炎或皮肌炎的临床亚型，以肌炎、ILD、多关节炎、发热、雷诺现象、技工手为临床表现，不同抗体类型的患者临床特征和预后存在差异。

【参考文献】

[1] 黄惠敏，李宁，林勇平，等. 涎液化糖链抗原6检测在间质性肺疾病中的临床意义 [J]. 中华检验医学杂志，2020，43（4）：395-399.

[2] 中华医学会呼吸病学分会，中国医师协会呼吸医师分会 . 间质性肺疾病多学科讨论规范中国专家共识 [J]. 中华结核和呼吸杂志，2023，46（12）：1176-1188.

[3] 中国研究型医院学会呼吸病学专业委员会 . 特发性炎性肌病相关间质性肺疾病诊断和治疗中国专家共识 [J]. 中华结核和呼吸杂志，2022，45（7）：635-650.

作者：杨佳锦　　审校：朱晓琳

专题三十二

全身瘙痒背后的“元凶”——原发性胆汁性胆管炎病例的深度剖析

【问题导航】

1. 系统性疾病源性瘙痒需要完善哪些实验室检查？

2. 原发性胆汁性胆管炎（primary biliary cholangitis，PBC）有哪些临床特征？如何诊断？

3. 血清 IgM 对原发性胆汁性胆管炎有何应用价值？

【案例背景】

患者，男，62 岁。主诉：全身瘙痒 2 年。

现病史：患者 2 年前无明显诱因出现全身瘙痒，搔抓后皮肤出现风团样皮疹，伴四肢红斑、丘疹，皮疹可自行消退且不留痕迹。搔抓剧烈处可见皮肤抓破、结痂。曾自行用药（具体不详）疗效不佳，今为求系统诊治就诊于本院皮肤科门诊。

门诊相关检查：

肝功能：GGT 547.0U/L↑、ALP 205.0U/L↑、ALT 116.5U/L↑、AST 80.7U/L↑，TBIL 及 TBA 均正常。血常规、肾功能、空腹血糖、心肌酶、血沉、肿瘤标志物均正常。甲状腺功能三项：TSH 5.21μIU/mL↑，FT_3 及 FT_4 正常。梅毒、丙型肝炎、艾滋病及乙型肝炎病毒标志物未见明显异常。

【案例分析】

瘙痒持续超过 6 周的称为慢性瘙痒。慢性瘙痒最重要的是病因诊断，推荐首先根据病史、症状和体征，特别是有无原发性皮损，将瘙痒分为由原发皮肤病引起的瘙痒（包括斑疹、丘疹、水疱、脓疱、结节、囊肿和风团等）和非皮肤病引起的瘙痒。

本例患者无原发性皮损，表现为皮肤抓痕等继发性损害，需排查系统性疾病所致。对于系统性疾病源性瘙痒，推荐的实验室检查包括：血常规、ESR、CRP、肝肾功能、空腹血糖、促甲状腺激素及传染病等感染筛查；年龄≥60 岁的患者，应注意筛查肿瘤标志物。

患者的肝酶明显升高，但胆红素和胆汁酸水平正常，这与传统认知中胆汁淤积（如胆汁酸升高）是肝病相关皮肤瘙痒的主要机制不符。需要注意的是，对于大多数胆汁淤积性疾病，胆汁酸的敏感性不如 ALP；ALP 和 GGT 升高是胆汁淤积最具特征性的早期表现。由于检测方法学缺乏标准化，加上干扰因素多、特异性欠佳等因素，目前国内外相关指南中未将胆汁酸列入胆汁淤积的判断标准。《胆汁淤积性肝病管理指南（2021）》推荐的胆汁淤积性肝病诊断标准为“ALP 超过 1.5×ULN（正常上限值），且 GGT 超过 3×ULN”。根据以上标准，患者存在胆汁淤积。

【后续追踪】

由于患者病毒性肝炎检查阴性，需进一步排查自身免疫性肝病以及肝内外胆管梗阻等情况。完善免疫球蛋白、自身抗体及影像学等检查，结果回报为：血清 IgM 2.33g/L↑，其他免疫球蛋白包括 IgG4 均正常；ANA 阳性（1∶160，胞浆网状 / 线粒体样型）；ENA 抗体谱：Ro-52（++）、抗 Scl-70 抗体（++）、AMA-M2 抗体（+++）；抗 ds-DNA 抗体及血管炎六项均阴性。肝脏及胰胆管 MRI：肝 S4、S7 海绵状血管瘤，肝脏多发囊肿，未提示胆道梗阻。结合患者的临床表现及检查结果，该患者可诊断为原发性胆汁性胆管炎（primary biliary cholangitis，PBC）。

【知识拓展一】

《原发性胆汁性胆管炎的诊断和治疗指南（2021）》规定 PBC 诊断需满足以下 3 条标准中的 2 条：

① 存在胆汁淤积的生物化学证据（主要是 ALP 和 GGT 升高），且影像学检查排除了肝外或肝内大胆管梗阻；

② 抗线粒体抗体（AMAs）/AMA-M_2 阳性，或其他 PBC 特异性自身抗体（抗 gp210 抗体、抗 sp100 抗体）阳性；

③ 组织学上有非化脓性破坏性胆管炎和小胆管破坏的证据。

PBC 是一种慢性自身免疫性肝内胆汁淤积性疾病。女性与男性的比例为（6.2～6.9）∶1，研究显示男性的预后较女性更差。PBC 的自然病史可分为 4 个阶段。①临床前期：AMA 阳性，但生化指标无明显异常。②无症状期：有生化指标异常（ALP 及 GGT 升高），但没有明显的临床症状。③症状期：出现乏力、皮肤瘙痒、皮肤巩膜黄染等症状。④失代偿期：出现消化道出血、腹水、肝性脑病等临床表现。

PBC 以 ALP 和（或）GGT 明显升高为主要特征，可同时伴有 ALT 和 AST 的轻度至中度升高。血清 AMAs 是诊断 PBC 的重要标志物，尤其是 AMA-M2 亚型，对本病的诊断敏感度和特异度高达 90% ～ 95%。在 AMAs 阴性的情况下，可借助抗 gp210 抗体和抗 sp100 抗体检测进行诊断，敏感性不高，但特异性达 97% 以上。胆管影像学检查在 PBC 患者中通常无异常表现，主要目的是排除肝内外胆管梗阻及肝占位等病变。

在 PBC 患者中，血清 IgM 水平升高较为常见。这种升高可能与 PBC 患者体内的免疫激活和异常免疫反应有关。尤其在一些不典型病例中，当其他诊断指标表现得不那么典型时，IgM 升高可作为一个重要的辅助诊断线索，提示医生进一步排查 PBC。

动态监测血清 IgM 水平可在一定程度上反映治疗对免疫调节的效果，治疗有效时，随着免疫系统紊乱状态的改善，血清 IgM 水平可能会逐渐下降。治疗前 IgM 水平较高者及治疗后 IgM 下降不明显的患者，治疗后患者肝脏病理仍有进展趋势；治疗后 IgM 水平明显下降患者预后较好。但血清 IgM 并非 PBC 特异性指标，在监测疗效时，若患者同时存在感染等情况，可能导致血清 IgM 升高，从而干扰对治疗效果的判断。

【知识拓展二】

肝脏的自身免疫性疾病主要包括自身免疫性肝炎（autoimmune hepatitis，AIH）、PBC 和原发性硬化性胆管炎。上述任何两种疾病的特征同时或连续出现称为重叠综合征，其中以 AIH-PBC 重叠最常见。

AIH-PBC 重叠综合征目前国内外指南缺乏统一的诊断标准，最常用的是巴黎（Paris）标准。Paris 诊断标准要求同时满足 PBC 和 AIH 诊断标准中的各两项即可诊断。（1）PBC：① ALP ＞ 2×ULN 或 GGT ＞ 5×ULN；② AMA 阳性；③肝活检提示小叶间胆管损伤。（2）AIH：① ALT ≥ 5×ULN；② IgG ≥ 2×ULN 或抗平滑肌抗体（ASMA）阳性；③中度或重度门静脉周围或界板周围碎屑样坏死。

【要点总结】

1. 起病缓慢、病程较长的进行性瘙痒，且缺乏原发性皮损，仅表现为皮肤抓痕或苔藓化等继发性损害时，可能是系统性疾病所致。

2. 血清肝酶中 ALP 和 GGT 升高是胆汁淤积最具有特征性的早期表现，对病因不明的 ALP 和（或）GGT 升高者，应想到 PBC 的可能。

3. PBC 是一种慢性自身免疫性肝内胆汁淤积性疾病，早期症状常不典型，以

ALP 和（或）GGT 明显升高为主要特征。AMAs、抗 gp210 抗体和抗 sp100 抗体是诊断 PBC 的重要标志物。

4. IgM 水平升高在不典型 PBC 诊断中具有重要意义，IgM 水平随治疗的动态变化能够反映疾病的活动性。

【参考文献】

[1] 中国医师协会皮肤科医师分会 . 慢性瘙痒管理指南（2024 版）[J]. 中华皮肤科杂志，2024，57（5）：387-399.

[2] 中华医学会肝病学分会 . 胆汁淤积性肝病管理指南（2021 年）[J]. 临床肝胆病杂志，2022，30（3）：253-263.

[3] 尤红，段维佳，李淑，等 . 原发性胆汁性胆管炎的诊断和治疗指南（2021）[J]. 临床肝胆病杂志，2022，38（01）：35-41.

作者：王敏、杨雅琴　　审校：朱晓琳

专题三十三

降钙素原结果异常的幕后：隐瞒病史下的甲状腺髓样癌

【问题导航】

1. 降钙素原的合成路径是什么？有何临床意义？

2. 哪些非感染性因素可导致降钙素原显著升高？

3. 甲状腺髓样癌（medullary carcinoma of thyroid gland，MTC）有哪些特征性的生化改变？

【案例背景】

患者，女，71 岁。主诉：头晕、乏力、咳嗽、咳痰 10 余天。

现病史：患者 10 余天前无明显诱因出现头晕、乏力、咳嗽、咳痰不适，伴双下肢乏力及腹部胀痛不适，无抽动，无一侧肢体活动障碍，无大小便失禁，无恶心、呕吐及视物旋转现象，无胸闷、胸痛，无腹痛、腹泻等不适，今为求系统诊治来我院就诊，门诊以“缺血性脑血管病”收入本科。患者自起病以来，精神、饮食、睡眠欠佳，二便正常，近期体重无明显下降。

既往史：有 2 型糖尿病、高血压及慢性胃炎病史。否认肝炎、结核等传染病病史。

2 月 15 日临床医生来电咨询，该患者的降钙素原（PCT）结果与其临床表现不符。接到反馈后，笔者立即查看患者的相关信息及检验结果，发现其血常规、CRP、肝肾功能、脑钠肽以及肌钙蛋白检查结果均正常，而唯独 PCT 连续两天都超过了检测的线性范围（＞ 100ng/mL）。

【案例分析】

PCT 是临床评估细菌感染的重要生化指标，当结果≥ 10ng/mL 时，基本提示为严重细菌性脓毒症或脓毒性休克，常伴有器官功能衰竭。从临床医生的描述及相关结果来看，不考虑患者存在严重感染风险。虽然在临床工作中，还有很多非感染性疾病会导致 PCT 水平增高，如外科手术和创伤、器官移植、肿瘤、肾功能不全、血液系统疾病、自身免疫性疾病及胰腺炎等，但通常都是轻度升高。

况且患者并不存在上述情况，因此其 PCT 结果为假性升高的可能性大。

【知识拓展一】

血清 PCT 水平在细菌感染时，其升高程度通常与 IL-6、CRP 及白细胞计数的变化保持平行。但是在一些特殊情况下，也可以出现不同的变化趋势。比如严重感染可以导致白细胞出现退行性核左移，这时白细胞计数反而是减少的，不过中性粒细胞比例都会显著升高。此外，CRP 是在肝脏中合成，所以对于肝功能不全患者，也可能出现 CRP 升高不如 PCT 的情况。

鉴于 PCT 连续两日的检测结果均＞100 ng/mL，可排除偶然误差，提示标本可能存在潜在干扰因素。于是找出原始标本，将其分别稀释 5 倍和 10 倍，复查结果乘以稀释倍数后分别为 293ng/mL 和 297ng/mL。由于不同比例稀释后的结果存在良好的一致性，所以基本可以排除标本内存在干扰物质。

同时，为鉴别患者 PCT 升高的病因（感染性或非感染性），加测 IL-6 以辅助鉴别。因为细菌感染时，PCT 是在 TNF-α、IL-6 的作用下刺激体内肝脏巨噬细胞、肺及肠道的淋巴细胞合成并分泌的。不过令人意外的是，患者的血清 IL-6 也在正常范围内。如果检测没有受到干扰，那患者的 PCT 究竟来源于哪里呢？

在生理状态下，PCT 主要由甲状腺 C 细胞合成，经高尔基体加工后被特异性蛋白水解酶裂解为活性降钙素（CT），故极少以完整 PCT 形式释放入血液；而在感染时，由于肝、肺等非甲状腺组织缺乏这些水解酶，炎症刺激会导致 PCT 以原形大量释放入血液。基于这一机制，当患者出现 PCT 升高但缺乏典型感染证据时，需警惕甲状腺 C 细胞病变的可能性，其中起源于滤泡旁细胞的甲状腺髓样癌（medullary carcinoma of thyroid，MTC）是最典型的病因——肿瘤细胞可异常分泌完整 PCT，导致其血清浓度显著增高。现有研究已明确将 PCT 作为 MTC 的诊断标志物之一，其升高程度甚至与肿瘤负荷相关。想到这里，立即询问医生患者有无 MTC 病史，但得到的是否定的答案。

【后续追踪】

虽然没有得到肯定答复，但为验证推测，加做了甲状腺功能检查，结果均正常，可惜的是科室并没有开展降钙素项目的检测。为进一步排除其他肿瘤可能，加做了常见的几项肿瘤标志物检查，结果发现患者的 CEA 居然高达 900.5ng/mL！通过查阅 CEA 的相关的临床意义，发现它在 MTC 患者中也会明显升高。至此，种种迹象都指向了 MTC。

基于上述分析，笔者再次找到医生进行沟通，告知患者存在 MTC 的可能性较大。临床医生听完反馈后，也马上完善了甲状腺彩超。次日调阅到该患者B超结果，显示患者甲状腺左侧叶术后，右叶多发混合回声结节。之后从医生那里得知，原来患者去年就因患MTC做过一次手术，而家属为了照顾患者情绪，就对患者本人以及医生隐瞒了病史。至此，终于真相大白了。不过从PCT和CEA结果来看，需要考虑患者的MTC出现了复发。

【知识拓展二】

MTC是甲状腺常见恶性肿瘤之一，为甲状腺肿瘤中的一种特殊分型，有着恶性程度高、不易早期发现的特点。相关研究表明，血清降钙素是MTC特异性标记物，对MTC的诊断和治疗具有重要的作用。术前血清CT可以预测肿瘤以及淋巴结的转移情况，术前的CT值与肿瘤的直径及淋巴结转移的可能性呈正相关性。

【要点总结】

1. 正常情况下，PCT作为降钙素的前体主要由甲状腺C细胞合成，但在感染或炎症状态下，其他组织细胞也可在炎性因子刺激下大量合成并直接释放完整的PCT释放入血液。

2. PCT是临床评估细菌感染的重要生化指标，其水平与感染的严重程度呈正相关。但PCT也可在多种非感染情况下升高，因此必须结合临床情况进行判断，并应考虑假阳性和假阴性的可能性。

3. 对于甲状腺髓样癌或甲状腺滤泡状癌，PCT可作为重要的肿瘤标志物；当无法进行CT检测时，联合检测PCT和CEA具有重要参考价值。

4. 在MTC患者中，PCT水平升高往往提示预后不良，尤其对于术后患者，持续或再次升高的PCT水平可能预示着肿瘤复发或转移，具有重要的临床监测价值。

【参考文献】

[1] 降钙素原急诊临床应用专家共识组. 降钙素原（PCT）急诊临床应用的专家共识[J]. 中华急诊医学杂志，2012，21（9）：944-951.

[2] 王宇，田文，嵇庆海，等. 甲状腺髓样癌诊断与治疗中国专家共识（2020版）[J]. 中国实用外科杂志，2020，40（09）：1012-1020.

[3] 韩筱点，卢仁泉，胡昊昀，等. 血清学指标在甲状腺髓样癌的应用研究[J]. 中华预防医学杂志，2021，55（12）：1468-1474.

作者：徐宇、胡荷花　审校：朱晓琳

专题三十四

拨云见日：
高敏心肌肌钙蛋白 T 结果真假的探究之路

【问题导航】

1. 糖尿病（diabetes mellitus, DM）的诊断标准是什么？

2. 如何诊断急性心肌梗死（acute myocardial infarction，AMI）？

3. 如何鉴别心肌肌钙蛋白结果的真性升高与假性升高？

【案例背景】

患者，女，72 岁。主诉：口干、多饮、多尿、体重下降 1 个月。

现病史：患者 1 个月余前无明显诱因出现口干、多饮、多尿。近 1 个月来体重下降 5kg，伴乏力、视物模糊，全身多关节疼痛，主要累及右膝关节、肘关节、肩关节及手指关节，与气候变化无明显关系；偶有双下肢水肿，无明显肢体麻木、晨僵、恶心、呕吐等不适。患者于当地医院就诊，诊断为“2 型糖尿病、下肢血栓形成”，予以降糖、抗凝治疗。出院后患者仍觉症状未见好转，骨痛明显，遂至本院门诊就诊。完善相关检查：HbA1c 9.40%↑，β-羟丁酸 0.65mmol/L↑，1,25-羟基维生素 D 47nmol/L↓；骨密度示骨质疏松。门诊以“2 型糖尿病、骨质疏松”收住代谢内分泌科。

既往史：10 年前因摔跤后骨折行髋关节置换术；1 年前摔跤后致右前臂骨折，未予手术处理；1 个月前在当地医院就诊时发现血压升高，最高收缩压为 160mmHg，曾予以厄贝沙坦降压治疗，已停药；1 个月前发现右下肢肌间静脉及胫后静脉血栓，曾予以利伐沙班抗凝治疗，已停药；慢性乙型病毒性肝炎，具体不详，未用抗病毒药物；患者自诉在当地医院被诊断为冠心病，未行冠脉造影，未予治疗。

专科检查：双下肢轻度凹陷性水肿，双下肢皮肤无明显色素沉着，双足背动脉搏动减弱、音叉振动觉减退，10g 尼龙丝压力觉正常，温度觉、位置觉减弱，痛觉正常，踝反射正常。

入院后完善相关检查：血常规结果正常。肝功能：ALT 229.3U/L↑，余正常。糖代谢：空腹 GLU 8.37mmol/L↑，2h-GLU 11.65mmol/L↑。C 肽释放实验：第 0minC 肽 890.2pmol/L，第 120minC 肽 1619.0pmol/L。电解质：K 2.69mmol/L↓，Ca

2.07mmol/L↓，P 0.78mmol/L↓，Mg 0.65mmol/L↓。肾功能：Urea 1.70mmol/L↓，Crea 43.0μmol/L↓，UA140.0μmol/L↓。心肌标志物：CK 39.0 U/L↓，hs-cTnT 1336.00pg/mL↑。尿常规：尿蛋白弱阳性，尿糖（++）；24h 尿总蛋白 190.8mg/d↑，尿蛋白 / 尿肌酐 428.6mg/g↑。乙肝三对提示“小三阳”；HBV DNA 2.38×10^7IU/mL↑。

心脏彩超：二尖瓣轻度反流；双下肢深静脉彩超显示右下肢胫后静脉及肌间静脉低回声团（血栓形成）。

【案例分析】

老年女性，近期出现典型的糖尿病症状（多饮、多尿及体重减轻），实验室检查发现 GLU 及 HbA1c 结果明显升高，C 肽水平不低。根据糖尿病诊断及分型标准，患者可诊断为 2 型糖尿病（type 2 diabetes mellitus，T2DM）。

【知识拓展一】

如果有典型的糖尿病症状（如烦渴多饮、多尿、多食、不明原因体重下降），满足空腹静脉血浆葡萄糖≥ 7.0mmol/L，或 OGTT 2h 静脉血浆葡萄糖≥ 11.1mmol/L，或 HbA1c ≥ 6.5%，或随机静脉血浆葡萄糖≥ 11.1mmol/L，可诊断为糖尿病；如果缺乏典型的糖尿病症状，则需要同一时间点的两个血糖指标或两个不同时间点的血糖指标达到或超过诊断切点（不包括随机血糖）方可诊断为糖尿病。当两个不同的血糖指标检测结果不一致，即一个血糖指标达到或超过诊断切点、另一个血糖指标未达到诊断切点时，则需要再次检测达到或超过诊断切点的血糖指标，并考虑可能影响血糖指标检测结果的因素，方可诊断。

糖尿病是心脑血管疾病重要的独立危险因素，且患者既往发现有冠心病，于是临床完善了心肌损伤标志物检查以评估亚临床心血管疾病风险，结果意外发现其 hs-cTnT 水平超出参考值上限近 100 倍。面对这一显著升高的结果，临床立即针对急性心肌梗死（acute myocardial infarction，AMI）进行评估，包括观察体征和心电图检查，但都无异常发现。由于糖尿病患者可能存在神经病变（尤其是自主神经病变），因此暂无法排除隐匿性非 ST 段抬高型心肌梗死，该患者有很高的休克、心搏骤停、心源性猝死等风险，遂下病重。

临床医生连续两天复查 hs-cTnT，结果分别为 1588pg/mL 和 1922pg/mL，呈现进行性升高趋势。然而，患者始终未出现胸闷、胸痛、气促等典型心肌缺血症状，且冠状动脉 CT 血管造影（CTA）检查未见明显异常。这种情况下，能否诊断为急性心肌梗死（AMI）？若不符合 AMI 诊断标准，那么 hs-cTnT 显著升高的可能原因是什么？

目前最新的 AMI 诊断标准，需满足以下至少两项：

① 临床症状：典型胸痛（持续＞20min）、呼吸困难、晕厥等。

② 心电图动态变化：ST 段抬高（≥1mm，连续两个导联）；新发左束支传导阻滞；ST 段压低或 T 波倒置（提示非 ST 段抬高型心肌梗死）。

③ 心肌损伤标志物：高敏肌钙蛋白（hs-cTnT 或 hs-cTnI）升高（至少一次超过参考上限第 99 百分位），并伴有动态变化（升高 / 下降＞20%）。

④ 影像学证据：心脏彩超显示节段性室壁运动异常；冠状动脉造影证实血管闭塞或血栓形成。

根据上述标准，不难发现患者仅有心肌损伤标志物一项满足要求，因此并不能诊断为 AMI。而且影像学及心电图检查也基本排除了心肌缺血，结合其 CK-MB 水平正常，需考虑 hs-cTnT 检测可能受到干扰而出现假性升高。

为了验证是否存在干扰，我们采取了倍比稀释的方法。分别将标本按 1：2、1：4 和 1：8 稀释后复查，发现患者的 hs-cTnT 检测结果不呈线性变化，提示存在干扰。免疫学检测干扰因素中，常见的有 RF、自身抗体、嗜异性抗体、人抗动物抗体，以及其他一些结合蛋白。其中 RF 以及自身抗体是最容易验证的，而其他干扰因素往往需要借助特殊的试剂或病史询问才能明确，因此首先加做了 RF，结果居然高达 2400.0IU/mL。查看试剂说明书，发现 RF 大于 1200IU/mL 时可对 hs-cTnT 结果产生影响。

为了进一步验证是否为 RF 干扰了该患者的 hs-cTnT 检测结果，我们将 2- 巯基乙醇（2-Me）稀释成 1% 浓度后与样本按 1：3 进行稀释处理。2-Me 可直接破坏 IgM、IgG 等分子中的二硫键，使 RF 灭活。将患者样本及 RF 阴性的高值 hs-cTnT 对照样本同时用 2-Me 按上述方法处理后再次检测，患者 hs-cTnT 检测结果大幅下降，而对照样本检测结果未见明显变化。虽然处理后的 hs-cTnT 依然未降至正常（可能与患者的 RF 过高有关），但也足以提示该异常结果是由 RF 干扰引起的。

【知识拓展二】

RF 属于自身抗体，靶抗原是变性免疫球蛋白 G 的 Fc 片段，可结合二抗和捕获抗体的 Fc 片段，导致假阳性结果。可采取以下方法进行处理：①使用阻断试管采集标本，或加入封闭阻滞剂吸附标本中的 RF；②用 25% PEG 6000 沉淀 RF，振荡混匀 10s，10000×g 离心 5min，取上清进行检测；③用 0.9% NaCl 溶液预稀释样本，减少 RF 对 IgM 抗体检测的干扰；④在样本稀释液中添加经热变性处理的 IgG；⑤将动物血清、抗人 IgM 或抗人 IgG 加至标本中；⑥添加 2-Me

（终浓度为 0.1mol/L），以降解 IgM 型 RF。

【后续追踪】

我们将上述结果与临床进行了沟通，结合心内科意见，临床认可患者 hs-cTnT 结果为假性升高。并且在得知患者 RF 水平非常高之后，根据患者有双侧肩关节、肘关节、腕关节、膝关节、右侧中指近端指间关节及远端指间关节疼痛 4 年余的病史，考虑患类风湿关节炎。完善相关检测，结果：IgG-RF ＞ 300U/mL，IgA-RF ＞ 300U/mL，IgM-RF ＞ 300U/mL，抗环瓜氨酸肽抗体＞ 250.00U/mL。关节彩超：双手滑膜增生、双手骨赘、双腕滑膜增生、双肘滑膜炎、尺骨鹰嘴滑囊炎、双膝髌上囊积液、双膝滑膜增生、双膝退行性变并骨关节炎。经风湿免疫科会诊，患者最终被诊断为“类风湿关节炎、骨关节炎”。考虑到患者有肝功能损伤及乙型病毒性肝炎，嘱其可予糖皮质激素控制关节痛症状，待肝功能好转后，门诊随诊调整治疗方案。

【要点总结】

1. 对有典型糖尿病症状（如多饮、多尿、多食、不明原因体重下降）的患者，可通过空腹血糖、口服葡萄糖耐量试验（OGTT）和糖化血红蛋白来诊断糖尿病。

2. 心肌损伤标志物的动态改变是诊断 AMI 的重要依据，但也需要结合临床表现、心电图改变以及影像学证据进行综合分析。

3. 免疫学检测的干扰因素，常见的有 RF、自身抗体、嗜异性抗体、人抗动物抗体，以及其他一些结合蛋白。

4. 临床工作中免疫学检测干扰的识别与消除步骤：①发现检验结果与临床表现不符，疑似干扰；②样本梯度稀释检测，查看结果是否呈倍比关系；③查看患者其他项目，如 RF、球蛋白、自身抗体等；④询问患者生活习惯、用药情况等；⑤根据患者情况，利用相应的特殊试剂预处理样本后再次检测（有条件的情况下）。

【参考文献】

[1] 中国医师协会检验医师分会心血管专家委员会 . 心肌肌钙蛋白实验室检测与临床应用中国专家共识 [J]. 中华医学杂志，2021，101（37）：2947-2961.

[2] 北京医学会检验医学分会，上海市医学会检验医学分会，崔丽艳，等 . 免疫学检测的干扰因素和处理策略专家共识 [J]. 检验医学，2024，39（12）：1131-1139.

作者：唐浩能、郝柳　　审校：朱晓琳

专题三十五

从抗体阴性到确诊人类免疫缺陷病毒感染：探寻诊断中的重重迷雾

【问题导航】

1. 人类免疫缺陷病毒（human immunodeficiency virus，HIV）检测的标志物有哪些？窗口期是多久？

2. HIV 感染的检查方法及流程是什么？

3. 工作中遇到抗体阴性的 HIV 感染者该如何分析和处理？

【案例经过】

患者，男，49 岁。主诉：反复发热、咳嗽、咽痛、乏力 1 周。

现病史：患者 1 周前无明显诱因出现发热，体温多在 41℃左右波动，无明显规律，有畏寒、寒战，伴咳嗽，呈阵发性，无咳痰。自觉全身乏力，伴胸闷、气促、腹泻，活动后气促明显。于当地医院就诊后症状无明显好转，并出现进食后腹胀、呕吐，呈非喷射性，呕吐约 7 次 / 天，呕吐物为胃内容物，偶伴有血丝，无腹痛、腹泻。外院 HIV 检测初筛（化学发光法）提示“待确诊”；疾病预防控制中心（CDC）的确证试验结果为：HIV 抗体不确定（免疫印迹法）。为求进一步诊治，于 7 月 8 日来我院就诊，门诊以“AIDS？肺部感染，急性胃炎”收治入院。起病以来，患者食欲减退，睡眠差，大、小便尚可，体重无明显改变。

既往史：有 2 型糖尿病及泌尿系结石病史，否认高血压、冠心病病史，否认肝炎、结核、伤寒等传染病病史。

个人史：无饮酒史，有吸烟史 10 年，20 支 / 天，已戒烟 10 年。无药物过敏史。有冶游史（具体情况未明确）。

入院后完善相关检查：

血常规：WBC 2.0×10^9/L↓，PLT 69×10^9/L↓。生化常规：AST 60U/L↑，TP 58.6g/L↓，ALB 35.6g/L↓，GLU 8.30mmol/L↑。尿常规检查：GLU（+）。免疫球蛋白定量及大便常规结果正常。乙肝两对半（HBsAb 和抗-HBc 阳性，余阴性）。HIV 抗体（ELISA 法，第 3 代试剂）、丙肝、梅毒及其他常规病原学和血清学检测均为阴性。

由于患者有冶游史（具体情况未明确），外院 HIV 检测初筛阳性，但本院筛查结果却为阴性，因此结果受到临床质疑。

【案例分析】

目前，HIV 感染检测的标志物包括 HIV 相关 RNA、抗原（P24）以及抗体（IgG 和 IgM）。通常感染 HIV 后，血液中 RNA 是第一个可以被检测到的病毒标志物。50% 的感染者第 12 天左右可检测到血液 HIV RNA，在 20 ～ 30 天达到峰值；HIV 的 P24 抗原在感染后第 15 天左右可以被检测到，到第 50 天左右被抗体完全中和。IgM 和 IgG 分别在感染后第 20 天左右及第 30 ～ 35 天被检测到。

依据我国《全国艾滋病检测技术规范（2020 年修订版）》，将 HIV 感染检测方法分为筛查性检测和确证性检测两类。其中筛查方法检测的都是抗原和（或）抗体，包括酶联免疫吸附试验（ELISA）、化学发光或免疫荧光试验、快速试验（斑点 ELISA 和斑点免疫胶体金或胶体硒、免疫层析等）、简单试验（明胶颗粒凝集试验）等。对于筛查检测有反应性的，需进一步用确证性检测（抗体确证试验和 HIV-1 核酸试验）予以确认后方可报告阳性。

【知识拓展一】

随着 AIDS 防治的需要，对 HIV 感染和病毒学认识的不断深入及分子生物学技术的进步，HIV 血清学检测方法有了长足的进展（表 35.1），目前已经发展到“第 5 代试剂”。

表 35.1　HIV 诊断试剂发展历程

年份	1985 年	1987 年	1991 年	1997 年	2015 年
代次	第 1 代	第 2 代	第 3 代	第 4 代	第 5 代
窗口期	8 ～ 10 周	4 ～ 6 周	2 ～ 3 周	2 周	2 周
检测抗体和抗原	HIV-1 IgG 抗体	HIV-1 和 HIV-2 IgG 抗体	HIV-1、HIV-2 IgG 和 IgM 抗体	HIV-1、HIV-2 IgG 和 IgM 抗体；P24 抗原	HIV-1、HIV-2 IgG 和 IgM 抗体；P24 抗原
结果报告	单一结果	单一结果	单一结果	单一结果，不区分抗原和抗体	抗原和抗体结果分开展示

根据患者病史以及本院与外院所用的检测方法，推测可能是以下原因导致了本院与外院 HIV 初筛结果的不一致。①敏感性差异：外院检测使用的是化学发光法，其检测灵敏度高于我院使用的 ELISA 法。若患者体内抗体水平较低，可能造成 ELISA 假阴性结果。②检测物质有区别：化学发光法目前基本使用第 4 代

试剂，可以同时检测 HIV 抗原和抗体，而本院使用的第 3 代试剂仅能检测抗体。若患者处于感染极早期，抗体尚未产生，就可能出现第 4 代试剂阳性，而第 3 代试剂阴性的情况。③检测干扰：患者体内存在内源性干扰物，导致结果呈假阳性。

虽然 CDC 的确证试验回报 HIV 抗体不确定，但并不能完全排除 HIV 感染，可能只是出现的条带数量不满足诊断条件而已。大部分此类患者都是早期感染，此时的抗体产生不充分，但经过一段时间（2 ～ 4 周）的随访后，再次检测就可能被诊断；此外，也有案例报道了少数 AIDS 晚期患者因 $CD4^+$ T 淋巴细胞耗竭或者本身就有体液免疫缺陷症，导致体液免疫应答失效而无法产生抗体。

【知识拓展二】

免疫印迹法检测 HIV，结果判定标准为：

① HIV 抗体阳性，至少有 2 条膜带（gp41/gp160/gp120）或至少 1 条膜带与 p24 带同时出现。

② HIV 抗体阴性，无 HIV 抗体特异性条带出现。

③ HIV 抗体不确定：出现 HIV 特异性条带，但带型不足以确认为阳性。当出现 HIV 抗体不确定时就需要流行病学调查和辅助试验作为参考依据，辅助试验主要包括 $CD4^+$ T 淋巴细胞检测和 HIV 病毒载量检测。

为了鉴别具体是哪种情况，我们将患者标本送至其他实验室，采用可区分 HIV 抗原和抗体的试剂进行检测，同时检测淋巴细胞亚群。结果回报：患者 HIV 抗体阴性而 P24 抗原阳性；$CD4^+$T 淋巴细胞为 145 个 /μL↓，$CD4^+T/CD8^+$T 淋巴细胞比值为 0.37↓。以上结果说明患者应该存在 HIV 感染，而且其抗体也确实为阴性。既然明确了不存在抗体，此时确证检测应选择核酸试验。

【后续追踪】

临床完善了 HIV 核酸检测，结果提示 HIV RNA ＞ 10^8copies/mL，至此患者 HIV 感染获得明确诊断。该患者 HIV 抗体阴性可能由两种机制导致：免疫缺陷晚期引起的抗体产生障碍，或处于感染窗口期。虽然患者的 $CD4^+$ T 淋巴细胞重度减少（＜ 200 个 /μL）确实常见于艾滋病期并可能导致抗体产生受损，但我们更倾向于窗口期是当前抗体阴性的主要原因，依据如下：

第一，患者表现符合 HIV 急性期的症状。急性期通常为发生 HIV 感染后的 6 个月内，一般在 2 ～ 4 周。部分感染者可在急性期出现 HIV 病毒血症，此时病毒载量在第 21 天左右达到峰值（10^6 ～ 10^7copies/mL），并伴有与免疫系统急性损伤相关的临床表现。临床表现以发热最为常见（80% 的患者有发热），可伴有咽痛、腹泻、皮疹、关节疼痛、淋巴结肿大及神经系统症状。大多数患者临床症状轻微，在持续 1 ～ 3 周后可自行缓解。

第二，以往病例报道的 $CD4^+$ T 淋巴细胞减少导致抗体阴性者，其 $CD4^+$ T 淋巴细胞计数通常只有个位数，可谓几乎没有。而且，如果 $CD4^+$ T 淋巴细胞减少确实影响抗体产生，那么免疫球蛋白也会明显减少，但患者的免疫球蛋白结果正常且能够产生抗 HBV 相关抗体。此外，患者在 2 周后，也就是 7 月 22 日用同样方法检查抗体，结果呈反应性。如此短时间内出现抗体的情况，也与早期感染后的抗体产生时间规律更为吻合。

【要点总结】

1. 目前 HIV 感染检测的标志物包括 HIV RNA、P24 抗原、IgM 抗体和 IgG 抗体，这些标志物检测的窗口期分别为 1 周、2 周、3 周和 4 周。

2. HIV 检测方法分为筛查性检测和确证性检测两类，其中筛查方法在方法学以及检测内容上存在一些差异，这是需要工作人员提前了解的。

3. HIV 感染窗口期或其他导致体液免疫缺陷的情况可使抗体检测出现阴性，建议随访后复查，或检测 $CD4^+$ T 淋巴细胞和 HIV RNA。

4. HIV 感染急性期通常发生在 HIV 感染后的 6 个月内，部分感染者在急性期可出现与 HIV 病毒血症和免疫系统急性损伤相关的临床表现。

【参考文献】

[1] 中国疾病预防控制中心 . 全国艾滋病检测技术规范（2020 年修订版）[S]. 北京：中国疾病预防控制中心，2020.

[2] 中华医学会感染病学分会艾滋病学组，中国疾病预防控制中心，李太生 . 中国艾滋病诊疗指南（2024 版）[J]. 协和医学杂志，2024，15（6）：1261-1288.

[3] Rapp A R, Okorodudu A O, Nguyen D K, et al. A true negative HIV antibody result with an initially incorrect interpretation-A diagnostic conundrum in HIV screening[J]. Clin Chem，2021, 67(10): 1318-1321.

作者：李华林、朱晓琳　　审校：唐浩能

专题三十六

PSA 正常背后的“隐情”：前列腺小细胞神经内分泌癌

【问题导航】

1. 前列腺癌伴碱性磷酸酶升高的临床意义是什么？

2. 前列腺特异性抗原结果解释需注意什么？

3. 前列腺小细胞神经内分泌癌（small-cell neuroendocrine carcinoma of the prostate，SCPCa）有何特点？

【案例背景】

患者，男，84 岁。主诉：右上肢抖动、行动迟缓半年，黑便、尿痛和腰痛 2 个月。

现病史：患者诉右上肢抖动、行动迟缓半年，近 2 个月伴黑便，伴有脐周腹痛、小便急痛和腰痛，无恶心、呕吐、反酸、烧心等症状。

既往史：否认“高血压、糖尿病、冠心病”病史；否认“肝炎、结核、伤寒”等传染病病史。

入院后的部分检验结果：

血常规：RBC 3.40×10^9/L↓，HGB 114.0g/L↓，NEUT 79.9%↑，LYPMH 11.6%↓。生化检查：ALP 139.0IU/L↑，LDH 281.0IU/L↑，K 3.24mmol/L↓，Na 147.5mmol/L↑；CK 105IU/L，CK-MB 56.1IU/L↑，Mb 332.9μg/L↑。二便常规检查及隐血试验均未见异常。游离前列腺特异性抗原（f-PSA）及总前列腺特异性抗原（t-PSA）均在正常范围内，f-PSA/t-PSA 为 0.15。

前列腺 MRI 提示前列腺恶性肿瘤并侵犯周围，盆腔、腹膜后多发淋巴结转移；CT 提示第 7 胸椎体肿瘤骨转移可能性大。

【案例分析】

患者为老年男性，近期有小便急痛的症状，不排除前列腺相关疾病。通过前列腺 MRI 发现可能存在前列腺癌伴周围转移；CT 提示肿瘤骨转移可能性大。骨骼是前列腺癌最主要的转移部位，超过 70% 的晚期前列腺癌患者会发生骨转移和骨相关事件。前列腺癌骨转移好发部位依次为骨盆、脊柱，而颅骨转移较为少见。患者的 ALP 升高，可能与肿瘤骨转移有关。为了进一步验证是否存在前列腺癌，完善了 PSA 相关检查，但结果却是正常的。

PSA 虽然是一种器官特异性肿瘤标志物，但是在前列腺肥大及前列腺炎等良性前列腺疾病中也可能升高。在解读 PSA 结果时，如果初次血清 t-PSA ＞ 4ng/mL，应进行复查。血清 t-PSA 在 4 ～ 10ng/mL 时，f-PSA 具有一定的辅助诊断价值。因为患者血清 f-PSA 水平与前列腺癌的发生呈负相关：当 f-PSA/t-PSA（F/T）＜ 0.1，患前列腺癌的概率为56%；而当F/T＞0.25，其概率仅为8%。我国推荐以F/T＞0.16作为正常参考值。若 PSA ＞ 10.0ng/mL，前列腺癌的可能性较大，应完善前列腺活组织穿刺检查。

【知识拓展一】

前列腺癌筛查的人群为，身体状况良好且预期寿命 10 年以上，且伴有下列危险因素中任一项的男性：①年龄＞50 岁；②年龄＞45 岁且有前列腺癌家族史；③年龄＞ 40 岁且基线 PSA ＞ 1ng/mL；④携带 *BRCA2* 基因突变且年龄＞ 40 岁。

血清 PSA 检测每 2 年进行 1 次，根据受试者的年龄和身体状况决定 PSA 检测的终止时间。血清 PSA 检测宜在前列腺按摩操作 1 周后、射精 24h 后、经尿道膀胱镜检查、直肠指诊及导尿术等操作 2 天后；此外，检测时患者应避免患有急性前列腺炎、尿潴留等疾病。

PSA 作为目前临床应用最广泛的前列腺癌辅助诊断指标，60% ～ 90% 的前列腺癌患者血清 PSA 水平都会明显升高。该患者的前列腺 MRI 提示前列腺恶性肿瘤并侵犯周围，但其 PSA 检测结果正常，是否存在 PSA 不增高的前列腺癌类型？

通过查阅资料发现，前列腺神经内分泌癌、前列腺低分化癌和前列腺鳞癌，可没有 PSA 升高。其中前列腺神经内分泌癌具有分泌神经元特异性烯醇化酶（NSE）的功能，该酶主要存在于神经组织、神经内分泌系统和这些组织来源的肿瘤组织中。NSE 可作为一种重要的肿瘤标志物，常在小细胞肺癌、神经母细胞瘤、神经内分泌细胞瘤等肿瘤中升高，于是我们建议临床完善 NSE 检测，结果高达 158ng/mL↑，提示前列腺神经内分泌癌可能性大。

【后续追踪】

通过前列腺活检，组织学形态 Gleason 分级评分：5+4=9。WHO/ISUP：5 级组，提示前列腺肿瘤。免疫组化（IHC）：ki-67（约 70%+），CK7（−），ERG（−），NKX3.1（−），PAP（少数 +），P504S（+），CK5/6（−），P40（−），EGFR（+），

AR（−），S-100（−），CK-pan（+），PSA（−），CD56（+），CgA（+），Syn（+），TTF-1（+），GATA-3（−），CK8（+）。（前列腺 3 号、10 号）HE 结合免疫组化结果，符合前列腺小细胞神经内分泌癌（small-cell neuroendocrine carcinoma of the prostate，SCPCa），至此患者诊断明确。由于患者年龄较大、基础情况较差，肿瘤恶性程度高，患者及家属最终拒绝接受化疗。

【知识拓展二】

SCPCa 不表达雄激素受体，也不表达 PSA，故该病患者的血清 PSA 水平通常处于正常范围。即使肿瘤发生广泛转移，PSA 也很少升高；但伴有腺泡腺癌的混合性小细胞神经内分泌癌患者血清 PSA 可能会升高。PSA、前列腺酸性磷酸酶（PSAP）、α-甲酰基辅酶 A 消旋酶（P504S）、雄激素受体（AR）在低分化腺癌中的反应度达 90% ～ 100%，而在 SCPCa 中多为阴性；NSE、突触素（Syn）、嗜铬粒蛋白 A（CgA）、CD56 等神经内分泌物多表达于 SCPCa。以上免疫组化检测指标可鉴别 SCPCa 和低分化前列腺腺癌。

【要点总结】

1. 前列腺癌主要发生于老年男性，其诊断方法包括：PSA 检测、直肠指诊、影像学检查以及前列腺穿刺活检。超过 70% 的晚期前列腺癌患者会发生骨转移和骨相关事件。

2. PSA 是一种器官特异性的肿瘤标志物，但无论是良性前列腺疾病，还是前列腺癌中都可能升高。为了获得准确的结果，需要注意分析前因素的控制。

3. PSA 临界值设定为 4.0ng/mL，且 PSA 水平越高，罹患前列腺癌的风险越大；当血清 t-PSA 水平在 4.0 ～ 10.0ng/mL 时，应结合 F/T 进行结果解读。

4. 绝大部分前列腺癌患者血清 PSA 水平都会升高，但仍有一些特殊类型不会升高，比如前列腺神经内分泌癌、前列腺低分化癌和前列腺鳞癌。前列腺神经内分泌癌可通过检测 NSE 进行辅助鉴别诊断。

【参考文献】

[1] 中国抗癌协会泌尿男生殖系统肿瘤专业委员会前列腺癌学组 . 前列腺癌筛查中国专家共识（2021 年版）[J]. 中国癌症杂志，2021，31（5）：435-440.

[2] Yashi M, Terauchi F, Nukui A, et al. Small cell neuroendocrine carcinoma as a variant form prostate cancer recurrence: a case report and short literature review[J]. Urol Oncol, 2006, 24(4): 313-317.

[3] Albisinni S, De Nunzio C, Tubaro A. Pure small cell carcinoma of the prostate: a rare tumor[J]. Indian J Urol, 2012, 28(1): 89-91.

作者：李艳红、李子阳　审校：杨佳锦

专题三十七

从反复肺炎到 Good 综合征：探寻罕见病的诊疗之路

【问题导航】

1. 哪些情况下需要考虑存在免疫功能低下？

2. 导致体液免疫缺陷的原因有哪些？

3. Good 综合征有何临床特点？如何诊断及治疗？

【案例背景】

患者，男，51 岁。主诉：反复咳嗽、咳痰 5 年余，再发加重伴发热 20 天。

现病史：患者自 2018 年以来反复出现咳嗽、咳痰，被诊断为“慢性阻塞性肺疾病”，未予以重视。2023 年 1 月 1 日因咳嗽、咳痰、气促、胸闷等，就诊于当地医院，新冠病毒核酸检测阳性，经对症治疗后于 1 月 8 日出院。出院后再次出现胸闷、气促伴发热，于 1 月 12 日再次就诊当地医院，CT 检查示：“①两肺感染性病灶较前略增多；②慢性支气管炎并发肺气肿同前”。住院期间体温波动在 37 ～ 39.8℃，伴寒战，使用解热药物后体温可降至正常，新冠病毒核酸检测阴性。在当地医院先后使用哌拉西林 / 他唑巴坦联合左氧氟沙星、头孢哌酮 / 舒巴坦钠、亚胺培南 / 西司他丁抗感染治疗，但患者仍有发热，遂来本院急诊，拟诊“慢性阻塞性肺疾病急性加重”。起病以来，精神欠佳，睡眠差，食欲减退，体力下降，体重较前无显著变化，大小便正常。

既往史：糖尿病 3 年余。少年时有气喘发作史，无规律治疗，成年后未再发作。2019 年 8 月因“纵隔肿物”在本院胸外科手术治疗，术后诊断为 B1 型胸腺瘤，之后到当地医院放疗，共 25 次。接种新冠疫苗 3 针，最后一针为 2022 年 1 月 21 日。

个人史及家族史：吸烟 30 年，平均约 40 支 / 天。父亲患慢性阻塞性肺疾病。

体格检查：体温 36.5℃，脉搏 85 次 / 分，呼吸 20 次 / 分，血压 130/80mmHg。双侧呼吸动度对称，语颤无增强，双肺叩诊呈清音，双肺听诊呼吸音稍减弱，双肺闻及少量干湿啰音。

本院 CT（2023 年 1 月 28 日）：①前纵隔肿瘤切除术后，前纵隔未见明显占位病变。②左上肺和右下肺新发渗出灶，考虑病毒性肺炎可能。③支气管疾患（双肺轻度支气管扩张），纵隔内稍大淋巴结基本同前。

入院后完善相关检查：

血常规：WBC 8.22×10^9/L，NEUT 85.5%↑。生化检查：ALB 32.8g/L↓，GLO 14.0g/L↓，总 Ca 1.71mmol/L↓，P 0.55mmol/L↓，Mg 0.66mmol/L↓。hs-cTnT 18.00pg/mL↑，CRP 102.00mg/L↑。血清学检测：G 试验、GM 试验、肺炎支原体抗体、衣原体抗体、军团菌抗体、HIV、梅毒、ANA、ENA 抗体谱、血管炎三项均阴性。免疫球蛋白定量：IgG ＜ 0.09g/L↓，IgA ＜ 0.00g/L↓，IgM ＜ 0.01g/L↓，IgE ＜ 0.24ng/mL↓。

淋巴细胞亚群：T 淋巴细胞（%）89%↑，T 淋巴细胞（#）640 个 /μL↓，$CD4^+$ T 淋巴细胞（%）21%，$CD4^+$ T 淋巴细胞（#）154 个 /μL，$CD8^+$ T 淋巴细胞（%）62%↑，$CD4^+$ T/$CD8^+$ T 淋巴细胞比值 0.34↓；B 淋巴细胞（%）0%↓，B 淋巴细胞（#）0 个 /μL↓。

肺泡灌洗液 mNGS：鼻病毒 A 型（序列数 4137），白色念珠菌（序列数 3710），人类疱疹病毒 5 型（CMV）（序列数 17399），铜绿假单胞菌（序列数 1900），新型冠状病毒（SARS-CoV-2）（序列数 35）。

【案例分析】

患者为中年男性，近五年来反复咳嗽、咳痰，有长期大量的吸烟史，且少年时有气喘发作史，属于慢性阻塞性肺疾病的高风险人群。此次就诊系感染导致了症状急性加重，伴有反复发热及新冠复阳，故拟诊断为“慢性阻塞性肺疾病急性加重”。值得注意的是，患者接种过新冠疫苗，但还是在短期内出现了连续两次新冠感染。第一次外院治疗好转后，仅四天又再次出现肺部感染加重的表现，且多种抗生素治疗效果不佳；此外，患者既往有胸腺瘤及手术切除史。因此，除了关注是否存在罕见病原体的感染外，还应该考虑是否存在免疫功能缺陷。

【知识拓展一】

免疫缺陷病的基本诊疗思路见图 37.1。

淋巴细胞亚群结果显示：$CD4^+$ T 淋巴细胞降低，且 $CD4^+$ T/$CD8^+$ T 淋巴细胞比例倒置，伴有 B 淋巴细胞和免疫球蛋白的完全缺乏，提示细胞免疫和体液免疫功能联合缺陷。mNGS 结果中并未发现罕见的特殊病原体，但提示病毒、细菌和真菌的多重感染，符合免疫功能低下人群的感染特点。

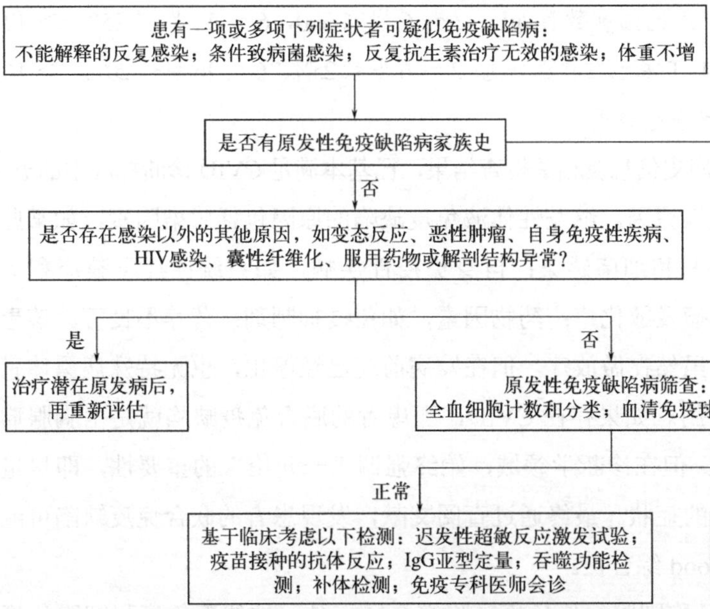

图 37.1 免疫缺陷疑似患者的诊断思路

由于我们使用的是第 4 代 HIV 血清学检测试剂，即使体液免疫缺陷导致抗体无法产生，仍可以检测 P24 抗原，因此 HIV 检测结果为阴性可基本排除 HIV 感染。结合患者病史，可推断其细胞免疫缺陷可能与胸腺瘤病史相关。但为何患者仍具有完全的体液免疫缺陷呢？

体液免疫缺陷分为原发性和继发性，其中普通变异型免疫缺陷病（common variant form of immunodeficiency disease，CVID）是最常见的一种原发性的严重免疫球蛋白缺乏症，儿童和成人均可发病。

【知识拓展二】

CVID 目前诊断标准包括以下六条：

1. 至少满足下面任意一条：①感染性疾病易感；②自身免疫性疾病表现；③肉芽肿性疾病；④无法解释的多克隆淋巴增生；⑤有家庭成员患有抗体缺陷。

2. IgG 和 IgA 明显降低，伴或不伴 IgM 降低。

3. 至少满足下面任意一条：①疫苗后产生抗体反应差［和（或）缺乏同族血凝素］，即接种疫苗后抗体无法达到保护水平；②记忆 B 细胞减少。

4. 排除其他继发原因引起的低球蛋白血症。

5. 诊断时年龄大于 4 岁（但 4 岁之前可能已有症状）。

6. 没有明显的 T 细胞缺乏的证据，明显的 T 细胞缺乏的证据需满足下面中的 2 条：① $CD4^+$ T 淋巴细胞数目 /μL：2 ～ 6 岁＜ 300，6 ～ 12 岁＜ 250，＞ 12 岁＜ 200；②幼稚 $CD4^+$ T 淋巴细胞百分比：2 ～ 6 岁＜ 25%，6 ～ 16 岁＜ 20%，＞ 16 岁＜ 10%；③ T 细胞增殖缺乏。

根据该患者的病史信息及相关检查结果，已基本满足 CVID 诊断标准中的五条，但仍需要排除继发性原因。继发性体液免疫缺陷的原因包括感染因素，如某些病毒（HIV、EBV 等）和细菌感染；自身免疫性疾病，如系统性红斑狼疮和类风湿关节炎；恶性肿瘤及放化疗；药物因素，如免疫抑制剂；营养不良等。该患者胸腺瘤早已切除，虽然在做放疗，但在发病前就已经停止，也无特殊病原体感染及免疫抑制剂的使用。如果存在 CVID，那患者的联合免疫缺陷就是由胸腺瘤与 CVID 共同导致的。但在诊断学领域，始终强调“一元论”的重要性，即尽量用一种病去解释所有的症状。最终通过查阅文献，发现患者的联合免疫缺陷可能与胸腺瘤相关，即 Good 综合征。

Good 综合征又称胸腺瘤伴免疫缺陷综合征，是一种体液免疫和细胞免疫同时受损的疾病。本病最早由 Good 在 1954 年报道，并因此命名。发病年龄多在 40 ～ 70 岁，在胸腺瘤患者中的发生率为 6% ～ 11%。免疫缺陷可发生在诊断胸腺瘤之前或之后，有报道显示两者之间的间隔可长达 17 年，但两者之间的确切内在关系尚不清楚。起病较为隐匿，临床症状不明显且缺乏特异性，绝大多数患者就诊时已有明显的免疫缺陷症状。

Good 综合征患者易出现感染，最常见的感染是反复发生的肺部感染，可合并支气管扩张，并可因感染加重导致呼吸衰竭。临床以反复咳嗽、咳痰、气短、呼吸困难为主要表现，常合并鼻窦炎。胸部 CT 可见广泛细支气管炎样改变并进展为支气管扩张，也可表现为自身免疫因素介导的间质性肺病。由于国内相关报道较少，医师缺乏认识，患者常被误诊为普通呼吸道感染而延误治疗。

慢性腹泻是另一个常见的临床表现，文献报道约 50% 的患者合并出现；此外，Good 综合征也常合并自身免疫性疾病，如重症肌无力、单纯红细胞再生障碍、恶性贫血、特发性血小板减少性紫癜、口腔扁平苔藓等，50% 以上的患者可检测到自身抗体。

Good 综合征尚无明确诊断标准，胸腺瘤合并免疫缺陷是最主要特征。目前较为认同的标准为胸腺瘤合并成人起病的免疫异常，包括：①低丙种球蛋白血症；② B淋巴细胞数量减少或缺失；③ $CD4^+$ T/$CD8^+$ T 淋巴细胞比例倒置；④ $CD4^+$ T 淋巴细胞减少。

【后续追踪】

对于Good综合征患者来说，即使胸腺瘤被切除，也无法彻底逆转体液免疫缺陷，因为患者需要持续定期输入丙种球蛋白，以维持IgG在5g/L左右。当$CD4^+$ T淋巴细胞低于200个/μL时，还应预防卡氏肺孢子菌等机会致病菌的感染。

患者于2月1日开始静脉输入免疫球蛋白20g qd。2月6日复查血常规、CRP及降钙素原均基本恢复正常，GLO及IgG分别升高至30.5g/L和15.6g/L。外周血$CD4^+$ T淋巴细胞达到394个/μL，但$CD4^+$ T/$CD8^+$ T淋巴细胞比例几乎无变化，同时B细胞仍然为0个/μL。由此看出，该患者感染时主要消耗的是T细胞，而体液免疫缺陷状态的出现与是否感染并无关系，这也更加支持了Good综合征的诊断。2月8日肺部CT提示渗出灶较前稍有吸收好转，GLO及IgG结果分别为28.2g/L和12.01g/L。直至2月14日，患者未再出现发热，遂予以出院，嘱其定期输注人免疫球蛋白制剂以维持IgG大于5g/L。

该病总体预后较差，5年生存率约为70%，10年生存率约为33%。在2024年，患者又先后两次因感染在本院就诊，其间甚至发生了卡氏肺孢子虫感染及伤寒这类少见的感染。

【知识拓展三】

回顾患者入院及治疗过程中的GLO与IgG的变化关系，可以看到这两者是不完全相等的。因为生化的GLO包括了α球蛋白、β球蛋白和γ球蛋白（又称丙种球蛋白），而免疫球蛋白只是γ球蛋白的最主要成分。这也提示我们在工作中，切不可依据GLO正常就判断免疫球蛋白是否存在缺陷，尤其是当GLO处于参考值下限附近时，更要引起注意。虽然两者在绝对水平上存在差异，但两者的变化趋势一致——患者治疗过程中的球蛋白增幅与IgG的增幅基本一致。

【要点总结】

1. 当患者出现下列表现中的一项或多项时，应考虑可能存在免疫功能缺陷：不能解释的反复感染，条件致病菌感染，反复抗生素治疗无效的感染和体重不增。

2. CVID是最常见的一种原发性的严重免疫球蛋白缺乏症，儿童和成人均可发病。

3. 临床上，如果遇到患者年龄＞40岁，患有胸腺瘤、反复感染，需怀疑为Good综合征。目前较为认同的标准为胸腺瘤合并成人起病的免疫异常，包括：①低丙种球蛋白血症；② B淋巴细胞数量减少或缺失；③ $CD4^+$ T/$CD8^+$ T淋巴细胞比例倒置；④ CD4$^+$T 淋巴细胞减少。

4. Good 综合征目前以替代治疗为主，定期输入丙种球蛋白，以维持 IgG 在 5g/L 左右。当 CD4$^+$T 淋巴细胞低于 200 个 /μL 时，仍应预防卡氏肺孢子菌等机会致病菌的感染。

【参考文献】

[1] 李冉，马艳良，魏敬安，等 . 合并肺部病变的 Good 综合征三例并文献复习 [J]. 中华全科医师杂志，2014，13（4）：308-310.

[2] 汪超，翟丽丽，王洋 . 以反复呼吸系统感染为主要表现的 Good 综合征一例 [J]. 中华肺部疾病杂志（电子版），2022，15（06）：920-922.

作者：杨佳锦　　审校：王敏

专题三十八

隐匿于心肌炎表象下的真凶：副神经节瘤（膀胱源性）病例剖析

【问题导航】

1. 心肌炎的诊断标准是什么？

2. 阵发性高血压可见于哪种疾病？

3. 嗜铬细胞瘤和副神经节瘤（pheochromocytoma and paraganglioma，PPGL）有哪些临床特征？如何诊断？

【案例背景】

患者，男，14 岁。主诉：咳嗽 17 天，加重伴气促 12 天。

现病史：患者于 2023 年 2 月初出现咳嗽，初起症状轻微，表现为干咳，无发热、头晕、头痛、胸闷、胸痛，无喘息、气促，无腹痛、腹泻等不适。2 月 6 日咳嗽加重，仍为干咳，伴有气促、胸痛，活动耐量降低，爬 3 层楼即出现明显喘憋、气促、呼吸困难、出汗，夜间入睡不能平躺。2 月 11 日在当地诊所输液治疗（具体不详），气促等症状仍逐渐加重，遂于 2 月 13 日前往当地医院就诊。完善相关检查，诊断考虑“①急性左心衰竭（病毒性心肌炎可能）；②右侧胸腔积液”，予抗感染、平喘、利尿、胸腔穿刺引流等治疗，患儿咳嗽好转，但仍有胸闷气促。为求进一步治疗，遂于 2 月 17 日至本院急诊，急诊以“心肌炎、胸腔积液”收治入院。患者自起病以来精神、食欲一般，睡眠可，大小便正常，体重无明显改变。

既往史：平素体健，否认肝炎、结核病史及接触史，否认食物、药物过敏史。2022 年 12 月中下旬确诊感染新型冠状病毒（COVID-19）。

个人史：否认烟、酒、有毒物质、放射线等接触史，生活作息规律。

家族史：父母体健，非近亲结婚，兄弟姐妹体健，否认家族性遗传病史及类似病史。

体格检查：体温 36.3℃，脉搏 122 次 / 分，呼吸 24 次 / 分，血压 129/82mmHg。发育正常，急性面容，神志清楚，精神较差，自动体位，查体合作。无颈静脉怒张，心前区无隆起，心界无扩大，心率 122 次 / 分，律齐，心音减弱，胸骨左缘

3～4肋间可闻及2～3/6级吹风样收缩期杂音。四肢皮肤湿冷，双手背皮肤发红，左足背皮肤苍白，右足背皮肤正常。

辅助检查（2月13日当地医院）：

血常规：WBC 12.83×10^9/L↑，NEUT 67.8%，LYPMH 25.6%。ESR 34mm/h↑。凝血功能：D-D 2.85mg/L FEU ↑，余正常。血生化：LDH 290IU/L↑，CK 241IU/L↑，ALT 68IU/L↑，AST 53U/L↑。Mb 134.9μg/L↑，CK-MB 26IU/L↑。血脂、肾功能、电解质等正常；hs-cTnI ＜ 0.01ng/mL，NT-proBNP 6161pg/mL↑。胸部CT：心影增大，肺动脉干增粗，提示心脏疾病并心功能不全；右侧胸腔见少许积液。心脏彩超：左心房、左心室大，二尖瓣、三尖瓣中度反流，主动脉瓣及肺动脉瓣轻度反流，心功能减退（EF32%），心包少量积液（剑下4mm暗区）。

2月14日复查，hs-cTnI 0.042ng/mL↑，NT-proBNP 6203pg/mL↑；CRP 21mg/L↑。甲状腺功能三项：TSH 6.78uIU/mL↑，FT_3、FT_4正常。血生化：ALT 299U/L↑，AST 217U/L↑；肾功能、心肌酶、电解质等正常。病原学检查：乙肝三对、梅毒、艾滋、G试验、GM试验均为阴性。

2月15日复查心脏彩超：全心大，以左心为主，肺动脉增宽（PA26mm），二尖瓣、三尖瓣中度反流，主动脉瓣及肺动脉瓣少量反流，肺动脉高压（肺动脉收缩压约58mmHg），左心功能减低（EF29%）。

2月17日床旁心脏彩超：左心室稍大，室壁运动弥漫性减弱，欠协调，考虑心肌病变；二尖瓣、三尖瓣轻度反流；心尖部血栓形成（21mm×13mm）；左心舒缩功能减退（EF34%）。

本院就诊期间患者hs-cTnT及NT-proBNP检测结果见表38.1。

表38.1　患者hs-cTnT和NT-proBNP检测结果

时间	hs-cTnT	NT-proBNP
2月18日（02:05）	845.00pg/mL↑	929.0pg/mL↑
2月18日（12:10）	609.00pg/mL↑	748.0pg/mL↑
2月19日	223.00pg/mL↑	1557.0pg/mL↑
2月20日	239.00pg/mL↑	3675.0pg/mL↑
2月22日	51.60pg/mL↑	1182.0pg/mL↑

住院期间血压监测显示患者多次出现小便后明显的胸闷、气促、大汗，血压波动在150～210（收缩压）/90～110（舒张压）mmHg，心率122～178次/分，持续数分钟后自行缓解。2月22日，患者在准备解大便过程中突发腹痛，以左侧腹部为著。急查全主动脉增强CT联合平扫及全腹部CT平扫加三维重建，结

果提示：①肾梗死，考虑为心尖部血栓脱落所致；②盆腔左侧发现肿块。

【案例分析】

患者有前驱感冒症状，随后出现心功能不全表现，并逐渐加重。当地医院就诊后检查提示 NT-proBNP 显著升高、心脏扩大以及射血分数（EF）降低，结合患者的相关临床表现，诊断为急性左心衰竭。由于患者既往史以及个人史均无明显异常，因此发病前存在基础性心脏病变的可能性较小。心肌炎可分为感染性心肌炎和非感染性心肌炎。感染性心肌炎的病原体可为病毒、细菌、真菌或寄生虫，尤以病毒感染引起最为常见；非感染性心肌炎又分为自身免疫性心肌炎和药物/心脏毒性心肌炎。根据患者的前驱感染病史、心肌酶学指标升高、自身免疫抗体阴性，且无相关药物使用史，考虑因病毒性心肌炎导致的心功能衰竭可能性大。

【知识拓展一】

心肌炎的诊断：同时具有以下四点，在排除冠状动脉粥样硬化性心脏病、心脏瓣膜病、甲状腺功能亢进等其他原因导致的心肌疾病后，临床上可诊断心肌炎。

① 临床症状及体征：在感染（上呼吸道、消化道感染症状）后 1 ～ 3 周内出现心脏表现，如重度乏力、胸闷、胸痛、心悸、晕厥、下肢水肿；心脏扩大、心尖第一心音明显减弱、舒张期奔马律、心包摩擦音等；

② 新出现的心电图异常改变；

③ 心肌损伤标志物水平升高；

④ 超声心动图、心脏磁共振成像提示心脏功能和结构异常。

虽然患者发病时的临床表现符合急性病毒性心肌炎，但仍存在以下疑问：根据临床特征本应考虑暴发性心肌炎，但患儿发病时心肌酶水平未见显著升高，这一表现与典型的暴发性心肌炎不符。发病初期，患儿心肌损伤较轻，但心功能显著下降。2 月 17 日入院后监测显示，NT-proBNP 呈下降趋势，但肌钙蛋白水平显著升高，提示心肌损伤进展与心力衰竭改善出现分离现象，需警惕特殊病理生理变化。

住院期间患儿多次出现阵发性血压升高，伴有心动过速、胸闷、气促及大汗淋漓等临床表现，可自行缓解，需考虑嗜铬细胞瘤和副神经节瘤（pheochromocytoma and paraganglioma，PPGL）的可能。PPGL 是嗜铬细胞瘤（pheochromocytoma，PCC）和副神经节瘤（paraganglioma，PGL）的统称，属于罕见的神经内分泌肿瘤，起源于神经嵴细胞，具有分泌儿茶酚胺类物质的能力。其中 PCC 指起源于肾上腺髓质嗜铬细胞的肿瘤；PGL 则是起源于肾上腺外副神经节的神经内分泌肿瘤，又进一步分为交感 PGL 和副交感 PGL。

高血压为 PPGL 的主要和特征性表现，通常表现为间歇性或持续性发作。典型的阵发性发作常表现为血压突然升高，可达 200 ～ 300（收缩压）/130 ～ 180（舒张压）mmHg，伴剧烈头痛、全身大汗淋漓、心悸、心动过速、心律失常，心前区和上腹部紧迫感、疼痛感、焦虑、恐惧或濒死感、皮肤苍白、恶心、呕吐、腹痛或胸痛、视物模糊、复视，严重者可致急性左心衰竭或心脑血管意外。高血压发作时，头痛、心悸、多汗是其最常见的三联征，对该病诊断具有重要意义。此外，大量儿茶酚胺可致儿茶酚胺心肌病从而引起急性心肌炎，可出现心律失常如期前收缩、阵发性心动过速、心室颤动。部分病例可致心肌退行性变、坏死、炎性改变等心肌损害，从而发生心力衰竭。长期、持续的高血压可致左心室肥厚、心脏扩大和心力衰竭。

临床医生通过追问患儿病史，发现患者早在 3 年前就开始出现小便后头晕、头痛，但无其他症状，未曾处理，也未曾监测血压。由于患者临床表现与 PPGL 的典型症状较为一致，且在其盆腔左侧发现肿块，可能为 PPGL 的靶病灶，于是临床医生完善了儿茶酚胺及其代谢物检测及影像学检查。

【后续追踪】

结果回报：24h 香草扁桃酸（VMA）72.5μmol/d↑，其他结果见表 38.2。由于儿茶酚胺及其代谢物结果明显升高，提示嗜铬细胞瘤。为进一步明确病变部位，患儿进一步完备头及躯干部 PET-CT，结果显示膀胱旁有糖代谢增高的软组织肿块，提示极为罕见的膀胱源性交感神经 PGL，与小便后发生血压阵发性升高症状相符。

表 38.2　儿茶酚胺及其代谢物检测结果

标本类型	3-MT	DA	NMN	MN	NE
24h 尿	188.1μg/d↑	1647.1g/d↑	2170.2μg/d↑	2170.2μg/d↑	1248.7mg/d↑
血液	82.4pg/mL↑	1120.7pg/mL↑	16716.9pg/mL↑	59.7pg/mL	4965.1pg/mL↑

注：3-MT 为 3-甲氧酪胺；DA 为多巴胺；NMN 为去甲变肾上腺素；MN 为甲氧基肾上腺素；NE 为去甲肾上腺素。

患儿后续行盆腔病损切除术，组织病理送检示：NSE（+++）、Syn（+++）、CgA（+++）、S100（+），符合 PGL；肿瘤累及肌层。至此，膀胱源性副神经节瘤诊断明确，其心脏病变应属于儿茶酚胺心肌病。术后患者恢复良好，出院诊断：①副神经节瘤（膀胱源性）；②儿茶酚胺心肌病：心功能Ⅲ级（NYHA 分级），心尖部血栓，心律失常；③肾梗死（左肾上极）。

【知识拓展二】

LC-MS/MS 技术通过色谱分离和质谱检测的双重维度，分别从物质的理化特性和分子量上实现高特异性分析。该方法不受抗原-抗体交叉反应干扰，较免疫学方法具有更高的精密度和更低的假阴性率。同时，LC-MS/MS 可同时测定多种待测物质，并对 pg 级别的待测物质也显示出了优秀性能，可极大程度上满足临床对儿茶酚胺等痕量代谢产物的检测需求。目前，国内外专家共识均推荐实验室 LC-MS/MS 作为儿茶酚胺及其代谢产物的“金标准”检测技术。

MN 及 NMN 者因具有肿瘤持续产生、不易降解的特点，已成为 PPGL 特异性诊断标志物，但假阳性率仍有 20% 左右。若 NMN、MN 单项升高 3 倍以上，或二者均升高，可降低假阳性率，临床需进一步检查以确诊 PPGL。

【要点总结】

1. 心肌炎的临床诊断需同时满足相应的症状、心电图变化、心肌损伤标志物升高以及影像学异常，并排除冠状动脉粥样硬化性心脏病、心脏瓣膜疾病、甲状腺功能亢进症等其他原因心肌疾病。

2. PPGL 是一种罕见的神经内分泌肿瘤，最常见的症状是高血压，可为阵发性、持续性或持续性高血压基础上阵发性加重，头痛、心悸、多汗为高血压发作时最常见的三联征。

3. 儿茶酚胺及其代谢物浓度的测定是 PPGL 定性诊断的主要依据，包括血 / 尿原型物质 NE、肾上腺素（E）、DA，中间代谢产物 MNs、3-MT，终末代谢产物 VMA、HVA 浓度。

【参考文献】

[1] 国家心血管病中心心肌病专科联盟，中国医疗保健国际交流促进会心血管病精准医学分会，陈瑞珍，等 . 中国成人心肌炎临床诊断与治疗指南 2024[J]. 中国循环杂志，2024，39（6）：521-536.

[2] 中华医学会内分泌学分会 . 嗜铬细胞瘤和副神经节瘤诊断治疗专家共识（2020 版）[J]. 中华内分泌代谢杂志，2020，36（9）：737-750.

作者：龙琪琛、谌擎　　审校：李子阳

专题三十九

质谱技术助力妊娠合并嗜铬细胞瘤精准诊断

【问题导航】

1. 妊娠期间出现高血压，应考虑哪些情况？

2. 儿茶酚胺及其代谢产物有哪些？它们之间是什么关系？

3. 妊娠合并嗜铬细胞瘤（pheochromocytoma in pregnancy，PIP）有何临床特点？如何诊断？

【案例背景】

患者，女，33岁，孕34^{+3}周，于2022年12月29日入院。主诉：停经8个月余，剧烈头痛1天。

现病史：末次月经2022年5月1日，预产期2023年2月5日。早孕期间无感冒、毒物、药物、放射线等接触史，无腹痛、阴道流血史。定期产检，血压及胎心均正常。1天前突发剧烈头痛，头顶部尤甚，伴血压升高及血管搏动感。外院头部CT及MR未见颅内出血、占位或结构异常，予以地塞米松促胎肺成熟、硫酸镁解痉及镇痛等对症治疗后无明显好转。

既往史：否认传染病、冠心病、心律失常、高血压病等疾病病史。

入院查体：体温36.3℃，脉搏90次/分，呼吸20次/分，血压101/65mmHg。腹部隆起，宫高28cm，腹围101cm，胎位左枕前（LOA），耻骨联合征阴性，胎心155次/分，律齐。

辅助检查：HGB 93g/L↓，NEUT89.3%↑。HbA1c 6.1%↑。D-D 0.98μg/mL FEU↑。肝肾功能、心肌酶、电解质、hs-cTnT、NT-proBNP、CRP、尿常规、24h尿总蛋白、输血前检查、抗核抗体、阴道分泌物培养均未见异常。

患者头痛加剧，伴血压升高［140～205（收缩压）/80～113（舒张压）mmHg］，且持续时间逐渐延长。考虑35周胎肺已成熟，结合患者及其家属要求，于2023年1月4日行剖宫产以终止妊娠。手术顺利，新生儿状态良好。术后予哌拉西林抗感染、缩宫素静滴促宫缩、羟乙基淀粉扩容、硫酸镁预防产后子痫等对症支持治疗。患者入院后常规降压治疗［硝苯地平控释片（拜新同）、拉贝洛尔］效果不佳，术后头痛发作频率及持续时间增加，伴情绪焦虑。2023年1月9日，患者如厕后晕倒，呼之不应，约 1min 后清醒，测血压高达 205/113mmHg。

【案例分析】

患者外院头部 CT 及 MRI 平扫未见颅内出血、占位或结构异常，可初步排除颅内器质性病变。在妊娠期合并高血压的疾病中（表 39.1），患者为妊娠期新发高血压，应优先考虑妊娠期高血压及其并发症（如子痫前期等）。患者血压最高可达到 205/113mmHg，符合重度子痫前期的表现，但是其尿蛋白阴性且其他组织器官功能未见损害。妊娠期高血压一般在终止妊娠或分娩后，病情可有明显好转，表现为血压下降、尿蛋白消失、水肿消失等。然而本例患者的血压并没有下降趋势，因此需要考虑其他原因。

表 39.1　妊娠期高血压疾病常见类型

分类	疾病 / 情况	定义与关键特点	鉴别要点
妊娠期高血压疾病	妊娠期高血压	孕 20 周后首次出现血压≥ 140/90mmHg，无蛋白尿或器官损害，产后 12 周内恢复	无蛋白尿，无终末器官损害；需监测是否进展为子痫前期
	子痫前期	孕 20 周后新发高血压（≥ 140/90mmHg）伴蛋白尿（≥ 300mg/24h）或终末器官损害（如肝肾功能异常、血小板减少等）	蛋白尿或器官损害（血小板＜ 100×10^9/L、转氨酶升高）；严重者血压≥ 160/110 mmHg
	HELLP 综合征	溶血、肝酶升高、血小板减少；可伴上腹痛、恶心呕吐，可能无显著高血压	血小板＜ 100×10^9/L、LDH 升高，外周血涂片见裂片红细胞；肝酶升高（ALT/AST ＞ 2 倍正常值）
	慢性高血压合并妊娠	孕前或孕 20 周前已存在高血压，妊娠期可能加重	孕早期即有高血压病史；无新发蛋白尿或器官损害
	慢性高血压并发子痫前期	慢性高血压基础上出现新发蛋白尿或器官功能恶化（如血小板减少、肝酶升高）	原有高血压＋新发蛋白尿或终末器官损害；需与单纯妊娠期高血压疾病区分

回顾患者的高血压疾病临床特点，即伴随阵发性血压剧烈波动，且常规治疗无效或症状不典型（如剧烈头痛及晕厥等），因此需考虑继发性高血压（表 39.2）。患者经 β 受体阻滞剂（拉贝洛尔）治疗后血压反跳性升高，符合未阻断 α 受体前使用 β 受体阻滞剂导致血管收缩加剧的病理表现，提示存在儿茶酚胺异常释放可能。嗜铬细胞瘤和副神经节瘤（PPGL）作为一种神经内分泌肿瘤，以大量分泌并释放儿茶酚胺引发阵发性高血压及典型三联征（头痛、心悸、多汗）为特点。综上所述，患者症状符合 PPGL 的临床表现，需完善相关检查。

表 39.2 常见继发性高血压疾病

分类	疾病 / 情况	定义与关键特点	鉴别要点
继发性高血压	嗜铬细胞瘤	阵发性高血压（可高达 200/110mmHg），伴头痛、心悸、多汗三联征；常规抗高血压药无效，β受体阻滞剂可能加重病情	血浆 / 尿儿茶酚胺及代谢物（MN、NMN）显著升高；肾上腺 CT/MRI 或 PET-CT 显示肿瘤；产后症状持续
	肾性高血压	慢性肾炎、肾动脉狭窄等可导致孕前可能有血尿、蛋白尿或肾功能异常	尿常规异常（血尿、蛋白尿）；肾动脉超声或血管造影提示狭窄；肾功能异常（肌酐升高）
	内分泌性高血压	原发性醛固酮增多症（低血钾、高血压）；库欣综合征（向心性肥胖、皮质醇升高）；甲状腺功能亢进（心悸、消瘦）	血醛固酮 / 肾素比值异常；皮质醇节律紊乱；甲状腺功能异常

检查结果回报：

肾上腺 CT 增强扫描：左肾上腺结节（26mm×29mm），性质待定。PET-CT：左侧肾上腺区放射性浓聚的结节灶，考虑神经内分泌肿瘤可能性大。24h 尿香草扁桃酸（VMA）34.2 μmol/d（≤ 60.2μmol/d）。LC-MS/MS 测定血儿茶酚胺及其代谢物示：多巴胺（DA）＜ 10pg/mL，肾上腺素（E）667.39pg/mL↑，去甲肾上腺素（NE）1073.115pg/mL↑，3-甲氧酪胺（3-MT）＜ 10pg/mL，甲氧基肾上腺素（MN）269.864pg/mL↑，去甲变肾上腺素（NMN）265.678pg/mL↑。结合代谢通路分析，证实了患者体内确实存在儿茶酚胺分泌亢进，提示 PPGL。不过理论上，VMA、DA 及 3-MT 也应该升高，但为何检测结果却不高呢？

MN 和 NMN，二者合称为甲氧基肾上腺素类物质（metanephrines，MNs）。根据血 MNs 分泌类型，可将 PPGL 分为不同的生化表型。2014 年美国 PPGL 诊疗指南分别将血 MN、NMN 和 3-MT 显著升高的 PPGL 定义为肾上腺素型、去甲肾上腺素型及多巴胺型。DA 及其代谢物 3-MT 同时降低，可能是由于患者的 PPGL 并不以分泌多巴胺为主；此外，DA 在体外极易受氧化、光照或温度波动影响而发生降解，若采血后未避光或未及时送检都有可能导致检测结果偏低。至于 VMA，传统方法检测 VMA 诊断 PPGL 的灵敏度为 46% ～ 77%，特异度为 86% ～ 99%，但其假阴性率高达 10% ～ 29%。因此，对于疑似嗜铬细胞瘤患者的激素检测，应尽量覆盖整个代谢途径，避免因某些肿瘤类型或干扰因素的影响而导致误判。

【知识拓展一】

儿茶酚胺及其代谢物关系见图 39.1。

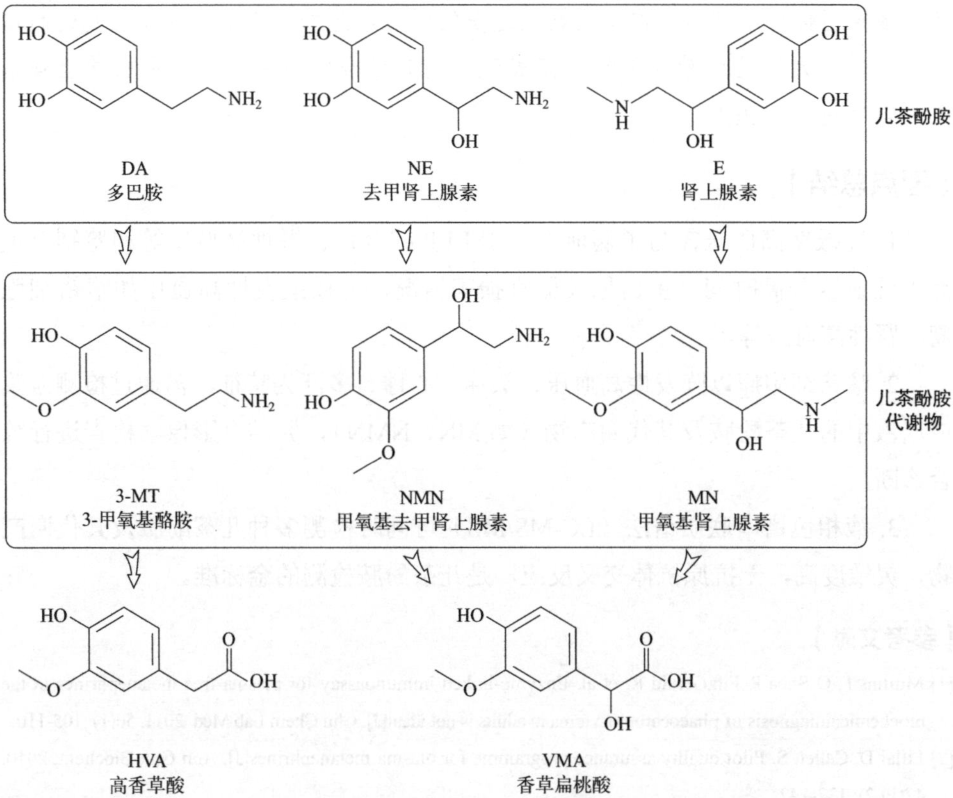

图 39.1　儿茶酚胺及其代谢物关系示意

【后续追踪】

结合患者临床症状与定位、定性检测，临床 PPGL 诊断明确。患者在本院泌尿外科接受了腹腔镜下左侧肾上腺肿物切除术，成功切除了肿瘤（约 3cm×3cm）及其周围组织。免疫组化提示 CgA（+）及 Syn（+），证实为嗜铬细胞瘤。

患者术后一般情况良好，复查儿茶酚胺及代谢物检测结果恢复正常。出院后门诊复诊血压正常：108/78mmHg，嘱半年后复查儿茶酚胺。患者随访复查儿茶酚胺及其代谢产物浓度，结果都在正常范围内。

【知识拓展二】

妊娠合并嗜铬细胞瘤（pheochromocytoma in pregnancy，PIP）极为罕见，发病率仅约 0.007%。临床上，PIP 的诊断存在着诸多挑战：除发病率极低外，PIP 所伴有的高血压、头痛、多汗、心悸三联征等非特异性临床症状，使其易漏诊或误诊为妊娠期高血压或子痫前期。但与妊娠期高血压疾病相比，PIP 患者较少出现孕前体重超标、孕期短期内体重增长过多的现象。此外，若出现难以控制的高血压、心悸、大汗及血糖异常等临床表现，同时结合实验室检查、影像学检查结果，可明确诊断 PIP。

【要点总结】

1. 妊娠期高血压需与子痫前期、HELLP 综合征、慢性高血压等相鉴别，重点关注血压升高时间、蛋白尿及器官损害情况，警惕继发性高血压如嗜铬细胞瘤、肾性高血压等。

2. 嗜铬细胞瘤以阵发性高血压、头痛、心悸、多汗为特征，需通过检测血浆或尿液中的儿茶酚胺及其代谢产物（如 MN、NMN），并结合影像学检查进行综合诊断。

3. 液相色谱串联质谱法（LC-MS/MS）可同时检测多种儿茶酚胺及其代谢产物，灵敏度高，无抗原抗体交叉反应，是儿茶酚胺检测的金标准。

【参考文献】

[1] Mullins F, O’Shea P, FitzGerald R, et al. Enzyme-linked immunoassay for plasma-free metanephrines in the biochemicaldiagnosis of phaeochromocytoma in adults is not ideal[J]. Clin Chem Lab Med, 2011, 50(1): 105-110.

[2] Pillai D, Callen S. Pilot quality assurance programme for plasma metanephrines[J]. Ann Clin Biochem, 2010, 47(Pt 2): 137-142.

[3] 中华医学会内分泌学分会 . 嗜铬细胞瘤和副神经节瘤诊断治疗专家共识（202 版）[J]. 中华内分泌代谢杂志，2020，36（9）：737-750.

[4] Mannelli M, Bemporad D. Diagnosis and management of pheochromocytoma during pregnancy[J]. J Endocrinol Invest, 2002, 25(6): 567-571.

作者：陈芷阳、谭丽　　审校：李子阳

专题四十

神秘高热：非典型肺炎的深度剖析

【问题导航】

1. 非典型肺炎（atypical pneumonia，AP）的临床特点有哪些？

2. 嗜肺军团菌肺炎有何临床特点？

3. 嗜肺军团菌感染有哪些检测方法？如何治疗？

【案例背景】

患者，男，39 岁。主诉：发热 5 天，加重并反复。

现病史：患者于 9 月 9 日中午大量喝酒、吹空调后，晚上开始出现发热。次日发热较前加重，伴头痛、乏力。在家自服布洛芬缓释片及抗病毒药物治疗，出汗并退热，但发热反复，头痛、乏力症状无缓解。9 月 11 日至 13 日，患者在当地医院就诊，予哌拉西林钠/他唑巴坦钠联合喜炎平抗感染治疗，仍有反复发热，最高体温达 41.7℃（肛温）。予布洛芬混悬液退热，患者体温不能降至正常，症状不能缓解。为求进一步明确诊断及治疗，遂来本院就诊。本次起病以来，患者无咳嗽、咳痰、胸闷、气促等症状。

既往史：否认高血压、糖尿病等慢性病史，否认乙肝、结核等传染病病史。

个人史：今年 7 月份有张家界旅游史。嗜酒，近期有大量饮酒史。

专科体格检查：体温 36.2℃，脉搏 108 次/分，呼吸 20 次/分，血压 142/77mmHg。急性面容，神志清楚，左下肺可闻及多量湿啰音。

9 月 13 日门诊实验室检查结果：血常规显示 WBC 7.31×10^9/L，NEUT 80.4%↑，PLT 89×10^9/L↓。炎症指标：CRP 175.41 mg/L↑，IL-6 67.6pg/mL↑，PCT 0.510ng/mL↑。生化检查：ALT 118.8U/L↑，AST 151.2U/L↑，ALB 36.6g/L↓，Na 129.0mmol/L↓，K 3.23mmol/L↓，总 Ca 1.75mmol/L↓；肾功能正常。

9 月 14 日入院后予以左氧氟沙星联合头孢曲松钠抗感染治疗。复查结果：血常规显示 NEUT 80.4%↑，PLT 98×10^9/L↓。炎症指标：CRP 211.99mg/L↑，铁蛋白 3689.41 ng/mL↑。生化检查：ALT 207.2U/L↑，AST 188.5 U/L↑，ALB 32.3g/L↓；CK 429.2U/L↑，CK-MB 29.6U/L↑，Mb 197.0μg/L↑；Na 131.4mmol/L↓，K

3.18mmol/L ↓，CO_2CP 20.1mmol/L ↓，P 0.61mmol/L ↓。

9 月 15 日至 16 日，患者诉仍有发热、头痛，体温最高 38.8℃。服用对乙酰氨基酚片后出汗退热，热退至 37.2℃后，体温再次上升。热退时头痛可减轻，有咳嗽，咳少量痰，无恶心、呕吐、胸闷、气促。

胸部 CT：左肺下叶渗出及实变，左侧胸膜增厚，左侧胸腔少量积液，考虑感染性病变可能性大。纤维支气管镜检查示：左下叶支气管轻度炎症改变。

病原学检测结果显示：新冠病毒、甲乙流、CMV、EBV、单纯疱疹病毒、腺病毒以及呼吸道合胞病毒核酸检测结果均低于检测下限；HIV、梅毒、军团菌及结核杆菌血清学检测均为阴性；抗酸染色阴性；G 试验 /GM 试验检测结果为阴性；痰培养、肺泡灌洗液培养、血培养及骨髓培养均为阴性。肺泡灌洗液进行 tNGS 检查，结果提示：嗜肺军团菌（序列数 218）、惠普尔养障体（序列数 122）、人类疱疹病毒 1 型（序列数 26）。

【案例分析】

患者饮酒、吹空调后，突发高热，无咳嗽、咳痰，与病毒性上呼吸道感染后症状相似。服用解热药及抗病毒药后，仍有持续、反复发热。后在外院使用抗病毒类和 β-内酰胺酶抑制剂组成的复方制剂联合抗感染，但依旧没有好转。患者胸部影像提示感染，考虑为社区获得性肺炎（community acquired pneumonia，CAP）。患者 CRP 显著升高，提示细菌性感染可能性大，但外周血白细胞计数始终不高，且痰液及肺泡灌洗液培养均为阴性。因此临床医生考虑为非典型肺炎（atypical pneumonia，AP），经验性地加用氟喹诺酮类抗生素以覆盖 AP 常见致病菌。

AP 相较于最常由肺炎链球菌导致的典型肺炎，有以下特点：①起病通常较隐匿，常见前驱症状如头痛、肌痛和乏力；②呼吸道症状以持续性干咳为主，少有脓痰，且肺部听诊阳性体征较少，与影像学表现常不相符；③实验室检查显示外周血白细胞计数多正常或轻度升高，CRP 升高不明显，痰细菌培养阴性；④胸部影像学多表现为间质性浸润（网格状或磨玻璃样改变）或局限性节段性实变，少见典型肺炎的大叶性实变；⑤对 β-内酰胺类抗生素治疗无效，但对大环内酯类或四环素类药物敏感。结合患者的症状及实验室检查结果，需高度怀疑为 AP。

支原体肺炎、衣原体肺炎以及军团菌肺炎是最为常见的三种 AP 类型，它们在临床表现上有以下特点。

支原体肺炎：各年龄段均可发病，多见于儿童和青少年。有发热症状，通常为中等发热，高热少见，以阵发性干咳为主。胸部 CT 显示间质性肺炎或支气管肺炎，常见斑片状阴影，多位于下肺。

衣原体肺炎：各年龄段均可发病，多见于儿童和青少年。症状与支原体肺炎相似，但起病缓慢，症状比支原体肺炎轻。经过 1 ～ 4 周出现发热和咳嗽的典型症状，发热以低热至中热为主，高热少见。咳嗽以干咳为主。但鹦鹉热衣原体引起的肺部感染的临床症状以高热为主，患者常表现为干咳，较早出现肺部实变体征。

军团菌肺炎：特征性表现为显著的肺外多系统受累症状，如：神经系统方面早期常出现头痛、嗜睡及意识障碍；心血管系统可表现为特征性的相对缓脉；消化系统症状包括恶心、呕吐、水样腹泻及腹痛，并伴有早期一过性转氨酶升高；肾脏损害表现为镜下血尿和血肌酐轻度升高；肌肉系统受累可出现肌痛伴肌酸磷酸激酶升高，严重者可发生横纹肌溶解；此外，本病常伴发电解质紊乱，特征性表现为低磷血症、低钠血症及低蛋白血症。这些多系统表现往往先于或伴随肺部症状出现，具有重要的临床诊断提示价值。其他非特异性指标包括红细胞沉降率和 CRP 升高。

【知识拓展一】

军团菌是一种需氧革兰氏阴性杆菌，普遍存在于各种水环境及潮湿的土壤中，特别是空调和冷却塔等供水系统中。目前发现军团菌有 58 种及 3 个亚种，其中 90% 的病例是由嗜肺军团菌（legionella pneumophila，Lp）引起的。夏秋季为军团菌肺炎患病高峰季节，终年有散发流行，主要经呼吸道吸入含军团菌的气溶胶传播。免疫力低下人群，比如老人、儿童、孕妇及有基础疾病的患者，为易感人群。病史中如果有旅行史、泡温泉史，或居住房间内有空调，临床表现为高热，检查提示低钠血症、低磷血症、血小板偏低、心肌酶升高、铁蛋白升高，且夏秋季发病，要首先考虑军团菌肺炎。

从本例患者症状及实验室检查结果来看，比较符合军团菌肺炎的表现。目前对于 Lp 的检查手段包括培养、抗原抗体检测、分子生物学以及病原学宏基因测序（mNGS 和 tNGS）检查，其中常规细菌培养以及血清学检测在 Lp 的检出方面存在一定的局限性。分子生物学以及病原学宏基因测序技术有很高的敏感性和特异性，并且具有高通量分析以及检测速度快的优势，在非典型病原体及罕见感染性疾病的诊断中发挥着越来越重要的作用，但是临床需要根据具体的应用场景以及成本控制去选择具体的检测方法。如本案例中，临床高度怀疑患者为军团菌肺炎，可以选择 mNGS 和呼吸道 tNGS。由于呼吸道 tNGS 已经包含了绝大多数的呼吸道病原体，且检测费用更低，故应优先选择，而事实也证明通过 tNGS 最终检出了导致患者肺炎的元凶。

【知识拓展二】

目前 Lp 的检测方法有以下几种方法：

1. 培养：是病原学检测的金标准，特异度接近 100%，可鉴定所有已知军团菌种类和血清型，但培养条件苛刻、耗时长，敏感度受抗生素治疗、死菌的影响。

2. PCR：用于流行病学调查或 LP 暴发、鉴别种类以及早期诊断，可检测受损或死亡病原体的 DNA，快速（4 ～ 8h 甚至 1 h），可在早期甚至症状出现前识别出阳性病例。但存在一些局限性，如缺乏标准化操作流程、检测结果受痰液的质量影响、市售试剂盒灵敏度差异较大；此外，一些情况下可出现假阴性。

3. mNGS 及 tNGS：适用于任何怀疑 LP 的患者，敏感度和特异度大于 PCR 和培养，快速（48h 内）、准确，但费用高、缺乏统一的实验标准，不能证实活病原体存在。

4. 血清抗体：感染后第 3 周产生抗体，不适合临床快速诊断，主要用于回顾性研究。时间短、操作简单，但可出现假阳性（急性期和恢复期双血清抗体的四倍变化具有临床意义）、假阴性（受免疫状态及窗口期影响）。

5. 尿抗原：仅用于 LP 血清 1 型的检测，早期诊断，快速（15min）、简单。症状出现后 1 天内可检测出，可为假阴性或假阳性。

【后续追踪】

依据《中国成人社区获得性肺炎诊断及治疗指南（2016 年版）》，LP 的一线治疗方案推荐为大环内酯类和氟喹诺酮类药物，临床维持左氧氟沙星等抗感染治疗方案。9 月 19 日复查胸部 CT 显示：左肺下叶渗出及实变影较前明显减少，左侧胸腔少量积液部分吸收，符合感染性病变治疗后好转的表现。截至 9 月 22 日，患者持续体温正常 3 天，头痛消失，症状好转，炎症指标均明显降低，遂予以出院。

【要点总结】

1. AP 具有以下特点：起病通常较隐匿，多有干咳、发热、乏力、肌肉酸痛等症状；肺部听诊阳性体征较少；血白细胞计数相对正常；胸部 X 线表现为间质性或实质性浸润；痰细菌培养阴性；β-内酰胺类抗生素治疗无效。

2. 病史中如果有旅行史、泡温泉史，或居住房间内有空调，临床表现为高热，检查提示低钠血症、低磷血症、血小板偏低、心肌酶升高、铁蛋白升高，且夏秋季发病，要首先考虑军团菌肺炎。

3. 军团菌病常见的病原学检测技术包括病原菌直接检测（微生物培养、PCR以及 mNGS）、血清学检测、尿抗原检测等，各类技术各有优势及局限性。目前以分子生物学检测最为常用，tNGS 较 mNGS 价格便宜且更加灵敏。

4. Lp 的一线治疗方案推荐为大环内酯类和氟喹诺酮类药物。

【参考文献】

[1] 中华医学会呼吸病学分会 . 中国成人社区获得性肺炎诊断和治疗指南（2016 年版）[J]. 中华结核和呼吸杂志，2016，39（4）：253-279.

[2] Ishida T, Miyashita N, Nakahama C. Clinical differentiation of atypical pneumonia using Japanese guidelines[J]. Respirology, 2007, 12(1): 104-110.

[3]Cunha B A. Legionnaires' disease: Clinical differentiation from typical and other atypical pneumonias[J]. Infect Dis Clin North Am, 2010, 24(1): 73-105.

[4] Marchello C, Dale A P, Thai T N, et al. Prevalence of atypical pathogens in patients with cough and community-acquired pneumonia: a meta-analysis[J]. Ann Fam Med, 2016, 14(6): 552-566.

作者：李影、蒋传好　　审校：黄华兰

专题四十一

播散性诺卡菌感染的诊疗经过

【问题导航】

1. 诺卡菌感染引起的临床表现有哪些？
2. 诺卡菌属在形态学和培养上有哪些特点？
3. 如何治疗诺卡菌引起的感染？

【案例背景】

患者，男，58岁。主诉：突发左侧肢体偏瘫4h。

现病史：患者4h前突发左侧肢体偏瘫，不能行走，上肢为甚，伴有头痛、头晕，未见恶心、呕吐、凝视等不适。起病以来，患者神志尚清，精神稍差，伴乏力。

既往史：平素健康状况较差，有高血压、肾病综合征病史。

辅助检查：

实验室指标：血常规显示WBC 9.15×10^9/L，NEUT 91.2%↑。炎症指标：CRP 135.05mg/L↑，PCT 0.05μg/L↑。肾功能：Urea 10.13mmol/L↑。头部CT及MRI提示：右侧额颞叶、右基底节区-放射冠区及左侧颞叶多发占位：肿瘤？脓肿？右侧基底节区脑梗死？

初步诊断：①颅内占位性病变（考虑脑脓肿可能）；②脑梗死待排；③肾病综合征；④高血压；⑤肺部感染。

1月1日，使用头孢曲松，次日加用万古霉素，仍有间断发热。

1月3日，将头孢曲松替换为美罗培南。

1月5日，脑脊液mNGS检测提示：诺卡菌属［圣乔治教堂诺卡菌（序列数371）］，遂使用磺胺甲噁唑/甲氧苄啶（新诺明）联合美罗培南治疗。

1月6日，查体发现患者背部及尾骶部可见脓肿，以背部为甚（3cm×3cm），并出现全身皮疹，遂改用利奈唑胺联合美罗培南治疗。此前两次脑脊液的常规、生化和微生物培养检查均未见明显异常。

1月8日，复查感染指标：NEUT 87%↑，CRP 71.18mg/L↑。

1月10日，行脑脓肿钻孔引流术并经背部感染灶切开引流，送检脓液标本培养和mNGS检测。脓液革兰氏染色［图41.1（a）和（b）］可见菌体呈多向分枝丝状，为典型的分枝菌丝，菌丝呈 90°分枝角，但有时不易着色或着色不均。改良抗酸染色［图 41.1（c）］为阳性，染色呈不均匀性，且菌体易被脱色而呈阴性。结合脓液直接涂片染色所显示的特征以及脑脊液 mNGS 检测结果，提示诺卡菌感染的可能性大。

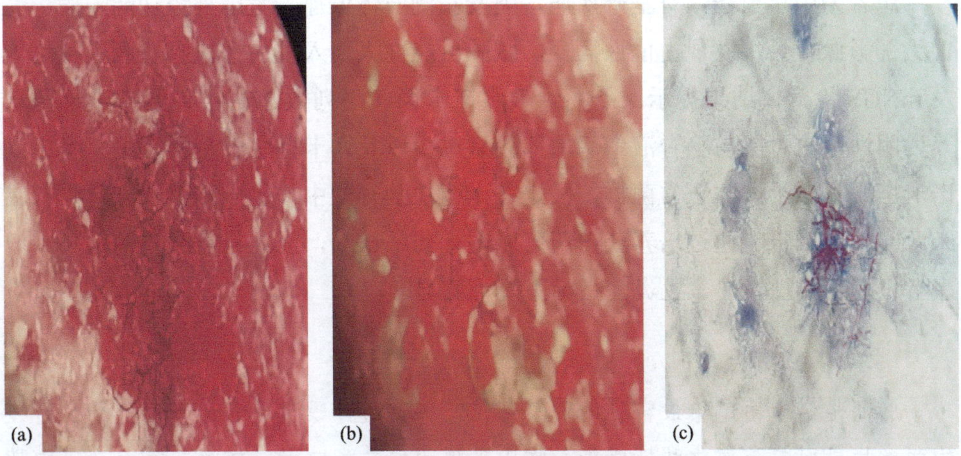

图 41.1　脓液革兰氏染色（a、b）及弱抗酸染色（c）结果（×1000）

延长脓液培养时间后，在血培养基上 35℃培养 24h 可见白色的细小光滑的菌落；培养 48 ～ 72h 才能明显看到菌落生长，其颜色变黄，形态改变为颗粒状以及表面有皱褶或堆集（图 41.2）。挑选单个菌落进行革兰氏染色，镜下可见着色不均的阳性杆菌，多数呈杆状，部分有分枝，与原始标本涂片结果一致。

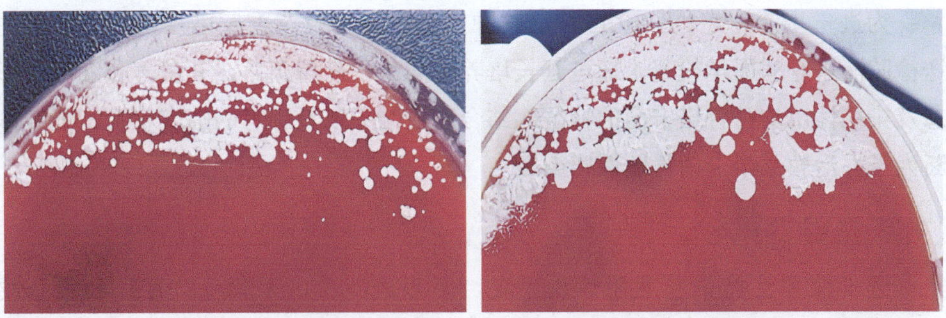

图 41.2　培养 48h（左）及 72h（右）后血平板上的菌落形态

取培养基中的菌落进行质谱分析，结果显示：圣乔治教堂诺卡菌，与脓液 mNGS 检测结果（圣乔治教堂诺卡菌，序列数 27128）一致。

【案例分析】

诺卡菌广泛存在于土壤中，多为腐物寄生性的非病原菌，是一种机会致病菌，通常为外源性感染，能引起人或动物致病的主要是星形诺卡菌和巴西诺卡菌。当诺卡菌感染累及非相邻的 2 个器官或同时累及中枢神经系统时，即可诊断为播散性感染，主要经血流播散至其他器官或由肺诺卡菌病侵及胸膜、心包、腔静脉等。最常见的播散器官为脑，组织病理变化主要表现为化脓性肉芽肿样改变。

患者为中年男子，有基础疾病，突发左侧肢体偏瘫，考虑神经功能障碍。完善头部影像检查，发现占位性病变，脓肿可能性大。入院后送检脑脊液进行培养及 mNGS 检查，结果提示：圣乔治教堂诺卡菌（序列数 371）；但脑脊液细菌培养为阴性，这可能与脑脊液中病原体数量过少以及诺卡菌生长缓慢有关。考虑到诺卡菌既不属于人体正常菌群，又是在无菌性脑脊液中被检测出来，因此具有临床意义。由于未能通过培养获得菌落以进行药敏试验，因此只能经验性用药，但患者仍有间断性发热，且炎症指标下降不明显。

【知识拓展一】

肺部是诺卡菌感染最常见的受累部位，可通过呼吸道吸入诺卡菌孢子或断裂的菌丝片段引起肺部化脓性感染，临床表现为发热、咳嗽、咳痰、咯血（痰中带血）等肺结核样症状。皮肤感染常由病原菌经外伤侵入或经血行播散引起，造成局部皮肤脓肿、蜂窝织炎、淋巴组织感染、足菌肿等。

中枢神经是诺卡菌最常见的肺外感染部位（高达 44%），可能由肺部经血液播散所致，或因外伤、手术等使污染菌直接进入脑组织。好发于免疫功能低下者，其临床症状不典型，与结核、非结核及真菌感染类似，极易造成误诊、漏诊。

为进一步治疗，1 月 10 日行脑脓肿钻孔引流术及背部感染灶切开引流，并送检脓液进行病原学检查。通过延长培养时间终于获得菌落，其菌落和细菌的形态及染色性质均符合诺卡菌的特征。结合质谱结果以及患者的临床表现，最终诊断为圣乔治教堂诺卡菌播散性感染。

【知识拓展二】

诺卡菌革兰氏染色呈阳性或不定，不形成芽孢，无鞭毛；可见细长分枝菌丝，也可见杆状或球状，其中菌丝呈 90°角具有诊断意义。诺卡菌为专性需氧菌，且生长缓慢，对培养基没有特殊选择性；在 20 ～ 40℃环境下培养至少 48 ～ 72h 才能观察到菌落。不同培养基或不同培养时间下形成的菌落也可有所不同，其形态大小不等，可从光滑到颗粒状、不规则、表面皱褶。诺卡菌培养后几乎都能形成气生菌丝，使菌落表面出现粉状或天鹅绒样气生菌丝体，菌落有泥土气味。不同菌种在固体培养基上可产生不同的色素，如白色、黄色、橙色以及其他颜色。绝大多数菌耐受溶菌酶。在液体培养基中生长形成菌膜，浮于液面，液体澄清。诺卡菌属从有机化合物氧化获得能量，代谢属氧化型，触酶阳性，大部分菌种水解七叶苷、尿素酶和硝酸盐还原试验阳性，分解和利用糖类因菌种而异。

该患者为农民，长期接触土壤，加之患有肾病综合征，有长期服用糖皮质激素治疗史，免疫力低下，为诺卡菌感染的高危人群。患者 MRI 结果显示存在鼻窦炎和肺部感染，无外伤史和手术史，初步怀疑诺卡菌是通过呼吸道吸入，随血流扩散到脑部形成脑脓肿，后期发展为全身播散性脓肿。住院期间由于未留取到痰液和支气管肺泡灌洗液标本，故未做呼吸道标本的细菌培养，无肺部感染的病原学证据。

【后续追踪】

诺卡菌应利用速生型分枝杆菌药敏板进行药敏试验，但由于该菌本身相对少见且培养较困难，因此一般实验室并不会专门配备此药敏板。面对这种情况，一方面可以采用经验性用药，另一方面也可以尝试用实验室常用的针对革兰氏阳性杆菌的棒状杆菌药敏板进行替代试验。棒状杆菌药敏板包含了大部分针对诺卡菌的推荐用药，具有一定的参考价值。但是棒状杆菌药敏板并没有对诺卡菌药敏折点的判断标准，所以在药敏报告中只报告药敏试验的 MIC 值，不必对结果做耐药性解释。我们通过替代药敏试验，发现本例诺卡菌对美罗培南的 MIC 值为 16μg/mL，根据 CLSI M24 和 M62 标准文件，提示可能存在耐药性。同时，头孢曲松和利奈唑胺的 MIC 值≤ 1μg/mL，提示敏感可能性大，于是将抗生素调整为利奈唑胺联合头孢曲松。

【知识拓展三】

诺卡菌感染的治疗遵循足量、足疗程及个性化原则，药敏试验作为指导。目前磺胺甲噁唑 / 甲氧苄啶仍是诺卡菌病首选药物，体外药敏试验结果提示几乎所有菌种都对磺胺甲噁唑 / 甲氧苄啶及利奈唑胺敏感，且这些药物可以透过血脑屏障。但近年来发现诺卡菌对磺胺甲噁唑 / 甲氧苄啶的耐药率越来越高，其他替代药物包括碳青霉烯类、大环内酯类、头孢菌素类、呼吸喹诺酮类药物。不同菌种对这些药物的敏感性存在很大差异，因此菌种鉴定及药敏试验对诺卡菌感染的治疗有重要的指导意义。

一般实验室对于其药敏数据的获得存在较大困难，因此临床上更多的是以文献中的药敏结果为参考进行经验性治疗。诺卡菌感染的治疗多以两药、三药乃至多药联合治疗为主，尤其是重型、中枢及全身播散性诺卡菌感染患者。诺卡菌感染的治疗周期较长，我国建议根据患者免疫功能状态调整其治疗周期：免疫功能正常者疗程为3个月以上，免疫功能缺陷患者疗程为6个月及以上。总的疗程根据感染的部位、严重程度、宿主状态以及对治疗的反应而定。

患者颅内多发脓肿，合并背部、骶尾部皮肤及喉脓肿，考虑全身播散性脓肿形成。钻孔引流术后，较大的脓肿腔明显缩小，但仍存在张力。脓肿多发，且位于重要功能区，手术风险极大，予以保守治疗。经过两个多月的治疗，感染指标逐渐下降，临床症状有所好转，复查头部CT及MRI提示颅内病灶较前吸收。3月6日发现患者病情稳定，颅内情况好转，复查CRP为0.97mg/L，遂予以出院并嘱其回当地继续抗感染治疗。

【要点总结】

1. 诺卡菌革兰氏染色呈阳性或不定，不形成芽孢，无鞭毛；可见细长分枝菌丝，也可见杆状或球状，其中菌丝呈90°角具有诊断意义。

2. 诺卡菌为专性需氧菌，且生长缓慢，通过延时培养才可获得菌落。不同培养基或不同培养时间下形成的菌落也有所不同，其形态大小不等，可从光滑到颗粒状、不规则、表面皱褶。

3. 诺卡菌不属于人体正常菌群，可引起外源性感染，常见于免疫缺陷或免疫功能受损患者。诺卡菌感染的临床症状不典型，与结核、非结核及真菌感染类似，极易造成误诊、漏诊。

4. 肺部是诺卡菌感染最常见的受累部位；中枢神经是诺卡菌感染最常见的肺外感染部位。当诺卡菌感染非相邻的2个器官或同时累及中枢神经系统时，即可诊断为播散性感染。

5. 诺卡菌感染的治疗遵循足量、足疗程及个性化原则，药敏试验作为指导。目前磺胺甲噁唑/甲氧苄啶仍是诺卡菌感染治疗的首选药物，以联合用药为主，治疗周期根据感染的部位、严重程度、宿主状态以及对治疗的反应而定。

【参考文献】

[1] Cheng Y, Wang T Y, Yuan H L, et al. Nocardia infection in nephrotic syndrome patients:three case studies and a systematic literature review[J]. Front Cell Infect Microbiol, 2022, 11: 789754.

[2] 赵楠楠，刘鹏飞，磨国鑫 . 免疫功能正常的全身播散性诺卡菌病1例 [J]. 中华结核和呼吸杂志，2024，47（08）：767-771.

[3] 中华医学会呼吸病学分会 . 中国成人社区获得性肺炎诊断和治疗指南（2016年版）[J]. 中华结核和呼吸杂志，2016，39（4）：253-279.

作者：高艳、张飞媛　　审校：李影

专题四十二

从“骨肿瘤”到隐球菌感染真相：老年患者的诊断转折

【问题导航】

1. 碱性磷酸酶（alkaline phosphatase，ALP）与原发性骨肿瘤有何相关性？

2. 骨隐球菌感染的临床特点是什么？

3. 骨隐球菌感染和原发性骨肿瘤的鉴别要点有哪些？

【案例背景】

患者，女，71岁。主诉：无明显诱因左大腿剧烈疼痛20天。

现病史：20天前患者无明显诱因出现左大腿剧烈疼痛，于当地县医院就诊，X线片提示左股骨占位性病变，考虑骨肿瘤可能。为求进一步治疗，遂来本院就诊，拟诊断为“左股骨骨肿瘤性质待查”。

既往史：胆囊切除手术史。

体格检查：体温正常。左下肢未见明显畸形，左大腿皮肤完整，无发红、发热，无皮肤破溃，压痛阳性；左股骨持续性疼痛，无夜间痛加剧；右膝、髋关节活动无明显受限。

全身骨显像及MRI提示左股骨中段骨质改变，代谢异常活跃，考虑为原发性骨肿瘤。

实验室检查：

血常规：PLT 393×10^9/L↑，HGB 110g/L↓，白细胞及分类均正常。炎症指标：CRP 70.3mg/L↑，ESR 71mm/h↑。肝功能（含ALP）、肾功能、血糖、电解质均无异常。凝血功能：Fg 5.42g/L↑，余无异常。7项女性肿瘤标志物：铁蛋白（SF）457.4ng/mL↑，余无异常。结核感染T淋巴细胞检测阴性。

该患者有明显的原发性骨肿瘤的临床影像学表现，但ALP却正常，临床医生对该结果提出异议。为此，我们复盘了整个检验过程，未发现任何问题。同时用多台生化仪器对标本进行复查，检测结果一致。

【案例分析】

ALP 是一种在碱性条件下水解磷酸单酯类化合物或转移磷酸单酯的磷酰基至其他物质的酶，其广泛分布于人体的各种组织中，如肝脏、肾脏、骨骼、小肠及胎盘等。在病理情况下，临床测定血清 ALP 主要用于肝胆疾病和骨骼代谢相关疾病的诊断和鉴别诊断。血清 ALP 在一定程度上反映了成骨细胞的活性状态，是骨形成标志物之一。在佝偻病、纤维性骨炎、骨软化症、甲状旁腺功能亢进症、肢端肥大、原发性和继发性骨肿瘤及骨折愈合期等骨骼病变的受检者中，血清 ALP 会有不同程度的升高。

虽然绝大多数骨肿瘤都会出现 ALP 升高，但也与下列情况有关。①肿瘤类型和位置：不同类型的肿瘤及其生长位置可能会影响 ALP 水平。例如，一些骨肿瘤可能不刺激骨重建活动，因此可能不会引起 ALP 水平升高。②肿瘤的骨侵袭程度：肿瘤如果主要处于压迫或破坏骨骼但不引起显著的骨重建活动，可能不导致 ALP 水平显著升高。③患者的个体差异：个体的骨代谢状态、肝功能状态等其他健康因素也会影响 ALP 水平。④治疗响应：某些骨肿瘤患者在接受治疗（如化疗或放疗）后，肿瘤负担减少，可能也会影响 ALP 水平。一般肿瘤导致明显骨质破坏时，常伴有钙磷水平异常，但患者的电解质水平正常，侧面说明其骨肿瘤尚未造成明显的破坏，因此 ALP 是有可能正常的。

【知识拓展一】

原发性骨肿瘤是一类罕见的肿瘤，约占所有恶性肿瘤的 0.2%，主要类型包括骨肉瘤、尤因肉瘤和软骨肉瘤等。骨肉瘤和尤因肉瘤多见于儿童和青少年，而软骨肉瘤在成人中最为常见，是仅次于骨肉瘤的第二大恶性骨肿瘤，占所有恶性骨肿瘤的 10% ～ 15%。其临床症状主要表现为骨痛、肿块和骨折，病情恶化时可能伴有贫血、乏力、食欲缺乏等全身症状。临床诊断可借助 MRI、PET-CT、组织病理检查（如 HE 染色、过碘酸雪夫染色）和血清 ALP 升高等指标。

临床对患者进行了超声引导下的皮下组织穿刺活检，送检组织病检未发现肿瘤细胞，提示考虑炎症细胞浸润的可能。结合患者的炎症指标（如 CRP、ESR 及 SF）有明显升高，需考虑感染可能。

【后续追踪】

临床对患者进一步完善了左股骨及周围骨骼肌病灶的切开活检，并同时进行组织微生物培养及组织病检。组织微生物培养结果为阴性。组织病检 HE 染色显示炎症细胞浸润，并可见较多的多核巨细胞（胞浆内可见空泡状透明小体），初步考虑为隐球菌感染（图 42.1 左）。进一步进行 PAS 染色后，可见隐球菌的厚厚荚膜呈紫红色（图 42.1 右）。最终，患者被诊断为左股骨隐球菌感染。

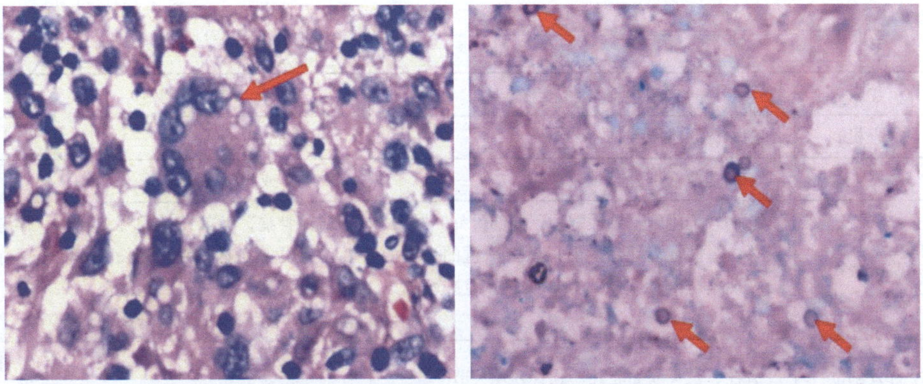

图 42.1　患者组织病检 HE 染色（左）和 PAS 染色（右）结果

通过梳理该患者组织微生物培养的各个环节，分析得出导致漏检的原因有以下几个方面。①临床样本采集不到位：由于组织存在异质性，可能采集的标本中隐球菌数量较少，从而影响检测结果。②实验室组织研磨不充分：如果仅对组织进行简单剪碎和研磨，而未充分处理，可能导致隐球菌未能完全暴露出来。③培养基选择不合适：若使用的是普通培养基而非沙氏培养基，可能会影响隐球菌的生长。④染色方法选择不当：使用革兰氏染色而非墨汁染色，可能造成显微镜下漏检。⑤未进行合适的辅助检测：例如，未进行血清学新生隐球菌荚膜多糖抗原和 (1,3)-β-D 葡聚糖检测，也未采用分子学方法（如 PCR 或 NGS）进行检测。通过对这些环节的反思和改进，今后实验室能够更有效地提高隐球菌的检出率，避免漏检情况的发生。

新型隐球菌是机会致病菌，一般免疫功能低下者易感染和发病，多侵犯人体中枢神经系统，其他器官也可累及。骨隐球菌病是播散性隐球菌感染的少见表现，约占隐球菌病患者的 5%～10%。该病具有以下特征性表现：主要累及胸椎、腰椎等，很少在骨关节周围发病，病理改变为冷脓肿形成，易被误诊为恶性肿瘤。1 例出现溶骨性肋骨病变及相关软组织肿块的患者，最初被认为是软组织肿瘤，然而经进一步的检查确定为隐球菌骨髓炎。隐球菌病表现为软组织肿块时，常伴有对周围骨的侵犯，而隐球菌骨髓炎也常伴有周围软组织病变。临床工作中，通常通过切开活检和其他侵入性方法（如抽吸引流）来确诊感染，而为了减少侵入性操作，通常建议优先考虑穿刺而不是切开活检。本例患者最初从影像学判断为肿瘤，后经组织病理检查确定为新型隐球菌感染，提示以活检为诊断的金标准。

【知识拓展二】

骨隐球菌感染与原发性骨肿瘤鉴别要点见表 42.1。

表 42.1 骨隐球菌感染与原发性骨肿瘤鉴别

项目	骨隐球菌感染	原发性骨肿瘤
病理机制	隐球菌感染所致	肿瘤细胞侵袭所致
高发人群	免疫功能低下者	青少年或年轻成年人
临床表现	起病较为隐匿，慢性病程，局部骨痛、肿胀、发热、皮肤或软组织的脓肿等。严重的患者中会表现出全身性症状，如低热、体重减轻和乏力等	局部骨痛，尤其在夜间疼痛加重，伴有活动受限，且随着肿瘤生长，可能出现肿块、压痛等。渐进性加重趋势，并可能伴有全身性症状，如体重减轻、发热等
好发部位	脊柱、长骨（如股骨、肱骨）及关节	脊柱、骨盆、长骨（如股骨、肱骨）、骨骺、关节及肩部和肋骨
影像学特征	表现骨质破坏、骨皮质的模糊、不规则破坏及局部的软组织肿胀	表现典型的“破坏性病变”，高信号的骨质肿胀和肿块
实验室检查	血清新型隐球菌荚膜多糖抗原和真菌 G 试验；骨组织或脓液可进行微生物培养、隐球菌直接镜检（墨汁染色）及分子学检测（PCR、NGS）	ALP 显著升高水平
病理学检查	组织中可见隐球菌以及炎症细胞浸润，并可见较多的多核巨细胞（胞浆内可见空泡状透明小体），肉芽肿性炎症反应，进行 PAS 染色，隐球菌的厚厚荚膜呈紫红色	不规则、大小不一的肿瘤细胞，且常伴有骨样物质沉积或细胞间有少量胶质基质

在患者术后随访过程中，我们比对了入院前、术后 1 个月及术后 3 个月的 X 线影像学结果（图 42.2），发现患者经过氟康唑药物治疗后，治疗效果显著，骨组织基本恢复原有状态。

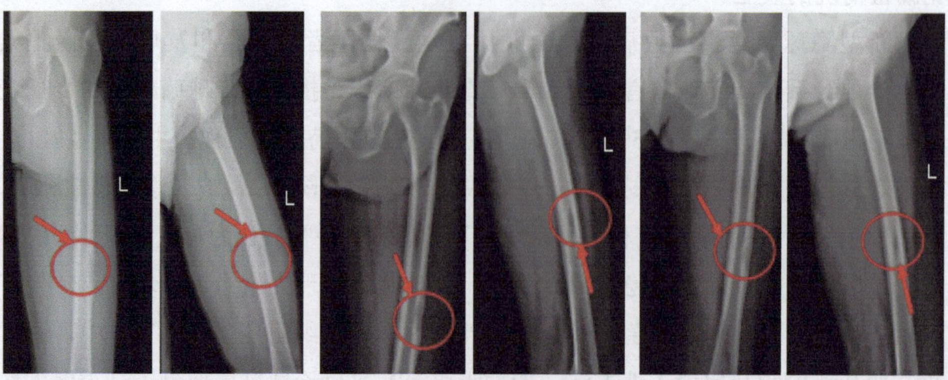

(a) 入院前　(b) 术后 1 个月　(c) 术后 3 个月

图 42.2 患者的影像结果

【要点总结】

1. 病理情况下，临床测定血清 ALP 主要用于肝胆疾病和骨骼代谢相关疾病的诊断和鉴别诊断。血清 ALP 在原发性和继发性骨肿瘤中常升高，但也可能维持正常，与肿瘤类型和位置、侵袭程度等因素有关。

2. 新型隐球菌感染多见于严重基础疾病或免疫功能异常者，常侵犯人体中枢神经系统。

3. 骨隐球菌病见于 5% ～ 10% 的隐球菌病患者，具有以下特征性表现：主要累及胸椎、腰椎等，很少在骨关节周围发病，病理改变为冷脓肿形成，易被误诊为恶性肿瘤。

【参考文献】

[1] 陈健，孙伟，华莹奇，等 . 常见骨原发肿瘤研究新进展 [J]. 中国骨与关节杂志，2018，7（01）：41-45.

[2] 刘永兰，汪燕岱久，樊红丽，等 . 新型隐球菌感染诊断的现有实验室技术与进展 [J]. 传染病信息，2023，36（6）：563-565，572.

[3] 叶嘉，林庆安，柳德灵，等 . 新型隐球菌感染所致肋骨骨髓炎 1 例报告 [J]. 中国实用内科杂志，2013，33（11）：902-903，913.

作者：倪艺芸、刘彬　　审校：李影

专题四十三

老年血透患者的“特殊感染”：由大肠弯曲菌引发的导管相关血流感染

【问题导航】

1. 如何诊断导管相关性血流感染（catheter-related bloodstream infection，CRBSI）?

2. 导管相关性血流感染的常见病原体有哪些？

3. 弯曲菌属感染有哪些特点？如何鉴定？

【案例背景】

患者，男，69 岁。主诉：发热 8h，咳嗽伴意识不清。

现病史：患者约 8h 前无明显诱因开始出现发热，当时未监测体温，伴畏寒、寒战、咳嗽，咳少量白黏痰，不易咳出。精神状态差，伴恶心呕吐数次，为胃内容物。静息状态下无气促、腹胀、腹痛、头晕、头痛及胸痛等不适。

既往史：患者有高血压、冠心病、骨髓增生异常综合征、2 型糖尿病、糖尿病肾病、慢性肾功能不全（CKD 5 期）的病史。2021 年 11 月 11 日行左前臂桡动脉-头静脉内瘘成形术，术后因内瘘闭塞，于 2022 年行右颈内静脉长期导管置入术，目前规律血液透析治疗。期间有两次导管相关血流感染，病原体分别为金黄色葡萄球菌与人葡萄球菌。

入院查体：体温 38.3℃。

实验室检查：

血常规：WBC 11.57×10^9/L↑，NEUT 94.9%↑，HGB 71.0g/L↓，RBC 3.00×10^9/L↓。炎症指标：PCT 0.55μg/L↑，CRP 16.90mg/L↑。生化检查：CHOL 1.45mmol/L↓，HDL 0.50mmol/L↓，Urea 22.4mmol/L↑，Crea 593.0μmol/L↑，Na 130.9mmol/L↓，Cl 91.3mmol/L↓，总 Ca 2.06mmol/L↓，肝功能无明显异常。心肌标志物：Mb 308.00μg/L↑，hs-cTnT 0.386ng/mL↑，NT-proBNP ＞ 35000.00pg/mL↑。痰培养、粪培养及甲乙型流感病毒核酸等相关检测均未见明显异常。

8 月 11 日，患者抽取的导管血、外周血需氧瓶分别在抽血后 18.5h 及 34h 报阳。实验室对报阳标本进行血涂片革兰氏染色，镜下均可见淡染革兰氏阴性杆菌，呈波浪及逗点样弯曲。实验室立即将血培养一级报告发送给临床。

经转种培养 48h 后，血平板及巧克力平板上可见小的半透明菌落（图 43.1），麦康凯平板上不生长。菌落经革兰氏染色为革兰氏阴性杆菌，呈波浪及逗点样弯曲（图 43.2），与血培养瓶中的形态一致。经 MALDI-TOF-MS 鉴定，两份标本均为大肠弯曲菌。

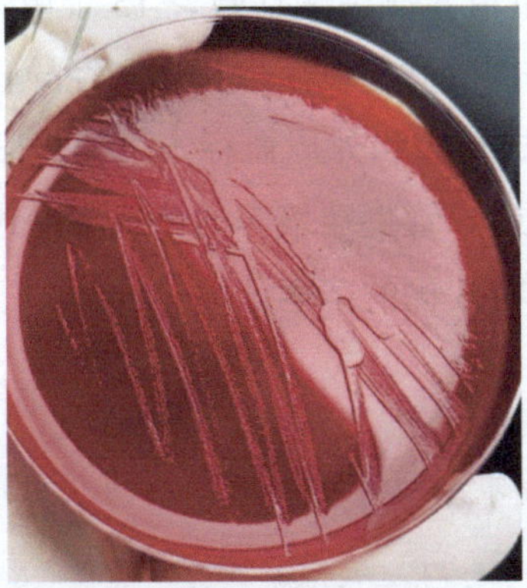

(a) 血平板

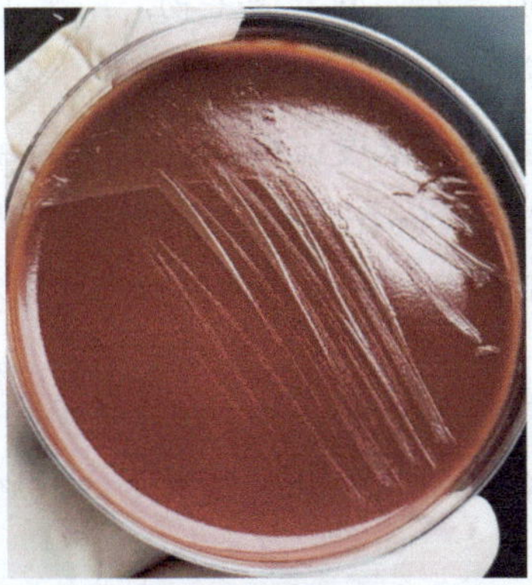

(b) 巧克力平板

图 43.1　血平板及巧克力平板 48h 培养后菌落形态

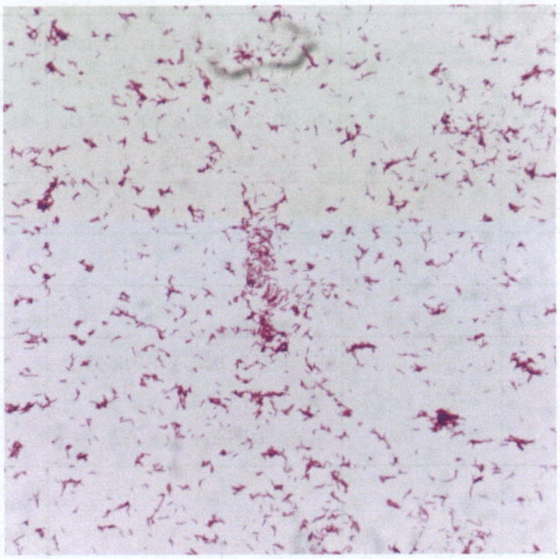

图 43.2　菌落革兰氏染色后形态（×1000）

【案例分析】

维持性血液透析是急慢性肾衰竭患者进行肾脏替代治疗的主要措施。本例患者为老年男性，长期维持血液透析，皮肤黏膜屏障处于长期破损状态，且自身有多种慢性基础疾病，属于导管相关血流感染的高危人群。患者导管血需氧瓶比外周血需氧瓶报阳时间早 2h 以上，且未发现其他原发感染灶，因此可诊断为导管相关性血流感染。该感染也是中心静脉导管（central venous catheter，CVC）血液透析时最常见且最致命的并发症之一。

美国感染病学会临床实践指南建议诊断依据为患者至少有 1 处外周静脉血培养阳性，有感染的临床表现［如发热、寒战和（或）低血压］，且除导管外无明显的感染来源。此外，还需满足以下至少 1 个条件：①经导管尖端培养和经皮获得的外周血培养为同一微生物，用半定量培养法菌落计数＞ 15 个菌落 / 板或定量肉汤培养时菌落计数＞ 10^3/ 单位；②外周静脉穿刺所取标本和经导管所取标本定量血培养细菌浓度比例超过 1 ∶ 5，或导管腔和外周血标本培养报阳性时间差达到 2 h 以上；③在不能进行外周血培养或导管尖端培养的情况下，通过对导管的 2 个不同管腔进行定量血液培养，至少有 3 倍的菌落计数差异。

【知识拓展一】

疑似 CRBSI 时，不同情况下的采血要求及可能的结果解释见表 43.1。

表 43.1　不同情况下的采血要求及可能的结果解释

类别	导管血	外周血	条件	判断
留置导管时采集 1 套外周血，1 套导管血进行血培养	+	+		CRBSI 可能
	+	+	导管血培养报阳性时间较外周血培养报阳性时间早 2h 或导管血菌量至少为外周血菌量的 5 倍	提示 CRBSI
	+	−		不能确定
	−	−		不是 CRBSI
拔除导管后，需采 2 套外周血作血培养＋导管尖端	+	−		导管定植菌，不支持 CRBSI
	+	+（≥ 1 套）	导管尖端半定量培养菌落数≥ 15CFU，且与外周血培养出同一种细菌	提示 CRBSI
	−	+（≥ 1 套）		不能诊断为 CRBSI，若是金黄色葡萄球菌或念珠菌，缺乏任何其他部位感染的证据，则可提示 CRBSI

CRBSI 临床常见的革兰氏阳性菌以凝固酶阴性葡萄球菌、金黄色葡萄球菌和肠球菌属为主；革兰氏阴性杆菌主要包括肺炎克雷伯菌、鲍曼不动杆菌和铜绿假单胞菌；真菌感染以念珠菌属为多见。大肠弯曲菌在血流感染中较为罕见。

弯曲菌属细菌为革兰氏阴性杆菌，菌体呈弧形、逗点状、螺旋形，其中空肠弯曲菌、大肠弯曲菌和胎儿弯曲菌具有重要临床意义。该类菌对营养的需求高，普通培养基上通常不能生长。含抗生素的选择培养基如活性炭-头孢哌酮-去氧胆酸盐-琼脂培养基、碳基质选择培养基等可抑制杂菌生长，提高粪便标本的检出率。该类菌为微需氧菌，最适生长环境为5%O_2、10%CO_2和85%N_2，多氧或无氧环境均不生长。在37℃下均可生长，最适生长温度因菌种而异。

弯曲菌感染主要发生在机体免疫力低下的患者中，如慢性肝病患者、糖尿病患者、恶性肿瘤患者、继发性免疫缺陷病患者以及老年患者等。该病原体可引发人类肠道感染和肠道外感染，其中肠道感染的主要临床表现为痢疾样急性腹泻和腹痛，是WHO报道的引起腹泻的四大细菌之一。肠道外感染引起的疾病包括菌血症、心内膜炎、血栓性静脉炎、脓毒性或活动性关节炎等多种严重病症。

受限于缺乏完善的监测体系，且弯曲菌的分离培养条件较为严苛，弯曲菌在我国的感染情况被严重低估。弯曲菌培养所需时间较长，而大便培养时长通常为2天。在普通培养条件下，肠道中大量其他杂菌的生长会掩盖弯曲菌，导致漏检率极高。但本例患者的标本为血液，不同于粪便，无其他背景杂菌，因此该菌得以在普通培养条件下分离出来。弯曲菌菌体形态特殊，在生理盐水涂片后，显微镜下观察到投镖式运动的革兰氏阴性杆菌，这一特征具有提示作用。但在没有预先考虑该菌的情况下，其形态特征是难以被发现的，尤其是当工作人员经验不足或细菌活力较差时。

【知识拓展二】

虽然弯曲菌在健康人群中所致的胃肠道感染多为自限性，予补液等对症支持治疗即可；但对于分离自无菌体液、初次经验性治疗失败及严重感染者的菌株，需完善药物敏感试验。参照CLSI M45，弯曲菌的药敏试验条件为微需氧：5%O_2、10%CO_2和85%N_2。《ABX指南》一书中，提到喹诺酮类药物在不同地域间耐药性差异较大。也有文献报道弯曲菌对喹诺酮类药物表现出极高的耐药率，已不适用于经验性用药。弯曲菌属内不同菌种的药敏差异较大，上海地区对2012～2019年间的门诊腹泻患者进行了回顾性分析，发现大肠弯曲菌对红霉素的耐药性高于空肠弯曲菌。因此，分离鉴定到种有利于临床用药。

【后续追踪】

对于CRBSI的处理，首选拔出导管。但本例患者年龄较大，基础疾病较多，曾因内瘘闭塞行右颈静脉长期置入术（已有两年）。像此类有长期使用中心静脉导管、多次CRBSI病史的高感染风险患者，虽已出现CRBSI，但有急诊透析需求，因此在保留导管的情况下进行治疗。

该患者在首次明确导管相关血流感染后，临床症状稍有控制便执意要求出院，导致抗生素治疗疗程不足。再次因发热入院，不仅增加了住院次数与时长，血培养仍分离出大肠弯曲菌。临床在保留导管的情况下，采用全身抗生素治疗加庆大霉素封管治疗。治疗期间腹泻明显，呈黄色水样便，≥ 3 次 / 天。送检粪便进行艰难梭菌检测：艰难梭菌抗原、毒素 A、毒素 B 均为阳性。鉴于患者存在抗生素不规范使用史，考虑合并艰难梭菌感染。予以蒙脱石散止泻、地衣芽孢杆菌调节肠道菌群及万古霉素抗感染后，各项症状好转，右侧颈内静脉伤口干结、无渗血。

【知识拓展三】

以下情况可暂时保留导管，但需密切关注在保留导管情况下治疗 CRBSI 失败的可能：

① 非复杂性的 CRBSI，排除金黄色葡萄球菌、铜绿假单胞菌、不动杆菌、微球菌、丙酸杆菌、真菌或者分枝杆菌感染。

② 有急诊透析指征的患者，此时需利用导管进行透析治疗以挽救患者生命，可以使用已感染的导管完成一次透析治疗后再更换。

③ 如果患者没有其他可以供导管植入的位置，可以考虑延长全身抗菌药物使用时间、抗菌药物封管治疗，暂时不移除导管。

保留导管情况下治疗 CRBSI 存在失败可能，在各类限制条件解除后，建议拔除和（或）更换导管。保留导管期间出现下列情况时，强烈建议立即拔除导管：①持续的血流动力学不稳定或严重脓毒症；②形成转移性感染灶；③全身抗感染治疗不能解决的穿刺部位感染；④使用恰当的抗菌药物 72h 后血培养仍阳性，难以清除病原体（金黄色葡萄球菌、假单胞菌、真菌）。

【要点总结】

1. CRBSI：留置血管导管期间及拔除血管导管后 48h 内发生的原发性，且与其他部位感染无关的血流感染。

2. CRBSI 临床常见革兰氏阳性菌以凝固酶阴性葡萄球菌、金黄色葡萄球菌和肠球菌属为主；革兰氏阴性杆菌主要包括肺炎克雷伯菌、鲍曼不动杆菌和铜绿假单胞菌；真菌感染以念珠菌属多见。

3. 弯曲菌属细菌为革兰氏阴性杆菌，菌体呈弧形、逗点状、螺旋形。感染主要发生在机体免疫力低下的患者中，可引发人类肠道感染和肠道外感染。

4. 导管相关血流感染的处理措施，拔除导管是首选，但是要综合评估患者状态及病原体类型之后再行处理。

【参考文献】

[1] Mermel LA, Allon M, Bouza E, et al. Clinical practice guidelines for the diagnosis and management of intravascular catheter-related infection: 2009 Update by the Infectious Diseases Society of America[J]. Clin Infect Dis, 2009, 49(1): 1-45.

[2] 亚洲急危重症协会中国腹腔重症协作组 . 重症患者中心静脉导管管理中国专家共识（2022 版）[J]. 中华消化外科杂志，2022，21（3）：313-322.

[3] 刘畅，杨静，赵建玉，等 . 食源性腹泻弯曲菌快速鉴定方法评估及耐药性检测 [J]. 中华检验医学杂志，2021，44（9）：821-826.

[4] Gao F, Tu L, Chen M, et al. Erythromycin resistance of clinical Campylobacter jejuni and Campylobacter coli in Shanghai, China[J]. Front Microbiol, 2023, 14: 1145581.

作者：陈靓茹　　审校：李影

专题四十四

老年男性肺部疑云：烟曲霉白化株感染病例剖析

【问题导航】

1. 烟曲霉白化株在形态学结构及培养上有哪些特点？

2. 肺曲霉病（pulmonary aspergillosis，PA）与肺结核（pulmonary tuberculosis，PTB）有何关系？

3. 如何治疗肺曲霉病？

【案例背景】

患者，男，81 岁。主诉：间断发热、胸痛 1 个月，咳嗽、咯血 2 天。

现病史：患者 1 个月前无明显诱因出现间断发热、胸痛，伴畏寒，无明显寒战，无胸闷、气促。上述症状能自行缓解，但反复发作。发热多在夜间出现，伴盗汗。2 天前出现间断咳嗽、咳痰，为阵发性连声咳，咳少许白痰，痰中带血丝。

既往史：患者有高血压、胆囊手术切除史和左侧腹股沟疝修补术史。

胸部 CT（图 44.1）示：①两肺尖区多发病灶，考虑继发性肺结核伴纤维化 / 钙化；②左肺上叶感染性病变（脓肿）；③左肺上叶部分支气管扩张；④右肺下叶外基底段小结节，LU-RADS 3 类。

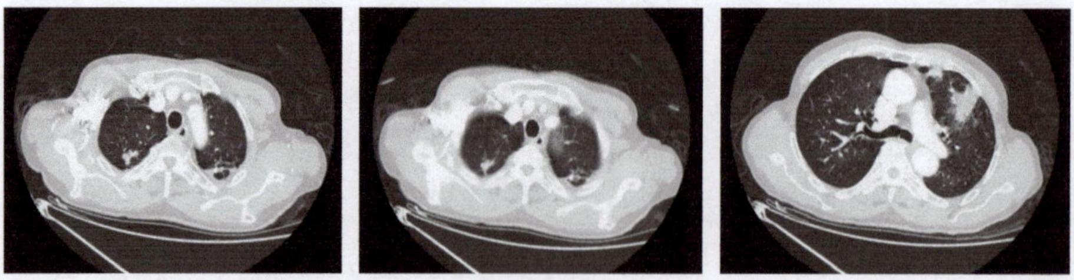

图 44.1　患者肺部 CT 结果图像

病理检查：左上肺前段碎组织镜下见肺组织，肺泡结构尚清，区域肺泡上皮增生，间质纤维组织增生，伴少量淋巴细胞浸润。AB 染色（—），PAS 染色（—），抗酸染色（—）。免疫组化：CK5/6（+），Ki-67（1%+），TTF-1（+）。

实验室检查：

血常规：WBC 9.39×10^9/L，NEUT 86.90%↑，HGB 116g/L↓。炎症指标：CRP 78.13mg/L↑，PCT 0.132ng/mL↑，IL-6 9.8pg/mL↑。生化检查：GLU 11.68mmol/L↑、乳酸 1.7mmol/L↑；肝肾功能、电解质、心肌酶均正常。NT-proBNP 303.90pg/mL↑。凝血功能、血气分析、痰液普通培养和真菌培养、甲乙型流感病毒核酸及支气管肺泡灌洗液结核分枝杆菌核酸检测均未见明显异常。

由于影像学提示肺脓肿伴肺炎，1 月 14 日予以环丙沙星抗感染。1 月 15 日开始发热，最高体温 39.3℃，伴畏寒寒战，左胸及上腹部持续性隐痛，少许咳嗽，咳白痰，痰中带血丝。同时送检支气管肺泡灌洗液（BALF）的需氧菌和真菌培养，48h 见血平板（BA）、沙保罗平板（SDA）原始区均长出白色毛绒丝状真菌（图 44.2 左），但棉兰染色大量菌丝未见产孢。第 5 天采用胶带粘贴法经棉兰染色后镜检找到烟曲霉分生孢子头（图 44.2 右），但产孢很少，通过形态学染色高度怀疑为烟曲霉白化株。白色菌株可见典型顶囊，但分生孢子头和分生孢子明显少于烟绿色典型菌株。

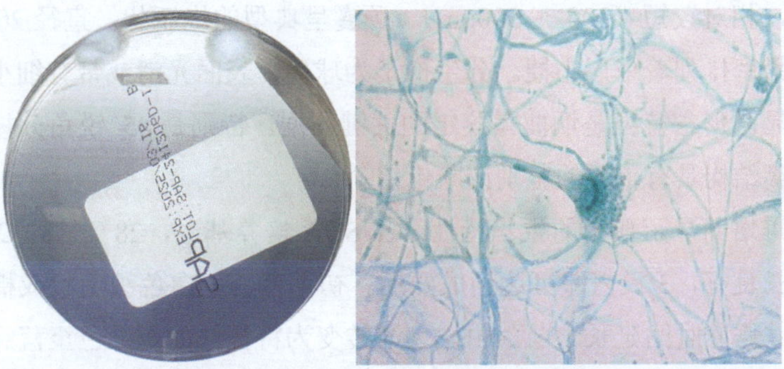

图 44.2 BALF 原始 SDA 培养 48h 后菌落形态（左）及菌落棉兰染色后镜下形态（右）（×1000）

将菌落进行点种传代培养 5 天后，白色菌株仍为白色，28℃长势（图 44.3）差于 37℃（图 44.4），因产孢较少且慢的烟曲霉极少从临床标本中分离到，故又进行了测序，证实为烟曲霉复合群，鉴定结果与形态学镜检一致。

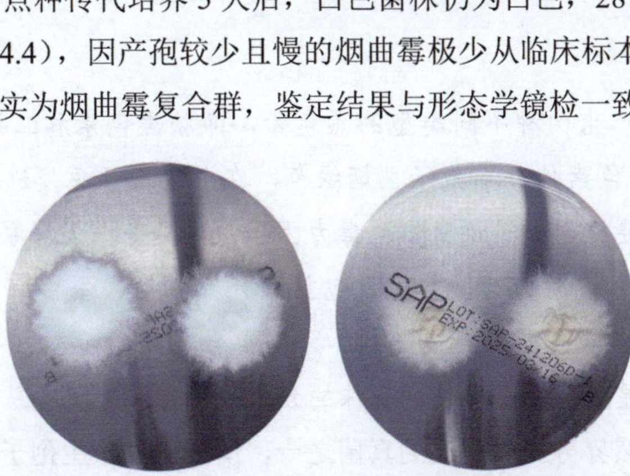

图 44.3 点种 SDA 在 28℃培养 5 天后正反面菌落形态

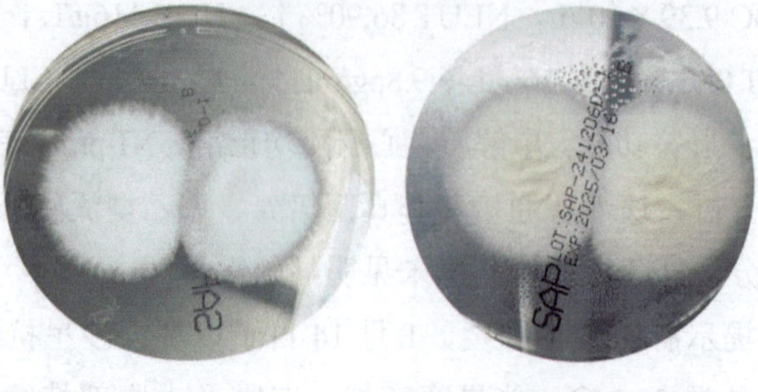

图 44.4　点种 SDA 在 37℃培养 5 天后正反面菌落形态

【案例分析】

目前为止，临床曲霉菌的鉴定还主要依赖于形态学特征，通常根据菌落形态、颜色，顶囊的形态和结构，小分子孢子的形状、颜色、大小等特点作出区分。烟曲霉镜下结构：菌丝透明且有分隔，呈特征性的 45° 锐角分枝。分生孢子头呈短柱状，长度存在明显变异。分生孢子梗直径 5 ～ 8μm，常呈现绿色，具有光滑的细胞壁，相对较短（300 ～ 500μm）。顶囊呈典型的烧瓶状，直径 20 ～ 30μm，其上半部紧密排列着单层小梗。分生孢子为球形，表面光滑或带有细小的刺状突起。这些显微形态特征是烟曲霉鉴定的关键依据，特别是 45° 锐角分枝的菌丝和烧瓶状顶囊结构具有重要的鉴别诊断价值。

烟曲霉培养显示典型的生长特性：在 SDA 培养基上，28℃、37℃和 45℃条件下均生长良好，3 天内即可达到成熟期。初期菌落呈白色绒毛状或棉花样丝状形态；随着培养时间延长，菌落中心逐渐转变为特征性的灰绿色至蓝绿色，呈现微细粉末状或绒毛样外观；菌落反面无色或呈黄褐色。这一系列形态学变化是烟曲霉鉴定的重要依据。

【知识拓展一】

烟曲霉能够产生两种不同类型的黑色素，即脓黑色素和二羟基萘（DHN）-黑色素。DHN-黑色素使分生孢子呈烟绿色，在分生孢子免疫逃避和真菌毒力加强方面发挥着重要作用。黑色素作为毒力因子，可显著增强病原体的致病性，同时赋予其对多种环境胁迫的抵抗力，包括紫外线辐射、蛋白酶降解、氧化应激及热应激等。白色突变株缺乏与 DHN-黑色素合成初始步骤相关的聚酮合成酶 PksP，其致病力显著降低；且该突变株的分生孢子在体外更容易被氧化剂杀灭。

曲霉菌是自然界分布最广泛的真菌之一，所产生的分生孢子随气流播散，进入人体呼吸道后可以暂时黏附和寄居，如果吸入量大或人体免疫功能受损则会萌发菌丝，引起发病。肺结核易导致肺组织结构破坏，出现空洞或空腔病变。由于肺结核患者免疫功能低下，肺部局部免疫功能缺陷，清除病原体的能力下降，有利于曲霉生长和繁殖，导致曲霉感染率增加。在免疫抑制和慢性呼吸道疾病患者中，区分曲霉菌的呼吸道定植或侵袭性感染是相当困难的，需结合临床表现、影像学和其他检查综合判断和评估。

本例患者为老年男性，临床评估其健康状况较差，CT 提示其既往可能存在肺结核感染，这些都是易发生曲霉菌感染的高危因素。患者有发热、咳嗽、胸痛和咯血等症状，结合 CT 显示左肺上叶感染性病变（脓肿）和 BALF 培养烟曲霉复合群的证据，综合考虑为肺曲霉病。

引起肺曲霉病最常见的是烟曲霉，其次是黄曲霉、土曲霉、构巢曲霉等。肺曲霉病的临床分型取决于病原体与宿主免疫反应的相互作用特征，包括：侵袭性肺曲霉病、亚急性侵袭性肺曲霉病、慢性肺曲霉病及变应性支气管肺曲霉病四种类型。

上述类型中，与肺结核密切相关的有肺结核后亚急性侵袭性肺曲霉病及慢性肺曲霉病。两者常发生在有肺部基础病变的患者（如肺结核、慢性阻塞性肺疾病、支气管扩张、囊性纤维化等）中，也可发生在轻度免疫缺陷的人群中。影像学表现为空洞、结节、进展性实变（脓肿形成）等征象，活检显示肺组织有菌丝，血清学或微生物学证据提示存在曲霉菌。主要区别在于前者病程持续 1～3 个月，而后者病程则超过 3 个月。

【知识拓展二】

侵袭性肺曲霉病（invasive pulmonary aspergillosis，IPA）是曲霉菌感染引起的一类威胁生命的感染性疾病，病理下表现为无显著组织反应的实质坏死，内含大量曲霉菌丝。主要见于免疫功能低下的患者，如血液系统恶性肿瘤、实体肿瘤患者接受化疗后。但近年来也发现，有慢性阻塞性肺疾病、流感及新冠感染后的患者，也极易发生 IPA。在肺泡内生长的曲霉菌丝可穿透血气屏障，侵蚀毛细血管内皮细胞，侵入肺小动脉和肺实质，导致缺血性坏死、血管内血栓形成，菌丝快速生长导致出血性梗死，并通过血源性播散侵袭肾脏、肝脏、脾脏和中枢神经系统。

【后续追踪】

1 月 18 日，BALF 培养回报烟曲霉白化菌株，遂调整抗真菌方案为两性霉素 B 脂质体治疗。1 月 24 日，患者诉咳嗽、咳痰症状较前减轻，痰中带血消失，无胸痛，但仍间断出现低热（可自行缓解）。因患者家属拒绝进一步治疗，导致抗真菌疗程不足，疗效评估受限。

目前，临床与实验室标准协会（CLSI）尚未建立曲霉菌属对所有抗真菌药物的敏感性折点或耐药性判读标准。然而，体外药敏试验显示，两性霉素 B、伊曲康唑、伏立康唑、泊沙康唑及棘白菌素类药物对曲霉菌属均具有抗菌活性，且其最低抑菌浓度（MIC）普遍较低。肺曲霉感染的一线治疗首选伏立康唑，其口服制剂适用于降阶梯治疗及维持治疗。替代治疗方案包括以下几种：三唑类药物（米卡芬净、泊沙康唑和伊曲康唑）、多烯类药物（两性霉素 B、两性霉素 B 脂质体）和棘白菌素类药物（卡泊芬净、米卡芬净）。

【要点总结】

1. 45°锐角分枝的菌丝和烧瓶状顶囊结构对烟曲霉具有重要的鉴别诊断价值。

2. 烟曲霉在 SDA 28℃、37℃和 45℃下均生长良好，3 天内成熟，开始菌落为白色绒毛状或棉花样丝状菌落，后菌落中心变为灰绿色或蓝绿色微细粉末状或绒毛样外观，反面无色或带黄褐色。白化株 5 天成熟，菌落呈白色绒毛状，可见典型顶囊，但分生孢子及分生孢子头明显少于烟绿色典型菌株。

3. 肺曲霉感染的一线治疗首选伏立康唑，其口服制剂适用于降阶梯治疗及维持治疗。替代治疗方案包括以下几种：三唑类药物、多烯类药物和棘白菌素类药物。

【参考文献】

[1] James H J, Michael A P, Karen C C, et al. Manual of clinical microbiology. 11th Edition. Washington: ASM Press, 2015.

[2] 王淑玲，李艳敏，张震，等 . 继发肺结核合并两株不同表型烟曲霉感染病例 1 例 [J]. 中国真菌学杂志，2022，17（01）：44-48.

[3] 张培泽，赵曼曼，魏方军，等 . 肺结核后慢性肺曲霉病诊治专家共识 [J]. 新发传染病电子杂志，2024，9（06）：74-84.

[4] 张静，何礼贤 . 侵袭性肺真菌病诊治指南解读 [J]. 中国药物应用与监测，2011，8（05）：261-265.

作者：尹宁静、彭黎明　　审校：李影

专题四十五

特殊关节炎诊治历程——从疑似结核到布鲁氏菌病的鉴别诊断

【问题导航】

1. 结核性关节炎（tuberculous arthritis，TA）有何临床特点？

2. 如何鉴别布鲁氏菌性关节炎（brucellar arthritis，BA）和结核性关节炎？

3. 如何诊断和治疗布鲁氏菌病？

【案例背景】

患者，男，79 岁。主诉：右下肢胀痛伴活动受限半年，加重伴发热 1 个月。

现病史：半年前劳作后出现右下肢局部胀痛，静息后可缓解，初期未予重视，未行特殊治疗。患者逐渐出现持续性下肢及右侧后腰部间歇性胀痛，遂至当地医院就诊，完善相关检查后考虑“腰椎间盘突出、腰椎椎管狭窄”，予以补肾壮骨、通络活血类中成药及理疗治疗，建议以静卧休息为主。患者未予重视，继续务农，症状时有反复。至 1 个月前患者出现右髋、腹股沟处疼痛，伴右下肢活动受限，逐渐不能行走、右膝屈伸活动受限，遂于 2025 年 02 月 19 日至外院骨科就诊，完善相关检查后考虑“腰椎退行性变腰椎间盘突出并椎管狭窄”。住院期间出现下午至夜间间断发热，体温波动在 37.4 ～ 38.7℃。精神不振，无恶寒汗出，无鼻塞、流涕、咳嗽、咳痰及咯血。右侧后腰部、右髋部及周围酸胀痛，自觉放射至大腿，翻身转侧、下地活动严重受限。右髋、右膝关节呈屈曲状态，平卧时无法伸直。无下肢麻木、僵硬，无蚁行感及烧灼痛。患者及家属拒绝继续治疗后出院，居家休养期间症状反复，为求进一步系统治疗遂来我院门诊就诊，以“肢体疼痛原因待查”收治入院。起病以来，患者食欲减退，夜间睡眠一般，尿稍频急，无尿痛及灼热感，大便正常，体重稍有减轻。

既往史：患者有冠心病、腰椎间盘突出、腰椎椎管狭窄、右髋关节退行性病变、慢性牙周炎等病史。否认有输血史。预防接种史不详。

个人史：生于涟源，久居涟源，居住及工作环境较恶劣，患者诉在农村以务农、养殖为主；无工业毒物、粉尘、放射性物质接触史，无吸毒史。

专科体格检查：体温 38.0℃。双侧腹股沟淋巴结肿大，右侧较明显；脊柱生理曲度变直，右后腰椎脊柱旁有压痛，弯腰及转体活动轻度受限。右下肢直腿抬高试验（+），右侧股神经牵拉试验（+），右髋抬举及屈伸、右膝屈曲活动受限，右髋关节及局部组织压痛明显，右髋 4 字征（++），右髋腹股沟中点压痛（+），右粗隆叩击（+）；双下肢无水肿。右下肢因患者诉疼痛明显未能进行下肢肌张力查体，左下肢肌张力正常。

辅助检查：

血常规：WBC 8.0×10^9/L，NEUT 70.5%，MONO 9.3%↑，LYPMH 19.5%↓，HGB 102g/L↓。炎症指标：CRP 99.38mg/L↑，ESR 78.00mm/h↑，PCT 0.112ng/mL↑，IL-6 50.17 pg/mL↑。凝血功能：PT 15.40s↑，Fg 5.45g/L↑，D-D 1.97μg/mL FEU↑。生化检查：ALB 33.60g/L↓，TP 62.10g/L↓；肾功能基本正常；HDL 0.76mmol/L↓。心肌酶谱、电解质及空腹血糖均正常。肿瘤标志物筛查：铁蛋白 475.62ng/mL↑。结核斑点试验结果提示不确定，PPD 皮试阳性（+）。免疫检查：ASO、RF、ENA 抗体谱、ANA、血管炎 5 项均未见明显异常。病原学检查：甲乙型流感病毒 / 新型冠状病毒核酸、巨细胞病毒 IgM 抗体、风疹病毒 IgM 抗体、弓形体 IgM 抗体、结核抗体 IgM、肥达-外斐试验及下呼吸道标本细菌培养均阴性。右髋关节磁共振平扫：右髋关节周围肌肉水肿，右髋关节腔及周围滑膜囊少量积液，滑膜增生。

【案例分析】

患者为老年男性，慢性病程，以右下肢胀痛起病，逐渐进展为右髋、腹股沟处疼痛，并伴有下肢活动障碍。外院数次就诊，皆诊断为“腰椎间盘突出”。予以一般对症治疗后，无明显改善，甚至反复出现下午至夜间间断发热，此时应进一步考虑感染或风湿免疫性疾病。完善相关检查，其中感染性指标均升高，抗核抗体、RF 及 ASO 等风湿免疫性指标均为阴性。初步排除风湿免疫性疾病，感染所致的可能性大。

结合患者发热特点，以及双侧腹股沟淋巴结肿大，结核斑点试验结果可疑阳性，PPD 皮试阳性（+），提示结核性关节炎（tuberculous arthritis，TA）可能性大。TA 是一种由结核杆菌引起的慢性感染性疾病，它可以侵犯身体的任何关节，但最常见的是脊柱和大关节，如膝关节、髋关节等。在世界范围内，骨结核病占肺外结核病例的 10% ～ 35%。临床特征包括：①持续性关节疼痛（特征性表现为夜间疼痛加重）；②关节肿胀伴活动受限；③慢性低热（通常＜ 38.5℃）及进行性体重下降；④对抗炎治疗无效的慢性关节炎症（病程多超过 3 个月）。而本例患者就表现为髋关节疼痛、食欲减退、盗汗、发热等一系列症状，伴有髋关节运动障碍，与TA的临床表现基本一致。

但值得注意的是，髋关节结核患者多为儿童和青壮年，一般都有结核病史或结核患者接触史，影像学检查发现病灶周围骨质破坏、关节周围骨质疏松、渐进性关节间隙变窄等表现，又称为Phemister三联征（TA的X线特殊表现）。但患者发病年龄、胸部影像无结核感染证据，关节影像学及结核感染T细胞检查结果并不典型，因此需要进一步排除其他可能原因。当然，抽取关节积液通过涂片镜检、分子生物学技术或培养检出抗酸杆菌或结核杆菌，都可以明确结核分枝杆菌的感染。由于患者只有少量积液，且髋关节位置又较深，因此临床并没有抽取关节液进行病原学检查。

在院期间予以普瑞巴林胶囊口服，替扎尼定片和洛索洛芬硬膏剂外用抗炎镇痛等对症支持治疗；后经验性予以多西环素肠溶胶囊口服抗感染治疗。经积极治疗，患者关节疼痛症状较前缓解，但仍有发热，原拟进行正规系统性抗结核治疗。但在一次与患者闲聊时无意间得知，其在家豢养了20多头牛羊；进一步询问其发热时的特点后，考虑为波状热，此热型常见于布鲁氏菌病。结合患者工作、生活特点，不排除布鲁氏菌性关节病可能。

布鲁氏菌性关节炎（brucellar arthritis，BA）是布鲁氏菌病的常见局部表现之一，多见于畜牧业从业者、兽医、实验室工作人员及疫区居民。全身症状包括：波状热（体温波动）或长期低热，伴乏力、盗汗、体重减轻等。可能合并肝脾大、淋巴结肿大、睾丸炎、心内膜炎等。以单关节或少关节受累常见，多见于大关节，如髋关节、膝关节、骶髂关节。关节受累可表现为持续性钝痛或剧烈疼痛，活动后加重，关节区软组织肿胀，局部压痛明显，以及因疼痛和炎症导致关节僵硬、活动受限。若未及时治疗，可能进展为慢性关节炎，导致关节破坏和功能障碍。髋部X线/CT检查早期可能正常，晚期可见关节间隙狭窄、骨质破坏或硬化。MRI检查敏感性高，可显示滑膜增厚、骨髓水肿、关节腔积液等。

【后续追踪】

进一步完善布鲁氏菌病抗体四项检查，结果回报：布鲁氏菌病虎红平板凝集试验阳性，布鲁氏菌病试管凝集试验1∶100（+++），布鲁氏菌病IgG抗体检测阳性。根据患者病史、症状以及布鲁氏菌病抗体检测结果，可诊断为布鲁氏菌病。

布鲁氏菌病治疗的目的是减轻及缩短症状期，减少并发症，减少复发及慢性化。用于治疗该病的药物有四环素类、利福霉素类、氟喹诺酮类、磺胺类、氨基糖苷类及第三代头孢菌素类。布鲁氏菌病的药物治疗需遵循三项核心原则：采用至少两种具有协同作用的抗菌药物联合治疗（如多西环素联合利福平），所选药物需能有效渗透巨噬细胞并在酸性胞内环境中保持活性，且必须保证足够疗程（急性期不少于6周，复杂性病例需3～6个月）。一线治疗方案为多西环素联合利福平或庆大霉素或链霉素。替代方案包括氟喹诺酮类联合利福平、多西环素联合复方磺胺甲噁唑。对于急性或亚急性期布鲁氏菌病患者，多西环素联合利福平及左氧氟沙星的三联治疗方案较二联治疗方案可显著降低复发率。本例患者确诊后转入传染病科，接受了多西环素联合利福平及左氧氟沙星的三联治疗方案。

【知识拓展一】

一、确诊试验

（1）从血或其他临床标本中分离得到布鲁氏菌属。

（2）在基于虎红平板凝集试验或血清凝集试验阳性者的筛查试验基础上，加做以下基于非凝集抗体的检测：① ELISA IgG 阳性；② Coomb IgG 效价 1∶400，并出现显著凝集及以上。

（3）不少于2周间隔获取的双份血清标本抗体效价升高幅度不低于4倍。

（4）补体结合试验：效价1∶100并出现显著凝集及以上。

（5）血清凝集试验：国内作为确诊试验。效价为1∶100并出现显著凝集及以上；病程一年以上者，效价1∶50并出现显著凝集及以上；或半年内有布鲁杆菌疫苗接种史，效价达1∶100并出现显著凝集及以上者。

二、临床诊断标准

（1）疑似诊断：符合临床表现，且与流行病学相关。

（2）临床诊断：疑似病例基础上有筛查试验阳性（RBPT 或 PAT 阳性）。

（3）确诊病例：疑似或临床诊断病例基础上有确诊试验阳性。

（4）隐性感染：有流行病学史，符合确诊病例免疫学和病原学检查标准，但无临床表现。

【要点总结】

1. TA 是一种常见的肺外结核相关疾病，最常见的是累及脊柱和大关节，如膝关节、髋关节等。临床特征包括：持续性关节疼痛，尤其在夜间加剧；关节肿胀，活动受限；慢性低热，进行性体重下降；长期未愈的关节炎症。

2. BA 是布鲁氏菌病的常见局部表现之一，患者多有相关流行病学史，全身症状包括：波状热（体温波动）或长期低热，伴乏力、盗汗、体重下降。以单关节或少关节受累常见，多见于大关节，如髋关节、膝关节、骶髂关节。

3. TA 与 BA 在临床症状上存在很多相似之处，需结合患者基础信息、流行病学史、影像学以及实验室检查综合分析。

4. 布鲁氏菌病药物治疗的主要原则包括至少两种药物联合使用，所选药物需能有效渗透巨噬细胞并在酸性胞内环境中保持活性，且必须保证足够疗程。二联方案为多西环素联合利福平或庆大霉素或链霉素，三联方案为多西环素联合利福平及左氧氟沙星。

【参考文献】

[1] 刘钰熙，冯大雄，张洪，等 . 脊柱感染性疾病诊断及鉴别诊断研究进展 [J]. 国际骨科学杂志，2024，45（05）：315-318.

[2] 李俊杰，张弼，马斌，等 . 布鲁菌性脊柱炎与脊柱结核临床特征对比分析 [J]. 宁夏医科大学学报，2022，44（02）：147-151，156.

[3] 李晓冉，曲俊彦 .《布鲁氏菌病诊疗方案（2023 年版）》解读 [J]. 中国抗生素杂志，2024，49（07）：755-763.

[4] 中华人民共和国国家卫生健康委员会 . 布鲁氏菌病预防控制技术指南（2021 版）[S]. 北京：中国标准出版社，2021.

作者：段朋、李影　　审校：李子阳

专题四十六

特殊感染病例：宏基因组二代测序技术检测胞内菌的困境与思考

【问题导航】

1. 发热伴血小板减少综合征（fever was associated with a blood-platelet syndrome，SFTS）在临床表现及实验室检查上有哪些特点？

2. 用病原微生物宏基因组高通量测序（metagenomic next-generation sequencing，mNGS）检测胞内菌感染时，需注意什么？

【案例背景】

翦某，男，55 岁。主诉：发热、咳嗽 2 周，咯血 1 周。

现病史：患者 2 周前出现无明显诱因发热（最高体温 38.8℃），伴寒战、咳嗽，伴咳少量白色黏痰，患者及家属未予重视。1 周前患者无明显诱因突然咯血，量约为 50mL，伴血尿及双下肢散在出血点，并逐渐蔓延至全身，按压无褪色。于外院就诊时，经风湿免疫科、血液内科等科室会诊后排除白血病、自身免疫性疾病，拟诊为布尼亚病毒感染。入院后予以头孢他啶联合替考拉宁抗感染，血小板输注改善凝血功能等治疗，患者咯血情况好转，但血小板、血红蛋白、白细胞仍持续下降。为求进一步治疗，遂于 2 月 28 日转至我院就诊。

既往史：高血压病史 10 年，自诉血压控制良好。糖尿病史 1 年，注射胰岛素后自行停药改用二甲双胍降糖，血糖控制不详。否认有结核、伤寒等传染病病史。有接触动物胎盘史，否认毒物接触史。

生活史：生于湖南省常德市青林乡，屠夫，久居本地。

入院查体：体温 38.2℃，脉搏 115 次 / 分，呼吸 23 次 / 分，血压 174/76mmHg。全身散在出血点，咽部有充血，腹部膨隆，未见腹壁静脉曲张，无胃肠型及蠕动波，全腹无压痛及腹肌紧张，有反跳痛，未触及腹部包块，双下肢无水肿。呼吸、心音、四肢感觉、肌力、血运正常，病理征（–）。

辅助检查：

血常规：WBC 3.48×10^9/L↓，RBC 2.66×10^{12}/L↓，PLT 18×10^9/L↓。生化检查：ALT 95.2U/L↑，AST 113.6U/L↑；LDH 600U/L↑，CK 30.0U/L↓，NT-proBNP 159.0pg/mL↑，肾功能正常。炎症指标：ESR 81mm/h↑，PCT 0.357ng/mL↑，IL-6 35.00pg/mL↑，CRP 45.80mg/L↑。G 试验、GM 试验阴性。尿常规：隐血（1+），蛋白质（1+），尿胆原（2+）。

【案例分析】

布尼亚病毒感染引起的疾病又叫作“发热伴血小板减少综合征（fever was associated with a blood-platelet syndrome，SFTS）”，临床上以发热、白细胞减少和血小板减少为主要表现。SFTS 是由新型布尼亚病毒感染所致，该病毒主要通过蜱虫叮咬或接触感染者（包括患者及患病动物）的血液、分泌物等途径传播。该病多发生于春、夏季，主要分布在山区和丘陵地带的农村，呈高度散发。本例患者生活在农村，以宰杀牛、羊等牲畜为生，存在感染新型布尼亚病毒的可能。临床表现为急性发热伴出血，血常规提示血小板极度降低，因此拟诊为“布尼亚病毒感染”。但临床查体未见蜱虫叮咬，而且湖南省本身属于新型布尼亚病毒罕见地区。鉴于患者的职业，仍需警惕布鲁氏菌感染，因为布鲁氏菌病也可以导致发热及全血细胞减少。

【知识拓展一】

SFTS 的一般检查特点：外周血白细胞计数减少，多为（1.0～3.0）×10^9/L，重症者可降至 1.0×10^9/L 以下，嗜中性粒细胞比例、淋巴细胞比例多正常；血小板降低，多为（30～60）×10^9/L，重症者可低于 30×10^9/L。半数以上病例出现蛋白尿（+）～（+++），少数病例出现尿潜血或血尿。生化检查可出现不同程度 LDH、CK 及 AST、ALT 等升高，尤以 AST、CK-MB 升高为主，常有低钠血症，个别病例 Urea 升高。

布鲁氏菌病的一般检查特点：白细胞计数多正常或偏低，淋巴细胞相对增多，有时可出现异型淋巴细胞，少数病例可有全血细胞减少，严重者可引起噬血细胞综合征。急性期可出现血沉增快、C 反应蛋白升高，降钙素原升高不明显。累及肝脏者可有肝酶升高。

由于患者外院病原学检查未提示明确的致病菌（布尼亚病毒检测外送尚未回报结果），为尽快明确病因，送检了外周血及骨髓细菌培养、布鲁氏菌病抗体检测以及全血标本进行病原微生物宏基因组高通量测序。

结果回报：布尼亚病毒检测结果为阴性；外周血 mNGS（DNA 与 RNA）结果阳性：人类疱疹病毒 4 型（EBV）（序列数 5，覆盖度 0.26%）；庚型肝炎病毒（序列数 2505，覆盖度 35.86%）。血培养需氧瓶及骨髓培养均提示革兰氏阴性杆菌，经初步鉴定为布鲁氏菌属；布鲁氏菌病抗体检测阳性。

mNGS 作为一种新兴技术，理论上具有广泛的病原体检测范围。它能够对样本中的所有核酸物质进行无偏倚测序，涵盖细菌、病毒、真菌、寄生虫等各类病原体。然而，该患者骨髓培养及血培养均检出布鲁氏菌，但外周血 mNGS 检测未检出相应病原体，这与 mNGS 血浆游离 DNA 检测方案对胞内菌检出率较低的特性有关。

全血标本在做 mNGS 时，实际上检测的是离心后的血浆中的游离 DNA，这样做的优点包括以下几点。①减少干扰：离心可有效去除非血浆成分（如血红蛋白等潜在干扰物质），从而降低对测序结果的干扰。②提高检测灵敏度：通过去除细胞成分，可以显著降低背景噪声，提高对目标 DNA 序列的检测灵敏度。③标准化处理流程：离心是标准化的样本处理步骤之一，有助于确保每次检测的条件一致，从而提高结果的可靠性和重复性。

然而只测血浆的话，也有其弊端，即血浆中细菌核酸的含量本身较低。尤其是对于胞内菌而言，在细胞未大量受损、核酸未大量释放的情况下，血浆中胞内菌核酸的含量更低，容易导致 mNGS 检测出现假阴性结果。例如，布鲁氏菌感染初期，细菌在细胞内处于隐匿状态，血浆中布鲁氏菌核酸含量极少，此时进行血浆游离 DNA 的 mNGS 检测，很可能无法检测到病原菌，造成漏诊。因此对于专性胞内寄生菌（如结核分枝杆菌、嗜肺军团菌、布鲁氏菌等），建议优先采集感染靶器官的组织标本进行检测，而非仅依赖血液样本。

【知识拓展二】

《宏基因组高通量测序技术应用于感染性疾病病原检测中国专家共识》(2021 年）指出，对于某些病原微生物，如胞内菌（如布鲁氏菌）、结核分枝杆菌、真菌（主要包括曲霉菌、毛霉菌、隐球菌属与双相真菌）等，原始样本中含量较少或核酸提取困难的病原微生物，应考虑 mNGS 检测灵敏度较低，阴性预测性差，并不一定优于 PCR 等常规分子生物学检测或 G/GM 试验等血清学检测方法。《下呼吸道感染宏基因组二代测序报告临床解读路径专家共识》(2023 年）提到，血浆 cDNA 测序对于胞内病原体（如立克次体、衣原体、布鲁氏菌等）测得的序列数往往较低或者检测不出。因此，任何一种方法都应考虑其局限性；尤其对于布鲁氏菌这种特殊病原体感染，联合血清学检测和常规分子生物学检测对提高诊断的准确性而言至关重要。

【后续追踪】

结合患者的临床表现及实验室检查结果，患者被诊断为布鲁氏菌病，于是

临床停用哌拉西林 / 他唑巴坦，改为多西环素联合利福平及头孢曲松三联抗感染治疗方案。经过对症积极治疗后，患者躯干及四肢皮肤散在瘀点颜色较前明显变浅，口腔内黏膜散在瘀点、瘀斑较前消退，无新发出血点。

【要点总结】

1. 发热伴血小板减少综合征，由蜱虫叮咬或与感染该病毒的动物及患者接触后感染新型布尼亚病毒所致。外周血白细胞计数减少，分类多正常，血小板降低。

2. 如果病原体主要存在于细胞内，外周血标本中的病原体载量可能较低。尤其是在感染早期或局部感染未扩散时，病原体可能未大量进入血液循环，因此血液标本的 mNGS 检测结果可能为阴性。

3. 对于专性胞内寄生菌（如结核分枝杆菌、嗜肺军团菌、布鲁氏菌等），建议优先采集感染靶器官的组织标本进行检测，而非仅依赖血液样本。

4. 布鲁氏菌病临床表现多样，临床工作者需提高对该病的认识，详细询问流行病学史，尤其是有疫区旅居史、高危工作者等。该病的临床诊断主要依据流行病学史、临床表现及辅助检查，确诊依靠病原学检查结果。

【参考文献】

[1] 中华医学会检验医学分会临床微生物学组，中华医学会微生物学与免疫学分会临床微生物学组，中国医疗保健国际交流促进会临床微生物与感染分会，等 . 宏基因组高通量测序技术应用于感染性疾病病原检测中国专家共识 [J]. 中华检验医学杂志，2021，44（2）：107-120.

[2] 中华医学会呼吸病学分会，曹彬，瞿介明 . 下呼吸道感染宏基因组二代测序报告临床解读路径专家共识 [J]. 中华结核和呼吸杂志，2023，46（4）：322-335.

[3] 国家卫生健康委办公厅，国家中医药局综合司 . 布鲁氏菌病诊疗方案（2023 年版）[J]. 中国感染控制杂志，2024，23（5）：661-664.

作者：王敏、刘珍妮　　审校：李子阳

专题四十七

从特殊感染看宏基因二代测序标本采集的重要性

【问题导航】

1. 病原微生物宏基因组高通量测序适用于哪些人群？

2. 病原微生物宏基因组高通量测序的标本选择原则是什么？

3. 鸟分枝杆菌感染有何临床特点？如何诊断？

【案例背景】

贺某，女，32 岁。主诉：腰背部手术伤口肿胀伴流脓 14 天。

现病史：患者 1 个月余前无明显诱因出现腰背部肿胀不适，外院 MRI 检查诊断为腰背部脓肿。2022 年 3 月 21 日，患者接受了腰背部骨骼肌软组织清创引流术，手术包括病灶清创及切开引流。术后伤口持续灌洗、抗感染治疗，至 4 月 3 日行伤口二期缝合。14 天前再次发现伤口肿胀、流脓，遂来本院就诊。

既往体健，否认高血压、糖尿病等慢性病史，否认结核、伤寒等传染病病史。

入院查体：体温 36.5℃，脉搏 65 次 / 分，呼吸 20 次 / 分，血压 120/70mmHg。

腰背部可见一长约 10cm 的手术切口，切口下部愈合不良，局部开裂，创面有淡黄色浓稠渗出物。四肢感觉、肌力、血运正常，病理征（–）。

辅助检查：

4 月 29 日，MRI 检查提示 T11 ～ L2 节段后部左侧软组织异常信号灶，考虑感染性病变并脓肿形成的可能性大。

5 月 9 日，胸椎 MRI：T9 ～ L2 节段后部左侧软组织出现异常信号灶，考虑感染性病变并脓肿形成可能性大，局部窦道形成可能性大。

入院后查血常规、二便常规、肝肾功能、电解质及凝血功能，结果均基本正常；多次行细菌培养及抗酸染色检查，均为阴性。伤口脓液标本及患者外周血标本进行病原微生物宏基因组高通量测序（mNGS），均未检出可疑病原微生物。

5 月 16 日，在全麻下行后路腰背部肌肉脓肿清除术，在竖脊肌内可见囊腔内有大量干酪样、淡黄色组织及少量清亮液体，腰椎刮匙伸入囊腔将病灶组织逐渐刮除，可见囊腔向上延伸至 T10 左右椎板处，向下至 L2 竖脊肌处。

【案例分析】

年轻女性，既往体健，无可致免疫妥协的相关病史。手术后，出现伤口部位化脓性感染，常见的病原体包括革兰氏阳性的葡萄球菌、链球菌、肺炎链球菌，革兰氏阴性的脑膜炎奈瑟菌、淋球菌等，但入院后常规病原学检查均为阴性。患者病情反复迁延，影像学提示病变进展，常规抗感染治疗效果欠佳，且无全身性反应，需考虑慢性低毒力病原体或特殊病原体感染，如分枝杆菌、诺卡菌、放线菌等。

【知识拓展一】

以下情况应考虑接受 mNGS 检测：

① 考虑感染性疾病，常规病原学检查阴性，规范性经验性抗感染治疗无效者；危重症或免疫力低下且病情进展迅速、疑似感染，但等不及传统检查结果者。

② 怀疑新发病原体感染时。

③ 常规手段不能确定感染性疾病的病原体时。

④ 发现的病原体不足以解释临床表现时。

⑤ 需要了解病原体毒力表型时。

mNGS 作为一种新兴技术，能够全面分析来自微生物和宿主的遗传物质（DNA 和 RNA），在感染性疾病的诊断中发挥着越来越重要的作用，尤其是在非典型病原体检出方面有着巨大优势。然而，令临床感到困惑的是，患者脓液标本及外周血标本的 mNGS 结果也均为阴性。

面对如此困惑的局面，临床科室向检验科发出了会诊申请。在充分了解患者的临床表现后，我们同样认为应该存在特殊病原体感染，建议继续送检 mNGS，但不应该使用脓液及血液，理由如下：分泌物标本通常来源于病灶表面的渗出物，可能包含大量的坏死组织、炎症细胞和少量病原体。如果病原体主要存在于深部组织中，分泌物标本中的病原体载量可能较低，导致 mNGS 无法检出病原体；血液标本中的病原体载量通常较低，尤其是在局部感染（如软组织感染、脓肿等）的情况下，病原体可能未大量进入血液循环。因此，血液标本的 mNGS 检测结果可能为阴性。

针对患者这种局部感染（如软组织感染、脓肿等），应优先选择伤口周围组织标本进行 mNGS 检测。因为组织标本直接取自病灶部位，通常含有较高浓度的病原体。对于深部感染或局部感染，组织标本中的病原体载量远高于分泌物和血液标本，因此更容易检测出病原体。临床医生重新送检伤口组织标本后，结果显示鸟分枝杆菌复合群（mycobacterium avium complex，MAC）（序列数 31，覆盖度 0.036%），提示 MAC 感染。从序列数来看，标本中的 MAC 含量非常之少，这也就解释了为何患者第一次 mNGS 为阴性。因此，正确的标本采集对 mNGS 的阳性检出至关重要。

【知识拓展二】

mNGS 检测中常用临床标本的采集要求见表 47.1。

表 47.1　mNGS 应用的常见临床标本采集要求

疾病类型	样本类型	采集要求	注意事项
中枢神经系统感染	脑脊液	采取 1mL 脑脊液，使用无菌螺帽管封口膜密封或使用专用采血管（标本可能高凝时）	采集第 2 管脑脊液
血流感染	全血	成人 3 ～ 5mL；婴幼儿 1mL。实验室提供专用采血管，即游离 DNA 样本保存管，内含乙二胺四乙酸抗凝剂和保护剂，可抑制血浆中核酸酶及有核细胞中 DNA 的释放	采集后充分混匀；切忌在输液处或导管处采集血标本
呼吸道感染	痰液、肺泡灌洗液等	肺泡灌洗液弃去前段可能污染的部分，回收 10mL 置于无菌螺帽管中；自然咳痰：生理盐水漱口 2 ～ 3 次，用力咳出深部痰液 3 ～ 5mL 置于无菌螺帽管中	肺泡灌洗液污染程度比痰液低
胸腹水、关节腔液等无菌体液感染	相应无菌部位体液（房水、关节液、胸腔积液等）	房水 200μL；胸腹腔积液 10mL 以上；骨髓 0.5mL 以上。使用无菌螺帽管或专用采血管（标本可能高凝时）采集	胸腹腔积液需富集后提取核酸；避免经引流管采集
脓肿及深部组织感染	组织穿刺液	开放性：清创后采集深部伤口或溃疡基底部分泌物； 封闭性：病灶局部皮肤或黏膜表面彻底消毒后抽取脓液 3mL 以上	深部组织尽可能取脓肿边缘组织
感染性腹泻	粪便	至少黄豆粒大小的新鲜标本，稀便 3 ～ 5mL，置于螺帽容器中	有大量正常菌群，结果解释有难度

【后续追踪】

患者明确 MAC 感染后，治疗方案包括克拉霉素 1000mg tid po、乙胺丁醇 25mg/kg tid po、利福平 600mg tid po，疗程持续至病原学检测结果转阴后一年。同时，患者术后伤口继续使用庆大霉素稀释液持续灌洗，并给予甲钴胺 0.5mg tid po 预防周围神经毒性。治疗 1 个月后，患者伤口愈合良好，无肿胀、流脓，体温正常，体重有所恢复。

MAC 属于非结核分枝杆菌，广泛存在于自然环境中，如水、土壤等。MAC 感染多见于免疫功能低下的患者，如继发性免疫缺陷病患者、长期使用免疫抑制剂的患者、糖尿病患者等。免疫功能正常者，也可能在接受外科手术及医疗美容等后出现 MAC 感染。因 MAC 感染的临床表现多样，常见症状包括发热、咳嗽、乏力、体重下降、夜间盗汗等。肺部是最常见的感染部位，但也可累及其他系统，如淋巴结、骨骼、皮肤等。

MAC 的实验室诊断方法包括：

① 抗酸染色：是初步筛查分枝杆菌感染的常用方法，但灵敏度较低，且无法区分结核分枝杆菌和非结核分枝杆菌。

② 分枝杆菌培养：是诊断 MAC 感染的金标准，但培养时间较长，且阳性率受样本质量和培养条件的影响。

③ 分子生物学方法：PCR 技术和宏基因组高通量测序能够快速、准确地检测 MAC，尤其是在常规培养和染色结果为阴性的情况下，具有重要的诊断价值。

【要点总结】

1. 怀疑感染性疾病，但常规病原学检查阴性，且经验性抗感染治疗无效时，应该考虑 mNGS 检查。

2. mNGS 检查结果阴性不能排除感染，需结合患者的临床表现、影像学及实验室结果，以及送检标本类型进行综合分析。mNGS 检测阳性率与标本的正确采集、运输、保存有直接关系。

3. 对于局部感染，尤其是深部组织感染，应优先选择组织标本进行 mNGS 检测；对于疑难病例，可以考虑同时送检多种标本（如分泌物、血液、组织等）。

4. MAC 感染多见于免疫功能低下的患者，临床表现多样，常见症状包括发热、咳嗽、乏力、体重下降等。MAC 的诊断主要依赖于分子生物学方法，如 PCR 技术和 mNGS。

【参考文献】

[1] 中华医学会检验医学分会临床微生物学组，中华医学会微生物学与免疫学分会临床微生物学组，中国医疗保健国际交流促进会临床微生物与感染分会，等 . 宏基因组高通量测序技术应用于感染性疾病病原检测中国专家共识 [J]. 中华检验医学杂志，2021，44（2）：107-120.

[2] 中华医学会呼吸病学分会 . 非结核分枝杆菌病诊断与治疗专家共识（2020 版）[J]. 中华结核和呼吸杂志，2020，43（09）：721-727.

作者：王泽友、吕星　　审校：李子阳

专题四十八

老年女性肺部结节之谜：非结核分枝杆菌肺病的确诊之路

【问题导航】

1. 抗酸染色检查阳性有何临床意义？
2. 如何鉴别结核分枝杆菌和非结核分枝杆菌？
3. 非结核分枝杆菌肺病（温夫人综合征）有何临床特点？如何诊断？

【案例背景】

患者，女，69岁。主诉：发现肺部结节增大1个月余。

现病史：2023年6月21日在我院更换心脏起搏器电池时行胸部CT检查示：左下肺见斑片状密度增高影，边缘模糊；左下肺外基底段见类圆形低密度结节，大小约27mm×24mm，边界清楚，边缘光滑。影像学结论：①左下肺低密度结节，性质待定，感染可能性大。②考虑双肺下叶支气管扩张并左下肺感染。③余肺散在磨玻璃、实性结节，LU-RADS2类。出院后口服莫西沙星抗感染，并在我院呼吸科门诊随诊，无发热，偶有咳嗽咳痰。7月24日复查（图48.1），左下肺见斑片状密度增高影，大致同前，边缘模糊；左下肺见类圆形低密度结节，较前增大，大小约31.2mm×30.6mm，边界清楚，边缘光滑。由于抗感染治疗无效，且结节有增大趋势，为明确具体病因，门诊以"肺结节原因待查"收治入院。

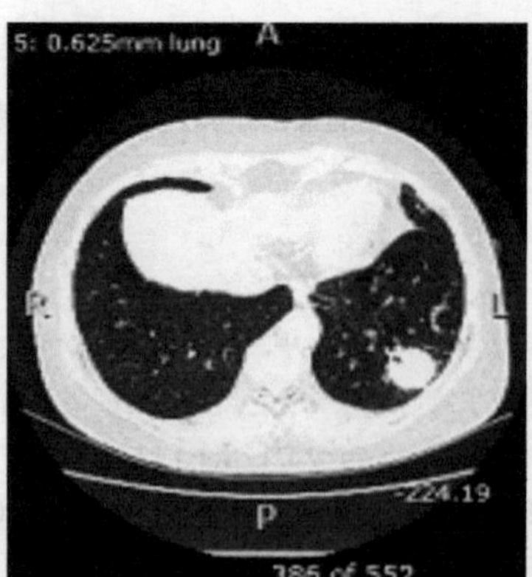

图48.1 胸部CT结果

既往史：病态窦房结综合征及白内障手术史。

入院实验室检查：LDH 309.7U/L↑，CK 218.0U/L↑，NT-proBNP 513.0pg/mL↑。三大常规、肝肾功能、血糖、血气分析、炎症指标、凝血功能均正常。G试验结果为273.4pg/mL↑。新冠病毒核酸、甲乙流核酸、支原体抗体、衣原体抗体、GM试验、结核菌素试验，以及肝炎病毒标志物、人类免疫缺陷病毒（HIV）抗体、梅毒血清学试验检查均为阴性。肿瘤标志物：NSE 16.64ng/mL↑，余阴性。

【案例分析】

患者胸部影像提示左下肺部感染及低密度结节，且该结节体积有增大的表现，但没有相应的临床症状，如咳嗽、咳痰及发热等。肺部体格检查阴性，炎症指标正常。虽然G试验结果增高，提示真菌感染，但患者没有相应的表现及免疫妥协相关病因，因此不排除假阳性。NES轻微升高缺乏明确的诊断意义。综上所述，患者的临床表现及实验室检查结果，均未能明确提示胸部影像学异常的具体原因。为进一步明确肺结节性质，临床行CT引导下经皮肺病变穿刺活检术。

组织病理诊断：左肺肿块见大片坏死，周边少许上皮样细胞，较多淋巴细胞、浆细胞浸润，切片未见癌，符合肉芽肿性炎症。倾向特殊感染，不排除结核分枝杆菌（mycobacterium tuberculosis，MTB）感染。特殊染色：AB（−），PAS（−），抗酸染色（−）。

支气管镜检查可见左下外后基底段化脓性炎症。

肺泡灌洗抗酸染色阳性［菌量（++）］/油镜，难道是活动性肺结核？但患者没有持续咳嗽、咳痰、低热、盗汗等典型症状，并且影像学检查结果也不太符合（肺结核好发于双肺上叶尖后段、下叶背段；厚壁空洞多见；多有胸膜受累和胸腔积液、纵隔淋巴结肿大及肺部钙化灶）。

抗酸染色利用的是结核分枝杆菌的细胞壁中含有大量脂质的特点——这些脂质被包裹在肽聚糖外，使细菌具有抗酸性，不易被普通染料着色。通过加热或延长染色时间，使分枝菌酸与染料（如石炭酸复红）牢固结合，且结合后不会被脱色，从而保持复红色。但麻风分枝杆菌以及非结核分枝杆菌（non-tuberculous mycobacterium pulmonary disease，NTM）也有类似的结构，可导致抗酸染色阳性。所以抗酸染色阳性绝不等于结核分枝杆菌阳性，需要进一步鉴定。

完善结核斑点试验、γ-干扰素释放试验及结核分枝杆菌核酸检测均为阴性，基本排除结核分枝杆菌感染。结合影像学特点，考虑NTM肺病的可能性大。

NTM肺病较常见的典型影像学表现：上叶多见的贴近胸膜的多发、薄壁空洞；右肺中叶、左肺舌叶多见的小叶中心结节影与支气管扩张影混合存在。

【知识拓展一】

结核分枝杆菌特异性细胞免疫反应检测原理：当人体感染结核分枝杆菌后，体内会留存特异性记忆T淋巴细胞。这类细胞在再次遇到结核分枝杆菌特异性抗原时，会启动免疫反应，释放干扰素等细胞因子。但由于海分枝杆菌、堪萨斯分枝杆菌、苏加氏分枝杆菌、戈登分枝杆菌等一些非结核分枝杆菌与结核分枝杆菌存在一些共同的抗原成分，结核斑点试验结果可能出现假阳性。

对于MTB及NTM的鉴别，目前可用方法包括：对硝基苯甲酸选择性培养基法（NTM生长，MTB不生长）；MPB64抗原检测法（检测到MPB64抗原时为结核分枝杆菌，否则为NTM）；分子诊断技术。其中以分子诊断技术最为常用。

【后续追踪】

为进一步明确是否为NTM，完善了肺泡灌洗液tNGS检测，结果提示鸟分枝杆菌阳性（序列数88），流感嗜血杆菌阳性（序列数110）。结合患者的影像学检查、组织病理检查以及实验室检查结果，临床诊断为鸟分枝杆菌肺病。

鸟分枝杆菌复合群（mycobacterium avium complex，MAC）是NTM肺病中常见的菌种之一，占NTM的42.8%～81.6%。MAC为缓慢生长分枝杆菌，是发现新菌种或亚种最多的分枝杆菌，包括鸟分枝杆菌、胞内分枝杆菌、奇美拉分枝杆菌、马萨分枝杆菌等。

【知识拓展二】

温夫人综合征（Lady Windermere syndrome）：此综合征以王尔德的戏剧《温夫人的扇子》中女主角而得名，维多利亚时期妇女坚信“淑女不吐痰”，因此易于肺部感染。

左肺舌叶与右肺中叶的鸟分枝杆菌复合群感染，被称作温夫人综合征。通常发生在没有明显吸烟史或肺部疾病史的、免疫正常的女性身上，其发病被认为与主观性过度抑制咳嗽有关。温夫人综合征典型见于体型高瘦、无基础肺疾病的老年女性，其因主观克制咳嗽导致呼吸道分泌物潴留；而分泌物的积累使患者易于感染，特别是右中叶支气管较为狭长。

影像学显示间质和（或）结节状改变，以左肺舌叶与右肺中叶为主；痰液或支气管灌洗液可分离出责任病原菌。

NTM 肺病是慢性病，可发生于任何年龄，女性患病率明显高于男性，以老年人居多，尤其是绝经期妇女。大多数患者肺部已患有基础疾病，如慢性阻塞性肺疾病、支气管扩张症、囊性肺纤维化等，还可发生在器官移植术后及机械通气的患者身上。NTM 肺病的临床表现与肺结核相似，均可出现全身中毒症状和局部损害，但 NTM 肺病的全身中毒症状通常较肺结核轻微；此外，其临床表现常与患者的基础疾病症状重叠。NTM 肺病的临床表现差异较大，有些患者由体检发现，可以长期无明显症状，或仅有咳嗽、咳痰等症状；胸部影像学病灶可长期无变化或时好时坏。有些患者病情进展较快，胸部影像学病灶可在短期内进展、播散，并形成空洞，临床状况较为严重；还可侵犯胸膜和心包，引起胸腔积液和心包积液。多数发病缓慢，常表现为慢性肺部疾病的恶化；亦可急性起病。

无菌种鉴别的情况下，NTM 肺病容易长期被误诊为其他疾病，如肺结核、慢性阻塞性肺疾病、支气管扩张症、肺尘埃沉着症、肺真菌病、肺囊肿、囊性肺纤维化、肺寄生虫病、细菌性肺炎等。

NTM 在自然界广泛存在，因此不能单纯依靠微生物培养来诊断 NTM 肺病。不同临床标本分离培养得到的 NTM 菌株，其临床意义不同：血液、淋巴结、骨髓、肝脏、肾脏和脾脏等来源的标本分离到的 NTM，往往提示为致病菌；而从痰液及支气管肺泡灌洗液等呼吸道标本中分离到的 NTM，则需排除标本污染或呼吸道定植的可能。

【知识拓展三】

NTM 肺病的实验室诊断，符合以下条件之一：（1）2 份分开送检的痰标本 NTM 培养阳性并鉴定为同一致病菌，和（或）NTM 分子生物学检测均为同一致病菌；（2）支气管冲洗液或支气管肺泡灌洗液 NTM 培养和（或）分子生物学检测 1 次阳性；（3）经支气管镜或其他途径肺活组织检查发现分枝杆菌病组织病理学特征性改变（肉芽肿性炎症或抗酸染色阳性），并且 NTM 培养和（或）分子生物学检测阳性；（4）经支气管镜或其他途径肺活组织检查发现分枝杆菌病组织病理学特征性改变（肉芽肿性炎症或抗酸染色阳性），并且 1 次及以上的痰标本、支气管冲洗液或支气管肺泡灌洗液中 NTM 培养和（或）分子生物学检测阳性。

大多数 NTM 容易耐药，临床治疗效果多不确切，治疗时间长，且长期治疗容易出现药物不良反应，临床医生应权衡利弊后再考虑是否有治疗价值。对于痰抗酸染色阳性和（或）影像学有空洞的 NTM 肺病确诊患者，建议治疗。患者确诊后，临床采用阿奇霉素联合乙胺丁醇及利福平的三联抗分枝杆菌治疗方案。

【要点总结】

1. 抗酸染色阳性不只有结核分枝杆菌，还包括麻风分枝杆菌和 NTM。

2. 结核分枝杆菌与 NTM 无法通过结核斑点试验进行完全区分，主要借助分子生物学技术进行鉴别。

3. NTM 肺病是慢性病，可发生于任何年龄，绝经期妇女较为常见，临床表现异质性大。MAC 是 NTM 肺病中常见的菌种之一，占 NTM 的 42.8% ～ 81.6%。

4. 温夫人综合征通常发生在没有明显吸烟史或肺部疾病史的、免疫正常的女性身上，被认为是由主观性过度抑制咳嗽造成的。胸部影像学显示间质性和（或）结节状改变，以左肺舌叶与右肺中叶为主；痰液或支气管灌洗液可分离出责任病原菌。

【参考文献】

[1] 中华医学会呼吸病学分会 . 非结核分枝杆菌病诊断与治疗专家共识（2020 版）[J]. 中华结核和呼吸杂志，2020，43（09）：721-727.

[2] 秦志杰，林思然，汪婷，等 . 抗 γ 干扰素自身抗体阳性的非结核分枝杆菌病患者的临床特征分析 [J]. 中华传染病杂志，2024，42（04）：233-238.

作者：王静泓、李先平　　审校：李子阳

专题四十九

宏基因组二代测序助力罕见菠萝泛菌眼内炎诊断

【问题导航】

1. 葡萄膜炎（uveitis，UV）的定义是什么？有哪些分类？

2. 如何鉴别诊断感染性眼内炎和葡萄膜炎？

3. 泛菌属感染有何临床特点？如何治疗？

【案例背景】

高某某，女，13 岁。主诉：左眼视力下降半个月，伴白色遮挡物、畏光流泪、眼红眼痛及前房积脓。

现病史：患者于半月前出现左眼视力下降，伴视物遮挡感（白色遮挡物）、畏光、流泪、眼红、眼痛及前房积脓等症状，于 2021 年 10 月 15 日就诊于当地医院。当地眼科医生诊断为左眼全葡萄膜炎，予以眼药水、地塞米松和局部抗生素治疗，自觉症状暂时缓解。3 ～ 4 天后症状加重，随后于 2021 年 10 月 18 日转入三级医院，仍拟诊为“葡萄膜炎”。予静脉及球周注射糖皮质激素后，患者视力进一步恶化（左眼视力由 20/80 恶化至 CF/30cm），伴前房积脓。经验性应用阿莫西林 / 克拉维酸钾静脉滴注 3 天，患者病情无明显好转，为求进一步诊治，遂于 2021 年 10 月 24 日转入我院。

个人史：外伤史（半月前在采摘葡萄时左眼掉进一个“异物”）。

相关实验室检查结果显示：血常规及生化常规基本正常；梅毒、ASO、γ- 干扰素释放试验、RF、血管炎三项均为阴性。

【案例分析】

患者两次在外院被诊断为葡萄膜炎，该病为一种累及虹膜、睫状体或脉络膜的眼内炎症。葡萄膜炎根据病因分为三组：感染性、非感染性和伪装综合征。“感染性”是指由可识别的病原体引起的眼内炎症；“非感染性”是指由免疫介导的炎症引起的葡萄膜炎，可能与全身性风湿病有关，也可能是孤立性眼部疾病；伪装综合征与淋巴瘤、眼内异物、孔源性视网膜脱离、色素性视网膜炎或其他可能模仿或伴随眼内炎症的原因相关。目前，该病的治疗主要包括抗感染、抗炎以及免疫抑制疗法。

根据患者的临床表现，主要考虑为感染性葡萄膜炎，但采取对症支持治疗后症状进一步恶化。分析原因可能是目前抗菌药物不能覆盖的少见病原体感染，或者诊治方向有问题，尤其是患者存在眼外伤史（外院就诊时未陈述），所以不排除感染性眼内炎。

感染性眼内炎和葡萄膜炎的临床表现极为相似，都可表现为眼红、眼痛及视力下降。非感染性葡萄膜炎合并前房积脓时易被误诊为眼内炎（如强直性脊柱炎急性发作）；低毒力病原体（如痤疮丙酸杆菌）感染病程隐匿，易与慢性葡萄膜炎混淆。两者可以从以下几点鉴别。①病因和病史：感染性眼内炎多由细菌、真菌等病原体侵入眼内造成（如外伤、术后感染、内源性血行播散），病史中常见近期眼外伤、眼内手术史或者全身感染灶（如脓毒血症）。葡萄膜炎多为非感染性（自身免疫性疾病），少数为感染性病因（病毒、结核、梅毒），病史中常见合并全身免疫性疾病或反复发作史。②治疗反应：感染性眼内炎需紧急行玻璃体切割术联合抗生素（如万古霉素联合头孢他啶）治疗；糖皮质激素可能加重感染，仅在病原体被控制后谨慎使用。葡萄膜炎患者使用糖皮质激素（局部或全身）联合免疫抑制剂治疗有效；感染性葡萄膜炎患者需针对病原体（如抗病毒、抗结核等）治疗。

【知识拓展一】

急性感染性眼内炎常发生于术后 2 周内，而慢性感染性眼内炎则多发生于术后 6 周后；术后 4 天内发生的急性感染性眼内炎称为超急性感染性眼内炎；术后 2 ～ 6 周发生的感染性眼内炎称为亚急性感染性眼内炎。急性感染性眼内炎常见病原体为凝固酶阴性葡萄球菌（CNS）、金黄色葡萄球菌、链球菌、革兰氏阴性菌等；其中超急性感染性眼内炎的常见病原体为革兰氏阴性菌（如铜绿假单胞菌）、肺炎链球菌和金黄色葡萄球菌等。亚急性感染性眼内炎的常见病原体为表皮葡萄球菌和真菌。慢性感染性眼内炎的常见病原体为痤疮丙酸杆菌、放线菌、表皮葡萄球菌、棒状杆菌和真菌（如白色念珠菌）等。

对于这类难以鉴别的患者，建议及时抽取房水或者玻璃体液标本进行病原学分子检测。因此，我们与临床沟通，建议术中抽取房水或玻璃体液，并在 2h 内送检 mNGS。

【后续追踪】

最终 mNGS 结果显示“菠萝泛菌（序列数 17053 条）”。为进一步验证，采

用针对菠萝泛菌 *acxB*、*tssI* 及 *tssH* 基因的特异性引物对房水样本进行了 PCR 扩增，结果均为阳性。通过凝胶回收技术提取 PCR 产物的电泳条带，经 Sanger 测序验证，三个基因序列均与菠萝泛菌基因组匹配。结合 mNGS 检测结果及患者病史，最终确诊为左眼菠萝泛菌感染性眼内炎。

患者确诊后接受了玻璃体切割术联合硅油填充术治疗，手术操作包括向玻璃体内注射万古霉素（1mg/0.1mL）及头孢他啶（2.25mg/0.1mL），术后予以静脉输注阿莫西林 / 克拉维酸（1.2g，q12h）抗感染治疗。术后 4 年随访，硅油取出后左眼最佳矫正视力恢复至 16/20，视网膜复位良好，黄斑区轻度扁平，未见感染复发。

【知识拓展二】

泛菌属（*Pantoea*）是肠杆菌科中一组呈黄色、杆状的革兰氏阴性菌。它们是兼性厌氧菌，氧化酶阴性。非包膜、非孢子形成的活动杆菌，具有周毛鞭毛，在营养琼脂中形成光滑、半透明和凸面的菌落。人类通过摄入受感染的植物或刺突而接触。它也可能导致人类机会性感染，尤其是当免疫系统受损时，可能引起伤口、血液、肠道和尿路等感染。部分 16S rRNA 或宏基因组测序是鉴定 *Pantoea* 的有效诊断工具。泛菌属对头孢噻肟、头孢他啶、哌拉西林 / 他唑巴坦、亚胺培南、环丙沙星、庆大霉素和阿米卡星普遍敏感，上述药物可作为经验性用药选择。

【要点总结】

1. 葡萄膜炎为一种累及虹膜、睫状体或脉络膜的眼内炎症，分为感染性、非感染性和伪装综合征。治疗主要包括抗感染、抗炎以及免疫抑制疗法。

2. 感染性眼内炎和葡萄膜炎的临床表现极为相似，易出现误诊，主要从病因、病史以及治疗反应两方面进行鉴别诊断。

3. 泛菌属（*Pantoea*）是肠杆菌科中一组呈黄色、杆状的革兰氏阴性菌。部分 16S rRNA 或宏基因组测序可作为鉴定 *Pantoea* 的有效诊断工具。

【参考文献】

[1] 中华医学会眼科学分会眼免疫学组 . 中国葡萄膜炎诊疗中眼内液检测专家共识（2020 年）[J]. 中华眼科杂志，2020，56（9）：657-661.

[2] 中华医学会眼科学分会眼底病学组，中华医学会眼科学分会白内障及屈光手术学组中华医学会眼科学分会眼外伤学组，中华医学会眼科学分会青光眼学组 . 中国眼科手术后感染性眼内炎诊疗专家共识（2022 年）[J]. 中华眼科杂志，2022，58（7）：487-499.

[3] Gu W, Miller S, Chiu C Y. Clinical metagenomic next-generation sequencing for pathogen detection[J]. Annu Rev Pathol, 2019, 14: 319-338.

作者：李子阳、王冰琦　审校：王静泓

专题五十

基因迷雾中的寻踪：
罕见香港型地中海贫血病例分析

【问题导航】

1. 什么是血红蛋白 H 病（hemoglobin H disease，HbH）？

2. 如何诊断香港型地中海贫血？

3. 香港型地中海贫血患者的产前诊断策略是什么？

【案例背景】

患者，女，26 岁。主诉：因家族地中海贫血病史而就诊咨询。

现病史：患者体检发现血常规结果异常，备孕期间获悉亲属被确诊为“地中海贫血”，遂来我院就诊咨询。

实验室检查：

血常规：RBC 5.77×10^{12}/L↑，HGB 120g/L，MCV 67.8fL↓，MCH 20.8pg↓，MCHC 307g/L↓，RDW-CV 16.1%↑，PLT 366×10^{9}/L↑，余正常。肝功能：TBIL 22.0μmol/L↑，余正常。血清铁、铁蛋白、维生素 B_{12} 以及叶酸均正常。血红蛋白电泳检查未见异常。

地中海贫血基因筛查（图 50.1）检出-$\alpha^{3.7}$/--SEA 型，需进一步进行基因检测以明确诊断。

SEA	SEA/α2	4.2	4.2/α2	3.7	3.7/α2	α2
3988	1.39	313	0.11	2907	1.01	2871

图 50.1　患者地中海贫血基因检测原始结果

【案例分析】

患者血常规结果提示小细胞低色素性红细胞，结合相关家族史及铁代谢检查结果，需考虑地中海贫血（以下简称“地贫”）。由于其暂无贫血表现以及血红蛋白电泳无异常，提示为静止型或轻型 α-地贫的可能性大。完善地贫基因检查，显示存在-$\alpha^{3.7}$ 和--SEA 两处缺失，但图 50.1 最右侧表明其中一条 α 链编码基因的 αα

位点正常。难道 -$\alpha^{3.7}$ 和 --SEA 两处缺失都在另外一条 α 链编码基因上？但这种情况并不合理，因为在遗传学机制上，--SEA 缺失本身就包含了-$\alpha^{3.7}$ 缺失（图 50.2），因此同一条 α 链编码基因上不会同时存在这两种缺失类型。通常一条 α 链编码基因上表现为 --SEA 缺失，另一条 α 链编码基因上表现为 -$\alpha^{3.7}$ 缺失，即 --SEA/-$\alpha^{3.7}$。

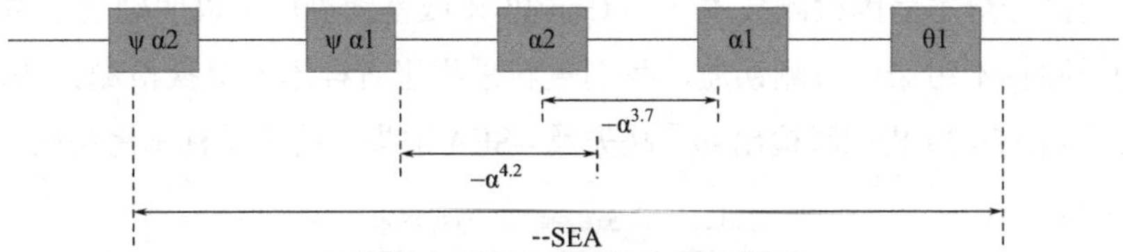

图 50.2 α- 地贫基因缺失示意

【知识拓展一】

3 个 α 基因功能异常，常见的基因型包括 HbH 病-缺失型（--SEA/-$\alpha^{3.7}$、--SEA/-$\alpha^{4.2}$）以及 HbH 病-非缺失型（--SEA/αCSα、--SEA/2QSα、--SEA/2WSα）。中间型 α-地贫的表型具有高度的异质性，不同变异的临床表现差异较大，相同变异的个体也存在贫血程度的差异。大部分中间型 α-地贫为非输血依赖型，但也有部分患者症状较重，表现为输血依赖型，因此遗传咨询难度较大。总的来说，--SEA/2WSα 的症状最轻，绝大多数患者表现为轻度贫血或无贫血，极少数病例可为中度贫血；HbH 病-缺失型患者绝大多数为轻度或中度贫血，但也有重度贫血及输血治疗的病例报道。--SEA/2CSα 和 --SEA/2QSα 表型的症状最重，以中度贫血为主，重度贫血及输血治疗也较常见。

--SEA/-$\alpha^{3.7}$ 通常见于中间型 α-地贫（HbH 病）。在这种情况下，由于 α 珠蛋白基因缺失或功能缺陷，导致 α 珠蛋白合成明显减少，β 链相对过剩。过剩的 β 链形成不稳定的四聚体，易被氧化变性形成 H 包涵体并沉积于红细胞内，引起不同程度的溶血性贫血和脾大。血红蛋白电泳是诊断血红蛋白 H 病的重要方法，可发现 HbH 区带，通常占血红蛋白总量的 5% ～ 40%，具有较高的特异性。HbA_2 含量可能正常或轻度降低；HbF 含量通常正常，但在某些情况下可能轻度升高。然而，该患者无贫血表现，且血红蛋白电泳亦未见异常，这都与 HbH 病不符。

针对患者基因筛查结果与临床表现不符的情况，考虑以下可能性。① 16 号染色体三体综合征：若患者为 HbH 病且合并 16 号染色体三体，理论上可解释基因检测结果。然而，16 号染色体三体综合征是一种严重的染色体异常，通常导致胚胎发育异常、自然流产或新生儿早期死亡，且常伴有多发性畸形（如心脏结构异常、头面部畸形、肢体发育异常等）。患者目前无相关临床表现，且生长发育正常，故可排除此可能性。②标本污染或输血干扰：外源性正常 αα 基因的混入（如标本污染或输血治疗）可能导致检测结果异常。为排除此可能性，需重新采集样本并进行复核检测，同时与临床沟通确认患者是否曾接受过输血治疗。③罕见基因型变异：患者可能携带罕见基因型变异，而非典型的血红蛋白 H 病。建议进一步采用高分辨率基因检测技术（如 Gap-PCR 或基因测序）以明确基因型。

为排除标本污染或检测误差，我们重新采集患者样本并更换检测方法进行复核，结果（图 50.3）仍同时检出 $-\alpha^{3.7}$ 缺失及 --SEA 缺失，排除了标本污染的可能性。

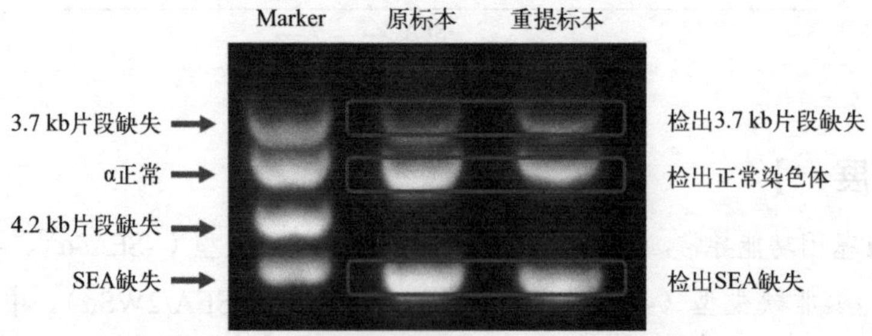

图 50.3　凝胶电泳检测 α- 地中海贫血基因

此外，我们还进行了病史及家族史调查，患者否认曾接受过输血治疗。患者的妹妹为 α- 地中海贫血，基因型为 $-\alpha^{3.7}$ 杂合缺失；父亲无贫血症状，但基因检测显示有 $-\alpha^{3.7}$ 杂合缺失；母亲已故，基因型不详。

基于上述信息，通过查阅文献，我们怀疑患者可能为罕见的香港型地中海贫血。最终采用 Gap-PCR 方法，并使用特异性引物检测 X1/X2 融合片段（HKαα 或 $\alpha\alpha\alpha^{anti4.2}$ 的特异性片段），结果显示阳性（图 50.4），支持香港型地中海贫血的诊断。

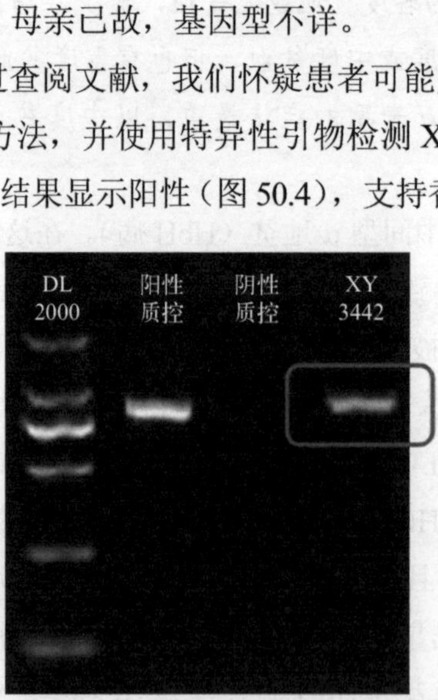

图 50.4　患者用 Gap-PCR 方法检查的结果

综合基因检测结果、临床表现及家族史，确诊患者为 α-地中海贫血 HKαα/--SEA 基因型，即香港型地中海贫血，其家系图如图 50.5 所示。

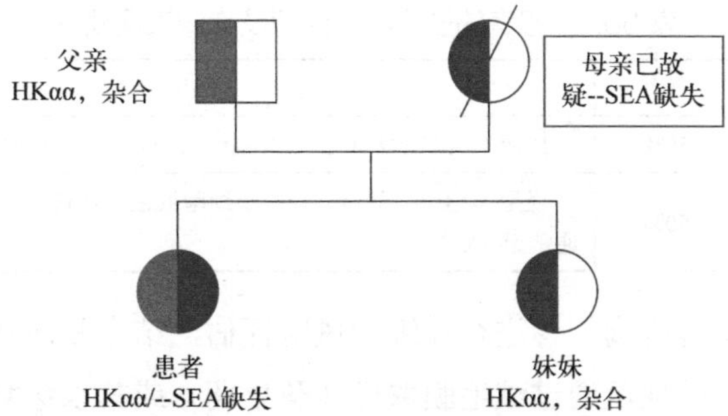

图 50.5 患者家系图

香港型地中海贫血（HKαα/--SEA）是 α-地中海贫血的一种特殊类型，由 α-珠蛋白基因的特定缺失或突变引起（图 50.6）。其基因型特征为：

HKαα：一种罕见的 α-珠蛋白基因异常结构，由复杂的基因重排产生，同一染色体上同时包含-$\alpha^{3.7}$ 和 $\alpha\alpha\alpha^{anti4.2}$ 片段；

--SEA：东南亚型缺失，是 α-地中海贫血中常见的一种大片段基因缺失，导致该染色体上的两个 α-珠蛋白基因均缺失。

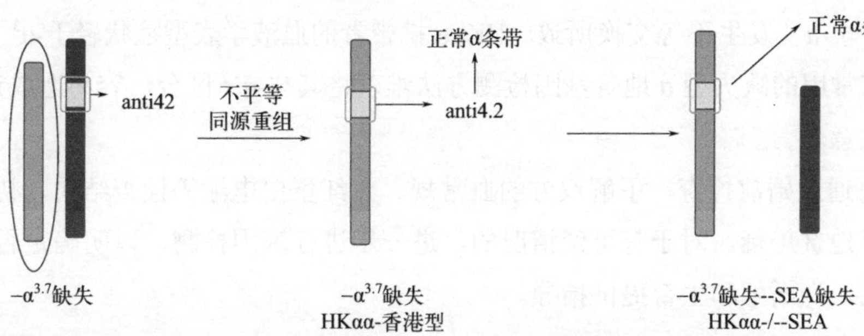

图 50.6 HKαα/--SEA 基因型香港型地贫缺失示意图

【知识拓展二】

目前，国家药品监督管理局批准的商品化 α 缺失型地贫基因诊断试剂盒只能检出 --SEA、-$\alpha^{3.7}$ 和 -$\alpha^{4.2}$ 这 3 种常见的缺失型地贫，缺乏对 $\alpha\alpha\alpha^{anti4.2}$ 三联体的检测，-$\alpha^{3.7}/\alpha\alpha\alpha^{anti4.2}$ 及 HKαα 地贫携带者均存在-$\alpha^{3.7}$ 的缺失，因此常被误诊为-$\alpha^{3.7}/\alpha\alpha$。若夫妻一方为 HKαα- 香港型地贫基因携带者，一方为--SEA 型地贫基因携带者，胎儿可能会被误诊为-$\alpha^{3.7}$/--SEA 型，即 HbH 病。

【后续追踪】

患者为备孕状态，基因型为 HKαα/--SEA，男方未检出地中海贫血相关基因异常。根据遗传规律，子代的基因型及临床表现预测如表 50.1 所示。

表 50.1　患者的子代的基因型及临床表现预测

子代基因型	概率	临床表现
HKαα 杂合缺失	50%	血液学表型正常（无贫血症状，血常规指标在正常范围内）
--SEA 杂合缺失	50%	轻型 α-地中海贫血（轻度小细胞低色素性贫血，血常规指标轻微异常，通常无症状）

建议患者至遗传咨询门诊进行详细的风险评估，结合配偶基因检测结果制定个体化生育计划。孕期可通过绒毛膜取样（孕早期）或羊水穿刺（孕中期）进行产前基因诊断；若选择辅助生殖技术，可考虑胚胎植入前进行遗传学诊断以筛选健康胚胎。

【要点总结】

1. 血红蛋白 H 病是一种由 α- 珠蛋白基因缺失或突变引起的遗传性溶血性贫血，临床表现以贫血、肝脾肿大、黄疸及特殊面容为特征。实验室检查中，血红蛋白电泳检查发现 HbH 区带是诊断的关键，基因检测可进一步明确基因型。

2. 香港型地中海贫血是一种较为罕见的 α-基因簇结构变异，为 α 三联体 $\alpha\alpha\alpha^{anti4.2}$/ 与 $-\alpha^{3.7}$ 发生不等交换所致。HKαα 携带者的血液学表型症状轻于$-\alpha^{3.7}$ 携带者，临床常用的缺失型 α 地贫基因检测方法难以将其与$-\alpha^{3.7}$ 区分，容易造成误诊，需多加注意。

3. 可通过婚前检查，了解双方的血常规、血红蛋白电泳等检查结果，初步筛查是否有地贫可疑。对于有可疑情况的，进一步进行基因检测，以明确是否携带地贫基因，为婚姻和生育提供指导。

【参考文献】

[1] 席惠，刘沁，刘静，等 . α-地中海贫血基因检测临床遗传咨询专家共识 [J]. 中华医学遗传学杂志，2024，41（6）：669-676.

作者：张文娟、朱晓琳　　审校：李子阳

附录

检验项目英文缩写

A

AB　实际碳酸氢根

ABE　实际碱剩余

ADAMTS13　血管性血友病因子裂解蛋白酶

AG　阴离子间隙

ALB　白蛋白

ALD　醛固酮

ALP　碱性磷酸酶

ALT　谷丙转氨酶

AMAs　抗线粒体抗体

AMY　淀粉酶

ANA　抗核抗体

ANCA　抗中性粒细胞胞质抗体

APTT　活化部分凝血活酶时间

ARR　醛固酮 / 肾素比值

ASO　抗链球菌溶血素 O

AST　谷草转氨酶

AT-Ⅲ　抗凝血酶Ⅲ

B

BASO　嗜碱性粒细胞

C

C3　补体 3

C4　补体 4

Ca　钙

CHOL　胆固醇

CK　肌酸激酶

CK-MB　肌酸激酶 MB 同工酶

Cl　氯

CO_2CP　二氧化碳结合力

Cr　肌酐

CRP　C 反应蛋白

CysC　胱抑素 C

D

DBIL　直接胆红素

D-D　D-二聚体

DRC　直接肾素浓度

E

ENA　可提取性核抗原

EO　嗜酸性粒细胞

ESR　红细胞沉降率

F

FDP　纤维蛋白降解产物

Fg　纤维蛋白原

FT_3　游离三碘甲状腺原氨酸

FT_4　游离四碘甲状腺素

G

GLU　葡萄糖

GLO　球蛋白

GGT　γ-谷氨酰转移酶

H

HBsAg　乙型肝炎病毒表面抗原

HBeAg　乙型肝炎病毒 e 抗原

HbA1c　糖化血红蛋白

HCT　血细胞比容

HCY　同型半胱氨酸

HGB　血红蛋白

HDL　高密度脂蛋白

HFR　高荧光强度网织红细胞

HPT　结合珠蛋白

hs-cTnI　高敏心肌肌钙蛋白 I

hs-cTnT　高敏心肌肌钙蛋白 T

I

IAA　胰岛素自身抗体

IBIL　间接胆红素

IFA　内因子抗体

IG　未成熟粒细胞

IgA　免疫球蛋白 A

IgG　免疫球蛋白 G

IgM　免疫球蛋白 M

IL-6　白介素 -6

IRF　未成熟网织红细胞指数

K

K　钾

L

LA　狼疮抗凝物

LDH　乳酸脱氢酶

LDL　低密度脂蛋白

LFR　低荧光强度网织红细胞

LYM/LYMPH　淋巴细胞

M

Mb　肌红蛋白

MCH　平均红细胞血红蛋白含量

MCHC　平均红细胞血红蛋白浓度

MCV　平均红细胞体积

Mg　镁

MFR　中荧光强度网织红细胞

MONO　单核细胞

MPO　髓过氧化物酶

N

Na　钠

NEUT　中性粒细胞

NSE　神经元特异性烯醇化酶

NH_3　氨

NRBC　有核红细胞

NT-proBNP　N端脑钠肽前体

O

OB　隐血

P

P　磷

P-AMY　胰淀粉酶

PCA　壁细胞抗体

PCO_2　二氧化碳分压

PCT　降钙素原

PLT　血小板计数

PO_2　氧分压

PRA　血浆肾素活性

PSA　前列腺抗原

PT　凝血酶原时间

R

RBC　红细胞

RDW　红细胞体积分布宽度

Ret　网织红细胞

RF　类风湿因子

S

SB　标准碳酸氢根

SBE　标准碱剩余

SO_2　氧饱和度

T

TBA　总胆汁酸

TBIL　总胆红素

TC　总胆固醇

TG　甘油三酯

TgAb　甲状腺球蛋白抗体

TP　总蛋白

TPOAb　甲状腺过氧化物酶抗体

TSH　促甲状腺激素

TT　凝血酶时间

U

UA　尿酸

Urea　尿素

V

VWF　血管性血友病因子

W

WBC　白细胞

其他

抗-HBc　乙型肝炎病毒核心抗体

抗-HBs　乙型肝炎病毒表面抗体

抗 CCP 抗体　抗环瓜氨酸肽抗体